Minzcuz Sawcih Okbanj Cienhangh Swhginh Bangfuz Hanghmoeg

民族文字出版专项资金资助项目

BOUX CANGHYW OKMINGZ CUNGHVAZ LWNH BAK CUNGJ BINGH

中 华 名 医 谈 百 病

GIJ BINGH AENDAEP

肝脏疾病

(Banj Sawcuengh)

（壮文版）

Dauz Gizminj 陶其敏
Cawjbien 主编

Veiz Cauh 韦　超
Vangz Gyanghmyauz 王江苗
Hoiz 译

U0397096

Gvangjsih Gohyoz Gisuz Cuzbanjse
广西科学技术出版社

图书在版编目（CIP）数据

肝脏疾病：壮文/陶其敏主编；韦超，王江苗译. —南宁：广西科学技术出版社，2020.10
（中华名医谈百病）
ISBN 978 - 7 - 5551 - 1437 - 6

Ⅰ. ①肝… Ⅱ. ①陶… ②韦… ③王… Ⅲ. ①肝疾病—诊疗
—壮语 Ⅳ. ①R575

中国版本图书馆CIP数据核字（2020）第202169号

中华名医谈百病

肝脏疾病（壮文版）
GANZANG JIBING（ZHUANGWEN BAN）

陶其敏　主编
韦　超　王江苗　译

责任编辑：方振发　　　　　　　　　特约编辑：韦运益
责任校对：周华宇　　　　　　　　　特约校对：莫蓓蓓
责任印制：韦文印　　　　　　　　　封面设计：韦娇林

出版人：卢培钊　　　　　　　　　　出版发行：广西科学技术出版社
社址：广西南宁市青秀区东葛路66号　邮政编码：530023
网址：http://www.gxkjs.com
印刷：广西民族印刷包装集团有限公司
地址：广西南宁市高新区高新三路1号　邮政编码：530007
开本：787 mm×1092 mm　1/16
字数：216千字　　　　　　　　　　印张：15.5
版次：2020年10月第1版　　　　　　印次：2020年10月第1次印刷
书号：ISBN 978 - 7 - 5551 - 1437 - 6
定价：32.00元

Vahbaihnaj

Gij bingh aendaep daegbied dwg binghdoegsingq ganhyenz, guek raeuz dwg ciengz raen fat bingh lai, ciengzseiz miz mbangj vunzbingh aenvih baenz bingh le mbouj ndaej daengz gij yw daegbied mizyauq haenx daeuj yw, caiq gya guek raeuz dangqnaj gwnndoet sibgvenq mbouj gohyoz geijlai, gwn bya lai gwn noh lai, daihliengh、ciengzgeiz gwn laeuj, engqdaengz lanhgwn laeuj, "ngaizromh mbouj gwn ganjvaiq hwnjban, banngaiz doiqfouq gwn haeuxhab, donq haeuxcaeuz ndeu gwn imq" dwg gij gvilwd swnghhoz itbuen gyoengq bouxhwnjban, yienghneix mbouj rox mbouj nyinh coicaenh le binghcingz bienq rwix roxnaeuz fazcanj baenaj, mizseiz caiqlij cauxbaenz daepgietlauz、daepciujcingh, sawj daep bienq ndongj roxnaeuz daep baenz aiz, demgya le gij gunnanz yw bingh.

Boux baenz binghdaep roxnaeuz boux cingqciengz, cungj aiq aenvih mbouj daiq liujgaij caeuq roxyiuj binghdaep cix byaij yiengq giz doekgungx. Miz mbangj vunz gaenq baenz le binghdaeplauz, ndangdaej fat biz, lij nyinhnaeuz dwg "fat fuk", roxnyinh mbouj youqgaenj, ciuqciengz gwn, ciuqciengz ndoet, ok dou naengh ci, hwnj laeuz naengh dendih, mbouj miz cukgaeuq yindung caeuq dijliz hozdung. Boux ndaej baenz binghdoegsingq ganhyenz roxnaeuz boux raek binghdoeg, hix faen baenz song cungj cingzgvang, cungj ndeu dwg daegbied simvueng, nyinhnaeuz daihnanh roengzndang, luenh ra canghyw, luenh gwn yw, yawjraen densi、bauqceij gwnzde senhconz moux cungj yw miz dwzyau、fouzyauq doiq cienz, mboujguenj geijlai bengz cawx daeuj couh yungh, doeklaeng sai cienz le bingh mbouj ndaej yw ndei, mizseiz dauqfanj miz fucozyung, caen dwg ndaej noix vut lai. Lingh bouhfaenh vunz cix nyinhnaeuz "gou mbouj miz yienghsiengq baenzbingh, mbouj geih gwn, mbouj geih ndoet", geiq mbouj haeujsim swhgeij baujgen, hix mbouj bae ra canghyw yawj bingh, caenh youzcaih swhgeij, gwn (bya lai gwn noh lai)、 ndoet (daihliengh gwn laeuj)、 cit (ien mbouj liz bak) ciuq gaeuq mbouj bienq. Doeklaeng fatyienh binghcingz gaenq cugciemh gya naek, ienqhoij mbouj gib lo.

Aeu rox binghdoegsingq ganhyenz baugvat daepgietlauz、 daepciujcingh cungj ndaej yawhfuengz, couhcinj ndaej baenz binghdaep, cijaeu gag louzsim gwnndoet, gohyoz anbaiz swnghhoz, habdangq cingqdeng yw bingh, hix ndaej sawj binghcingz ndaej gamhanh roxnaeuz bienq ndei. Vihliux bangcoh gyoengq baengzyoux baenz binghdaep caeux ngoenz ndei, dou sij le cek saw iq neix, neiyungz baugvat gij cujciz vayoz、 swnghlij goengnaengz aendaep, gij swnghvuz vayoz、 menjyiz cozyungh aendaep, vanzlij cungdenj gaisau le gij cungjloih binghdoegsingq ganhyenz, gij cienzboq、 sizyensiz duenhdingh、 ywbingh caeuq gag baujhoh yenzcwz、 siudoeg caeuq gekliz cosih daengj doengh cungj banhfap neix.

Naemj daengz gij gozminz guek raeuz seizneix gwn laeuj vunzsoq ngoenz lai gvaq ngoenz, gwn laeuj ngoenz lai gvaq ngoenz, cauhbaenz boux baenz ciujcinghsing binghdaep haenx cugciemh demlai, daepgietlauz caeuq aendaep yindungsing sonjsieng hix ciengzseiz raen, bonj saw neix doiq baenzlawz gohyoz gwnndoet、 hableix yindung, cungj guh le haemq ciengzsaeq gangjmingz. Cimdoiq seizneix ndaw ginzcung miz bingh luenh ra canghyw, laepda saenq gvangjgau gyaj daengj vwndiz guh le cinjdeng dazyinx, bihban le gyaj gohyoz caeuq maezsaenq swhsiengj.

Bonj saw neix biensij caenhliengh guh daengz gij dauhleix laegdaeuq yungzzheih lijgaij, hab gij vunz mbouj dwg yihyoz conhyez、 miz gij vwnzva suijbingz cuhcungh doxhwnj de yawj. Hoeng binghdaep dwg aen vwndiz gig fukcab ndeu, gohbuj dozsaw baenzlawz gawq ndaej gangjmingz vwndiz youh ndaej doengsug yungzzheih rox, doiq doengh gij vunz caeuqfaenh sij faenzcieng neix daeuj gangj, caemh dwg aen gocwngz mboujduenh damqra ndeu, ndaw saw lij miz haujlai deihfueng mbouj hab sim vunz, vanzlij miz mbouj noix gezdenj, ndigah maqmuengh bouxdoeg caeuq bouxdoengzhangz daezok baebingz ceijcingq.

Bouxbien

Moegloeg

Cieng Daih 8   Gekliz Caeuq Siudoeg Boux Baenz Binghganhyenz

Cieng Daih 1
Gij Swnghlij Goengnaengz Aendaep

Daep——Aen "Vagunghcangj" Caeuq "Ranzcang" Ceiq Hung Ndangvunz

Aendaep, dwg gij siuvasen ceiq hung ndaw ndang bouxvunz, dwg gij gi'gvanh henhoh sengmingh caeuq ndaw、rog vanzging onjdingh noix mbouj ndaej haenx. Gij yingzyangj doxgaiq daj siuhvadau supsou haenx, dingzlai cungj aeu doenggvaq aendaep bae gyagoeng、habbaenz, caemhcaiq gibseiz soengq daengz ndang vunz gak giz daezgung yingzyangj hawj ndangdaej. Gij lwedgiengh danbwz、buzdauzdangz、loih lauz veizswnghsu daengj ndaw lwed cungj aeu baengh aendaep cigsoh gunghawj. Aendaep lij ndaej dawz gij doxgaiq miz haih daj baihrog daeuj caeuq gij huqfeiq ndaw ndang baiz okdaeuj haenx doenggvaq cienjvaq caeuq gejdoeg, cienjvaq baenz gij doxgaiq mbouj miz doeg roxnaeuz miz doeg haemq nyieg、ndaej yungz youq ndaw raemx haenx, doenggvaq mizgven roenloh baiz ok rog ndang, hoeng mbangjdi doxgaiq mizyungh cix ndaej louz youq ndaw daep. Aendaep lij caeuq ndang vunz menjyiz、gizsu lawhmoq、raemx caeuq dengaijciz lawhmoq daengj miz gvanhaeh maedcaed. Ndigah, naeuz daep dwg aen "vagunghcangj" caeuq "ranzcangh" ndang vunz ceiq hung he hix mbouj gvaqfaen.

Gij Goengnaengz Cauh Lwed Aendaep

Vunzhung gak cungj lwedsibauh cungj dwg daj ndokngviz daeuj, hix couhdwg naeuz gij ndokngviz bouxvunz dwg cujyau "gunghcangj" ndangdaej cauh lwed. Ndawbiengz riuzcienz gwn dang ndok doiq ndangdaej miz gij cozyung boujndang hix dwg miz dauhleix. Lwgnding maj daengz 9～24 aen singhgiz seiz, aenvih gij ndokngviz de maj ndaej mbouj cingzsug, hoeng ndaw daep hamz miz daihliengh cauh lwed gansibauh, fatmaj naengzlig giengz, lij miz lai cungj doxgaiq cauh lwed, miz "swnghcanj" naengzlig, ndigah aendaep seizneix couh baenz "aen gunghcangj cauh lwed" cujyau ndang vunz ndeu. Lwgnding maj daengz 5 ndwen le aendaep cauh lwed goengnaengz cugbouh youz ndokngviz vuenhmoq, okseng gvaqlaeng ca mbouj geij cungj baengh ndokngviz cauh lwed, hoeng daengz mwh lwedliengh yaekaeu daihliengh demgya, aendaep hix ndaej caiq camgya cauh lwed, couh lumj aen gunghcangj hung seizseiz gaengawq guekgya aeuyungh swnghcanj gak cungj canjbinj nei, aendaep hix ndaej gaengawq ndangdaej aeuyungh seizseiz "swnghcanj" lwedsibauh daeuj bouj gij mbouj gaeuq dandan baengh ndokngviz cauh lwed haenx.

Gij Goengnaengz Lwedgiet Aendaep

Raeuz ciengzseiz ndaej yawj daengz, youq mwh lwgfwngz deng sieng ok lwed, ndaej youq ndaw seizgan gig dinj swhyienz dingz roengzdaeuj, aen gocwngz neix heuhguh swnghlijsing dingzlwed (hix heuhguh lwedgiet), cujyau baengh sam aen vanzcez lajneix daeuj guhbaenz: ①Giz sailwed iq gizbu deng sieng haenx sikhaek sousuk sawj baksieng fungsaek; ②Giz sailwed deng sieng sousuk、lwed lae gemjmenh, coicaenh hezsiujbanj nem youq ndaw sailwed, caemhcaiq comz baenz aen donz, baenz aen doxgaiq dingzlwed unqnem saekred baksieng daeuj sawj lwed dingz; ③Ndaw lwedmok gij senhveiz danbwzyenz de cienj baenz gij senhveiz danbwz hozdij mbouj yungz haenx, caeuq hezsiujbanj itheij gapbaenz gij doxgaiq dingzlwed maenh haenx, baenzneix couh ndaej mizyauq dingzlwed.

Gij Yungzgaij Goengnaengz Senhveiz Danbwz Aendaep

Danghnaeuz baihnaj gaisau gij goengnaengz dingzlwed (lwedgiet) haenx fouzhanh gyahung, gij doxgaiq dingzlwed mbouj dingz cauxbaenz, mboujduenh okyienh "gij doxgaiqsaek", yienghhaenx yaek doiq ndangdaej cauxbaenz hougoj yiemzcungh. Vihliux fuengzre gij doxgaiq dingzlwed youq ndaw ndang mboujduenh mbe'gvangq dabdaengz henhoh swnghlij bingzyaenx, "Vuengzmbwn" youq mwh cauh vunz, couh hawj vunz miz cungj goengnaengz doiqdingj lwedgiet ndeu, hawj lwedmok ndawde lij hamz miz cungj doxgaiq doiqdingj lwedgiet ndeu, heuhguh "gij doxgaiq doiqdingj lwedgiet". Ndaw sailwed lij miz mbangj doxgaiq ndaej sawj gij senhveiz danbwz ndaw lwed caiq yungzgaij, doengh gij doxgaiq neix gapbaenz aen hidungj senhveiz danbwz yungzgaij, genjdanh heuhguh "cenhyungz hidungj". "Lwedgiet hidungj" caeuq "cenhyungz hidungj" songde baujciz gij bingzyaenx gvanhaeh ikleih ndangdaej dingzlwed、youh ndaej baujciz lwed lae doengrat haenx. Gij doxgaiq lwedgiet hidungj daih dingzlai cungj youq aendaep habbaenz, caemhcaiq de siucawz、coicaenh cingcawz gij doxgaiq lwedgiet cungj fatseng youq aendaep, doenggvaq aendaep cingqciengz vuenhmoq gij lwed ndang vunz sinzvanz ndaej veizciz cingqciengz.

Diuzcez Aendaep Lwedlae Soqliengh

Aendaep ciepsouh gij lwed daj megmwnzcingmwz caeuq aendaep doenghmeg lae daeuj haenx, moix faencung ndaej dabdaengz 1500～2000 hauzswngh, ciemq gij lwedliengh baiz ok ndaw simdaeuz 25％, gij lwed neix 2/3 daj megmwnzcingmwz daeuj, 1/3 daj aendaep doenghmeg daeuj. Hoeng neix hix mbouj dwg dinghmaenh mbouj bienq. Youq mwh yindung gig mbaeu, sailwed ndaw dungx sousuk, gij soqliengh lwed lae daengz aendaep couh gemjnoix, hoeng yindung haenq seiz lumj dik ciengz cuzgiuz ndeu, dwk ciengz lamzgiuz ndeu, vihliux "cungdenj" ciuqgoq gij soqliengh lwed lae ga caeuq daengx ndang ndoknoh demgya, baujcwng yindung'yenz miz rengz cukgaeuq bae guhbaenz doxdax, gij lwed lae gvaq aendaep couh engqgya gemjnoix. Gwn imq donq ndeu le, vihliux doxgaiq siuvaq supsou, gij lwed lae gvaq dungxsaej demgya, gij soqliengh lwed lae megmwzcingmwz aendaep hix demgya, yienghneix dawz gak cungj yingzyangj yinh daengz aendaep. Ndigah ndaej yawj ok aendaep ndaej gaengawq ndang vunz aeuyungh bae diuzcez lwed lae soqliengh.

Raemxmbei Cauhbaenz Caeuq Baizok

Gij mbei moix boux vunz cungj mbouj dwg gig hung, hoeng gij raemxmbei moix boux vunzhung moix ngoenz sengbaenz haenx daihgaiq miz 800～1000 hauzswngh. Geijlai soqliengh caeuq gwn gijgwn hamz danbwzciz miz gvanhaeh, danghnaeuz gwn daihliengh gijgwn gaeq、bit、bya、noh daengj danbwzciz lai haenx, gij raemxmbei cauhbaenz couh lai, fanj gvaqdaeuj couh noix. Baenzlai raemxmbei cungj cang youq ndaw mbei lij mbouj lau mbei dek la? Itbuen cingzgvang lajde doengh gij raemxmbei neix youz ganhsibauh sengbaenz le youz ganhgvanj lae okbae, youq aenmbei ginggvaq sousuk cwkrom bouhfaenh ndeu, lingh bouhfaenh cix ginggvaq cungjdanjgvanj baiz daengz ndaw saej bae, caeuqfaenh doiq gij doxgaiq gaenq haeuj daengz ndaw saej haenx guh caenh'itbouh vayoz siuvaq gocwngz. Vihliux saedcaih duenhdingh dwg mbouj dwg baenz danjnangzyenz seiz, canghyw hawj vunzbingh ndwnj diuz guenjnaenggau ndeu, doenggvaq aendungx daengz ndaw saej bae sup aeu raemxmbei, couhdwg aenvih cungjdanjgganj cigciep caeuq saej doxdoeng.

Raemxmbei aenvih giz iemqok, cwkrom caeuq baizok de mbouj doengz cix nganxsaek miz cabied. Gij "raemxmbei ndaw daep" itbuen gangj haenx, hix couhdwg gij raemxmbei youz aen sibauh ndaw daep cigciep iemqok haenx, yienh saekgim roxnaeuz saekmakdoengj; hoeng gij raemxmbei youz aenmbei baiz ok haenx, aenvih youq ndaw mbei deng sousuk lai nganxsaek cix bienq laeg. Caeuq gizyawz doenghduz ityiengh, aenmbei bouxvunz hix gig haemz. Raemxmbei bouxvunz doiq ndangdaej hix miz cozyung gig youqgaenj.

(1) Coicaenh youzlauz siuvaq caeuq supsou.

(2) Coicaenh supsou danjgucunz.

(3) Coicaenh supsou cijyungzsing veizswnghsu.

Gij Goengnaengz Caeuq Gij Yingjyangj Yinhsu Aenmbei

1. Gij Goengnaengz Noengzsuk Aenmbei

Ganhsibauh ndaej mbouj dingz iemqok raemxmbei, moix ngoenz ndaej dabdaengz 800～1000 hauzswngh, youq laj cungj cingzgvang mbouj ndaej gwn haeux、mbouj ndaej siuvaq, gij raemxmbei baenzneix lai cungj lae haeuj mbei bae rom hwnjdaeuj dwg mbouj gojnaengz law, mwhneix aenmbei couh aeu fazveih gij goengnaengz noengzsuk de, dauqcungz supsou daihliengh raemx、naz yenzsu、luz yenzsu daengj cwngzfwn ndaw raemxmbei hamz miz haenx, sawj gij raemxmbei noengzsuk 6～10 boix, baenzneix couh demgya le gij yaugoj cwkyo aenmbei.

2. Aenmbei Sousuk Caeuq Baiz Hoengq

Gwn donq le, daegbied dwg gwn haeuj gijgwn youzlauz lai le, gijgwn doenggvaq aendungx cix haeuj ndaw saejlwg, gik aenmbei cuengq gij giksoq sousuk, coisawj aenmbei sousuk, baenzneix sawj gij raemxmbei baiz daengz ndaw saej bae. Gijgwn danbwz lai (lumj gij gyaeqhenj、noh、daep daengj) yinxhwnj mbei sousuk ceiq yienhda, raemxmbei baiz ok hix ceiq lai; daihngeih dwg gijgwn lauzhaj sang; hoeng doengh gijgwn loihdangz (dangz、haeux、manzdouz、denjsinh daengj) yinxhwnj mbei sousuk cozyung ceiq iq, raemxmbei baiz ok hix ceiq noix.

3. Gij Yinhsu Yingjyangj Mbei Sousuk Caeuq Raemxmbei Baizok

Vunzraeuz siengj gwn doxgaiq、gij dungcoz gwn doxgaiq roxnaeuz gwn doxgaiq le, couh cigciep gik aen dungxsaej, cungj ndaej doenggvaq sinzgingh fanjse yinxhwnj mbei sousuk haemq mbaeu gyagiengz, raemxmbei iemqok siujliengh demgya. Linghvaih gijgwn danbwzciz haeuj ndaw saej le youq mwh faengaij, ndaej doenggvaq gak cungj doxgaiq lawhmoq baiz ok haenx caeuq gak aen vanzcez yinxhwnj mbei sousuk、raemxmbei daihliengh baizok. Gyonj daeuj gangj, daj gwn gijgwn hainduj, daengz gijgwn haeuj ndaw saej bae, youq gak cungj yinhsu diuzcez lajde, cungj ndaej yinxhwnj mbei sousuk、raemxmbei iemqok caeuq baizok, daegbied dwg gij cozyung aeu gijgwn haeuj saejsaeq bae ceiq yienhda, youq ndaw aen seizgeiz neix, mboujdan gij raemxmbei daw daep iemqok mingzyienj demlai, caemhcaiq aenvih mbei sousuk gig haenq, sawj gij raemxmbei yienzlaiz rom youq ndaw mbei haenx hix daihliengh baizok.

Gij raemxmbei cwngzfwn ndaw cungjdanjgvanj caeuq ndaw mbei doxlumj, mbei deng bingh gvej bae le, cungdanjgvanj ndaej bae dingjlawh mbangj goengnaengz noengzsuk raemxmbei aenmbei, sojmiz gwnndoet、swnghhoz cungj ndaej ciuqciengz.

Gij Goengnaengz Lawhmoq Caeuq Caiqseng Aendaep

Aendaep miz gij naengzlig lawhmoq caeuq cwkrom gig hung, bingzseiz cijaeu miz bouhfaenh ganhsibauh cingqciengz gunghcoz, couh ndaej baujmaenh ndangdaej swnghlij bingzyaenx. Youq ndaw sawqniemh doenghduz, dawz aendaep doenghduz gvej bae 70%～80% le, cix mbouj miz gij sengleix luenhlablab yienhda, neix couh gangjmingz aendaep couhcinj gaenq deng sieng mbaeu, genjcaz gij lwed aendaep goengnaengz neix vanzlij mbouj okyienh mbouj cingqciengz.

Dang aendaep aenvih baenzbingh deng gvej bae mbangj ndeu le, gij bouhfaenh lw haenx ndaej gig vaiq couh fatmaj hwnjdaeuj, riengz dwk cugciemh hoizfuk daengz yienzlaiz hung iq, gij majhung suzdu de couh ndaej gemjmenh daengz doeklaeng satdingz, seizneix aendaep hung iq、naekmbaeu ndaej caeuq gvej bae gaxgonq doxlumj, dandog mbouj doengz de dwg gij yiengh de gaenq caeuq yienzlaiz mbouj doengz.

Cieng Daih 2
Gij Swnghvuz Vayoz Aendaep

Gij doenghlig sengmingh dwg youq mboujduenh bae guh gij gaeuq lawh gij moq, hix couhdwg naeuz, aeu mboujduenh daj ndaw vanzging baihrog aeu ndaej yingzyangj doxgaiq, caemhcaiq dawz de habbaenz gij doxgaiq bonjfaenh, doengzseiz dawz gij huqfeiq ndaw ndang faengaij okdaeuj haenx baiz ok rog ndang bae. Ciuhvunz couhdwg youq faen miux mbouj dingz vut gaeuq vuenh moq ndawde gvaqbae. Youq ciengzgeiz cinva gocwngz ndawde, gij sibauh caeuq cujciz doenghduz gauhdwngj fatseng le gezgou caeuq goengnaengz faenvaq, mbouj doengz cujciz caeuq sibauh miz mbouj doengz goengnaengz, rap miz mbouj doengz yinvu, yienzhaeuh doengzcaez gapbaenz le gak cungj gi'gvanh caeuq hidungj ndaw vunzloih gihdij. Doengh gij hidungj caeuq gi'gvanh neix it fuengmienh gag guhbaenz gij goengnaengz bonjndang, lingh fuengmienh, gyoengqde youh gaenjmaed lienzhaeh, doengzcaez doxgap, baujmaenh le ndangdaej genqcangq caeuq hezdiuz. Youq sojmiz gij gi'gvanh ndaw dungx, aendaep youq vut gaeuq vuenh moq fuengmienh miz cozyung ceiq youqgaenj, deng haenh baenz boux "cunghsuh" vuzciz gaeuq moq lawhmoq. Gij goengnaengz de dwg gizyawz sojmiz gij gi'gvanh ndaw dungx caeuq cujciz cungj fouzfap dingjlawh.

Gaenq rox aendaep miz 5000 lai cungj goengnaengz, caen dwg gak cungj gak yiengh, doenggvaq swnghvuz vayoz cozyung, doengh gij goengnaengz neix cungj cingq miz diuzleix bae guh.

Gij Diuzcez Cozyung Meiz

Meiz dwg cungj vuzciz lawz ne? Meiz dwg danbwzciz, dwg loih danbwzciz daegbied ndaej youq ndaw ndang caeuq rog ndang miz coivaq cozyung ndeu, dwg doengh gij sibauh lix maj okdaeuj, youh dwg gij cwngzfwn gyoengq sibauh lix. Baenzde, gijmaz dwg gij cozyungh coivaq? Sojgangj coivaq, couhdwg cijaeu gig noix doxgaiq couh ndaej daihdaih

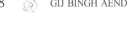

gyavaiq vayoz fanjying. Bouxvunz miz fouzsoq sibauh, moix aen sibauh cungj moq gaeuq lawhmoq, hoeng cungj vayoz bienqvaq lawhmoq neix, dwg youq meiz coivaq lajde riengjvaiq bae guh. Meiz fwnhswj bingq mbouj hung, hoeng goengnaengz cix hung dwk sawj vunz doeksaet, ndaej naeuz vunzloih sojmiz hozdung yaep ndeu hix liz mbouj ndaej de, meiz youq ndaw daep hamzliengh ceiq lai.

Meiz ndaej coivaq cungj vuzciz ndeu cienj baenz lingh cungj vuzciz, cungj vuzciz deng coivaq neix couh heuhguh doxgaiq lajdaej. Meiz doiq gij doxgaiq lajdaej miz yiemzgek senjcwzsing, lumjbaenz denfwnjmeiz cij ndaej suijgaij denfwnj cix mbouj ndaej suijgaij danbwzciz caeuq youzlauz. Hoeng itbuen vayoz ywcoivaq cix mbouj miz cungj daegbied singqcaet yiemzgek neix, lumjbaenz gyangzsonh youh ndaej coivaq denfwnj suijgaij, hix ndaej coivaq danbwzciz caeuq youzlauz suijgaij. Dangyienz, gij daegbied singqcaet meiz hix dwg siengdoiq, miz mbangjdi meiz gij singqcaet daegbied de couh haemq daemq, gyoengqde doiq gij vahozvuz roxnaeuz vayozbinj caemh aen loih haenx cungj miz coivaq cozyung.

Gij yauqlwd coivaq meiz mauhgvaq itbuen ywcoivaq, lumjbaenz meizdangzoij coivaq dangzoij yungzraemx suzdu beij gij ywcoivaq ginghlizswj vaiq haujlai boix. Gij coivaq naengzlig meiz (couhdwg gij coivaq naengzlig meiz gyavaiq vayoz fanjying) dwg youz gij vayoz bonjcaet meiz daeuj gietdingh. Dang meiz gezgou deng buqvaih seiz, gij hozsing meiz caeuq gij daegbied singqcaet de hix couh saetbae lo, heuhguh meiz saetbae hozsing.

Gij meiz ndaw daep gig lai, gij soqliengh meizdanbwz ndaw daep daih'iek dwg daep cungj danbwz 2/3. Gij meiz ndaw daep ndaej baen guh song daih loih: Gij meiz doengzseiz mizyouq ndaw daep caeuq rog daep cujciz haenx, lumjbaenz conjanhmeiz、 genjsing linzsonhmeiz、 danjgenjcijmeiz daengj; gij meiz dan mizyouq roxnaeuz ca mbouj geijlai cienzbouh mizyouq ndaw daep haenx, lumjbaenz cujanhsonhmeiz、 sanhlizcunzdozginghmeiz、 cingh'anhsonhmeiz daengj.

Gij meiz ndaw daep faenbouh mbouj yinz law. Mbouj doengz gihyiz meiz cungjloih caeuq hozsing cungj miz cengca. Youq laj gvanghyoz yenjveizging, dawz mbaw daep iq conzdungj faen baenz seiqhenz bouhfaenh、 cungqgyang bouhfaenh、 cungsim bouhfaenh, gij meiz hozsing mbaw daep iq seiqhenz bouhfaenh ceiq ak. Youq ndaw daep sibauh gak aen gezgou saeq, gij hozsing meiz hix mbouj doengz. Miz vunz dawz doenghduz sibauh faenliz baenz hwz、 senlizdij、 veizlizdij caeuq sangcinghyiz seiq bouhfaenh, fatyienh mbouj doengz bouhfaenh meiz faenbouh mbouj doengz, gij singqcaet lawhmoq de hix mbouj doxdoengz. Dangyienz, daj daengxbuenz daeuj gangj, gij meiz ndaw daep ceiq lai, hoeng gij lawhmoq cozyung meiz doiq doxgaiq hix gig youqgaenj, youq ndaw sengmingh faen miux hix liz mbouj ndaej.

Gij Cujyau Vuzciz Vuengzbiu Cauxbaenz

Youq ndaw ngoenznaengz swnghhoz, raeuz ciengzseiz raen miz mbangj vunz youq baenz bingh le okyienh lwgda gungjmoz fathenj, boux binghnaek haenx daengx ndang naengnoh hix fathenj. Neix dwg yiengh saeh lawz ne? Dwg gijmaz doxgaiq guhgvaiq ne?

Vunz ndaej baenz moux di bingh le okyienh lwgda gungjmoz、 naengnoh fathenj seiz, gwnz linzcangz cungj heuhguh "vuengzbiu". Miz vuengzbiu ok dwg danjhungzsu cauxbaenz caeuq lawhmoq fatseng gazngaih yinxhwnj. Danjhungzsu saedsaeh dwg cungj swzsu ndeu.

Danjhungzsu youq ndaw ndang boux vunz lawhmoq, liz mbouj ndaej gij gi'gvanh ndang vunz ceiq youqgaenj haenx ndawde aen ndeu——aendaep. Gij daepsibauh ndaw daep, rapdawz aen rap naek supaeu、 giethab caeuq baiz ok gij danjhungzsu ndaw lwed, ndawde mboujlwnh aen gocwngz lawz fatseng gazngaih, cungj yaek sawj danjhungzsu comzcwk youq ndaw lwed cix ok vuengzbiu.

Gij Lawhmoq Danjyizsonh

Gij raemxmbei dwg gij raemx ndang vunz ndawde bouhfaenh ndeu, gij doxgaiq raeuz gwn haeujbae haenx, daegbied dwg siuvaq supsou gij youzlauz haenx miz cozyung youqgaenj. Gij cujyau cwngzfwn raemxmbei miz giethab danjyizsonh、 danjgucunz、 linzcih、 giethab danjhungzsu、 danbwzciz caeuq vuzgih lizswj daengj, ndawde danjyizsonh dwg gapbaenz gij cujyau bouhfaenh raemxmbei. Doiq danjyizsonh aen swz neix miz itdingh liujgaij le, hawj raeuz caiq caenh'itbouh yawjyawj gij danjyizsonh dwg baenzlawz miz cozyung, de youq ndaw ndang vunz dwg baenzlawz bae lawhmoq.

Gij danjgucunz ndaw daep dwg gij cujyau laizloh danjyizsonh. Danjgucunz faengej le, daih'iek miz $75\% \sim 80\%$ cienj baenz danjyizsonh. Baenzde danjgucunz dwg baenzlawz cienj baenz danjyizsonh ne? Lajneix raeuz daeuj liujgaij aen gihbwnj mozsiz cauxbaenz gocwngz neix baez ndeu: Danjgucunz youq gak cungj meiz ndaw veihlizdij aendaep caeuq gij raemx sibauhciz coivaq lajde, caeuq sibauh swzsu P_{450}, fwnhswjyangj daengj camgya lajde cauxbaenz song cungj danjyizsonh, cungj ndeu heuhguh danjsonh, lingh cungj heuhguh ngozdozyangjdanjsonh, song cungj neix hab heuhguh cuhgiz danjyizsonh. Gyoengqde guhbaenz le, ndaej caeuq ganh'anhsonh nem niuzvangzsonh giethab, siujliengh caeuq liuzsonhcij nem buzdauzdangz cenzsonh giethab, heuhguh giethab danjyizsonh, caemhcaiq yungh gij hingzsik danjyenz iemqok daengz ndaw raemxmbei. Danjyenz ginggvaq raemxmbei baiz daengz dungxsaej caeuq gijgwn hamz miz cij- fangjsonh doxgyaux, cauxbaenz vwnhozsing veihgyauhliz, hawj danjgucunz yungzgej demgya, baenzneix couh coicaenh supsou youzlauz. Ndaw mbei vunzloih ganh'anhsonhdanjyenz caeuq niuzvangzsonh danjyenz ndawde beijlaeh daih'iek dwg 3 : 1, hoeng cengca hix gig daih.

Gij raemxmbei haeuj ndaw saej bae haenx daih'iek miz 95% danjyenz youq duenh gyae dauq lae ma ndaw saej, hix couhdwg gij "saej - daep sinzvanz" danjyenz; dan miz $3\% \sim 4\%$ haeuj daengz saejgezcangz ginggvaq siginmeiz faengaij le, ginggvaq lawhmoq bienqbaenz dozyangjdanjsonh caeuq sizdanjsonh, neix youq yihyoz fuengmienh heuhguh swgiz danjyizsonh, riengz haexnyouh baiz ok rog ndang daeuj.

Boux vunz cingqciengz youq song donq ndawde daihgaiq miz song baez danjyenz sinzvanz, moix ngoenz daihgaiq miz 12 gwz danjyenz daengz cibngeih saejcijcangz, ngamq miz siuj bouhfaenh sonjsaet, gizyawz cungj ndaej dauq supsou cix ndaej caiq leihyungh.

Boux vunz cingqciengz youq mwh dungxbyouq gij danjyizsonh ndaw dungx gig daemq, youq mwh aendaep fatseng gij saedcaet binghbienq, gij danjyizsonh dungxbyouq ndaej gya sang roxnaeuz cingqciengz, hoeng aenvih aendaep cawqleix danjsonh naengzlig doekdaemq, ndigah youq gwn haeux le roxnaeuz dajcim ganh'anhsonh le, gij danjyizsonh ndaw lwed mingzyienj gya sang, biujsiq naihliengh doekdaemq. Youq mwh raemxmbei cwkrom, danjyizsonh baiz ok gazlaengz, gij danjyizsonh ndaw lwed ciengzseiz mingzyienj gya sang.

Habbaenz、Cwkrom、Faengej Dangzyenz Caeuq Gij Onjdingh Cozyung Hezdangz Aendaep

Raeuz moix ngoenz gwn gijgwn haeuj ndaw dungx de hamz miz dangz gig lai, lumjbaenz haeux、gijgwn mienh daengj. Dangz dwg gij goekdaeuz yiedliengh youqgaenj gunghawj ndang vunz sengmingh hozdung, hoeng de youq ndaw ndang cawqyouq cungj bingzyaenx cangdai ndeu, sang gvaqbouh roxnaeuz daemq lai cungj doiq ndang vunz gengangh mbouj leih.

Aendaep dwg aen gi'gvanh youqgaenj daeuj baujmaenh hezdangz noengzdoh onjdingh, de ndaej dawz gij dangzdan daj siuhvadau supsou haenx cienjbienq baenz dangzyenz rom hwnjdaeuj, yihyoz fuengmienh heuhguh dangzyenz hozcwngz cozyung. Youq mwh ndang vunz aeuyungh, couh dawz dangzyenz cekfaen baenz buzdauzdangz, couhdwg dangzyenz faengej cozyung. Doenggvaq lwed lae baedauq ndaw daep, soengq buzdauzdangz daengz daengx ndang gak cujciz gi'gvanh. Linghvaih, aendaep lij ndaej dawz moux di doxgaiq mbouj dwg dangz haenx habbaenz dangzyenz, heuhguh dangzyenz bienqheih cozyung.

Doiq gij swz baihgwnz daez daengz haenx miz le itdingh liujgaij le, raeuz daeuj yawjyawj dangz youq ndaw daep dauqdaej dwg baenzlawz bae guh lawhmoq ne.

1. Dangzyenz Habbaenz Caeuq Cekfaen

Gij dangzyenz hamzliengh ndaw daep gaenriengz yingzyangj caeuq ndangdaej hozdung bienqvaq gig daih. Gij vunz yingzyangj ndei haenx, gij dangzyenz hamzliengh ndaw daep ceiq hung ndaej dabdaengz 150~200 gwz, hix couhdwg moix goenggaen daep cujciz ndawde miz 65 gwz dangzyenz, gij vunz yingzyangj ca haenx hamzliengh haemq daemq. Youq cingqciengz cangdai lajde, song donq ndawde dangzyenz soqliengh daihgaiq ciemq daengx aendaep naekliengh 5%, ginggvaq hwnz ndeu gimqgwn le, dangzyenz hamzliengh ndaej gyangq daengz 2.2% baedauq, gwn imq le dangzyenz hamzliengh ndaej gya daengz 6%~8%. Ndaw daep, gij dangzyenz rom miz haenx mbouj ndaej muenxcuk ndangdaej aeuyungh, dang dungxiek 10 aen cungdaeuz baedauq roxnaeuz guh dijliz lauzdung 3 aen cungdaeuz le, couh cukgaeuq siuhauq 100 gwz dangzyenz ndaw daep liux, sojlaiz bietdingh aeu mboujduenh boujcung.

Gij habbaenz caeuq cekfaen dangzyenz faenbied youz dangzyenz hozcwngzmeiz caeuq linzsonhvameiz daeuj coivaq, gij suzliz hozcwngz dangzyenz haenx youz dangzyenz hozcwngzmeiz gaemhanh, gij suzliz faengaij dangzyenz haenx youz linzsonhvameiz gaemhanh. Ndigah, gij habbaenz caeuq cekfaen dangzyenz bingq mbouj dwg aen fanjwngq genjdanh doxdauq ndeu. Song cungj meiz baihgwnz gangj daengz haenx, youq ndaw daep miz song cungj hingzsik: Cungj ndeu dwg demgiengz naengzliengh, lingh cungj mbouj dwg demgiengz naengzliengh, gyoengqde faenbied youz gij gizmeiz gak boux gag cienmonz bae giklix. Youq ndaw ndang, miz cungj vuzciz ndeu heuhguh vanzlinzsonhganh ndeu ndaej yungh guh gizmeiz, giklix linzsonhvameiz, caemhcaiq sawj dangzyenz hozcwngzmeiz saet bae cozyung, coisawj dangzyenz cekfaen, dangzyenz habbaenz gemjnoix. Gij dangzyenz ndaw daep faengej caeuq hozcwngz gocwngz mbouj miz meiz, ndaej cauhbaenz gak cungj loihhingz dangzyenz romcwk ndaw daep.

Youq liujgaij dangzyenz habbaenz caeuq cekfaen gocwngz le, mwngz itdingh siengj rox ngoenz ndeu sam donq doiq dangzyenz yingjyangj dwg baenzlawz yiengh. Aendaep doiq dangz lawhmoq ndaej baen baenz geij cungj fuengsik lajneix.

(1) Gij yiengh gwn haeux: Couhdwg gwn haeux le ganhsibauh ndaej supaeu gij buzdauzdangz lwed daep lai gvaqbouh, dawz de cienjvaq baenz dangzyenz rom hwnjdaeuj, hezdangz noengzdoh yied sang, aendaep supaeu gij dangzyenz hix couh yied lai. Mwh gij dangzyenz hamzliengh ndaw daep dabdaengz gvaqbouh gvaqlaeng, gij buzdauzdangz laiyawz haenx couh yaek doenggvaq gizyawz roenloh bae lawhmoq, daegbied dwg habbaenz cihfangzsonh haemq lai.

(2) Gij yiengh gwn haeux gvaqlaeng: Youq ndawgyang song donq, dang hezdangz haemq daemq seiz (doengciengz daemq gvaq 3.30～5.00 mmol/L), gij dangzyenz ndaw daep cugciemh deng siuhauq, cekfaen baenz buzdauzdangz cuengq haeuj ndaw lwed bae, baenzneix daeuj baujmaenh hezdangz siengdoiq onjdingh.

（3）Gij yiengh dungxiek: Ciengzgeiz dungxiek, dangzyenz ndaw daep gig vaiq siuhauq, dungxiek dabdaengz 48 aen cungdaeuz, gij dangzyenz ndaw daep ndaej cienzbouh siuhauq caez, mwhneix aendaep doenggvaq hozcwngz buzdauzdangz daeuj baujmaenh hezdangz, cujyau laizloh dwg cwngzdangzanhgihsonh.

2. Aen Gihci Diuzcez Hezdangz

Gij saenqhauh diuzcez hezdangz lawhmoq cujyau miz song aen. Aen ndeu dwg gij hezdangz noengzdoh ndaw daep, lingh aen dwg gij giksoq suijbingz, daegbied dwg gij hezdangz noengzdoh engq youqgaenj. Aendaep sibauh ndaej cigciep gamcaz gij hezdangz noengzdoh ndaw daep cix guh ok fanjying. Youq mwh hezdangz noengzdoh demsang cij hawj hezdangz supaeu caeuq habbaenz demgya; dang hezdangz noengzdoh gyangqdaemq seiz supaeu cix gemjnoix、hawj dangzyenz faengaij.

Gij Lawhmoq Youzlauz Aendaep

Aendaep dwg aen cungsim youzloih lawhmoq. Youzloih bauhamz youzlauz caeuq loihyouz. Youzlauz dwg ganhyouz caeuq gak cungj cihfangzsonh cauxbaenz ganhyouzsanhcih vwnhozvuz. Cihfangzsonh youh ndaej faen guh bauhhoz cihfangzsonh caeuq mbouj bauhhoz cihfangzsonh song cungj. Ndaw gak cungj youz doenghgo hamz mbouj bauhhoz cihfangzsonh lai, youq laj rug dohraeuj dwg yizdij; ndaw lauz doenghduz hamz miz bauhhoz cihfangzsonh lai, youq laj rug dohraeuj dwg baenzndaek. Yienghneix, youzloih dwg cungj vuzciz youq lijva daegsingq fuengmienh caeuq lauzhaj doxlumj ndeu, baudaengz linzcih、danjgucunz daengj.

Gij Lawhmoq Daep Doiq Loih Lauz

（1）Loih lauz siuvaq caeuq supsou: Daep dwg gij cujyau gi'gvanh ndaw ndang boux vunz doiq danjgucunz guh moq gaeuq doxvuenh, danjgucunz daih bouhfaenh youq ndaw daep sien cienjvaq baenz danjsonh caeuq ngozdozyangjdanjsonh, caiq caeuq niuzvangzsonh dem ganh'anhsonh giethab baenz danjyizsonh. Gij nazyenz ndaw danjyizsonh heuhguh danjyizsonhyenz, riengz danjyizsonh ginggvaq mbei hidungj lae haeuj saejlwg. Aendaep moix ngoenz baizok raemxmbei daihgaiq 1500 hauzswngh, ndaw raemxmbei mbouj miz siuhvameiz, hoeng gij danjyizsonhyenz doiq youzlauz siuvaq caeuq supsou miz yiyi youqgaenj, de ndaej hawj youzlauz vaqbaenz naed iq, yienghneix ndaej demgya gij ciepcuk menciz youzlauz caeuq mbangj cihfangzmeiz, doengzseiz de giklix gij yizcihfangzmeiz, doiq faengej caeuq supsou youzlauz nem supsou cijyungzsing veizswnghsu ndaw youzlauz mizleih. Linghvaih, raemxmbei lij ndaej gikcoi saej noddoengh caeuq naenxhaed sigin sengmaj. Gij loihlauz gingvaq saejlwg siuvaq haenx haeuj ndaw sibauh nenhmoz saejlwg bae, louz roengz danjyenz, yungh daeuj gyaux naed iq dauqcungz supsou roxnaeuz youq saejlwg gizbyai dauqcungz supsou, ginggvaq megmwnzcingmwz haeuj ndaw daep, heuhguh saej-daep sinzvanz. Moix ngoenz daihgaiq guh 6~10 baez sinzvanz. Gaengawq gamcaek moix 100 gwz noh, dingzlai hamz miz 100 hauzgwz danjgucunz, ndaw daep hamz 300~600 hauzgwz, ndaw uk hamz miz 2300~3100 hauzgwz, hoeng danbwzciz ceng mbouj geijlai mbouj hamz danjgucunz. Ndaw saej supsou ciemq cungj danjgucunz 1/3, cujyau dwg daj nohbiz、 gyaeqhenj、 nohbya caeuq gij dungxsaej ndaw doihduz daeuj, gwn haeuj yied lai supsou yied daemq. Cungjdanjgucunz 2/3 bouhfaenh youz aendaep habbaenz.

（2）Loihlauz youq ndawraemx faengej: Seng baenz ganhyouz caeuq cihfangzsonh, song yiengh neix cujyau dwg youq ndaw daep guh yangjva, ganhyouz ginggvaq linzsonhva caeuq dozanh gocwngz, cienjbienq baenz linzsonhneicij, yienzhaeuh ginghgvaq diuz miengloh faengej dangz gunghhawj naengzliengh, hix ndaej hawj dangzyenz daegbied faengej.

（3）Aendaep dwg giz dieg youqgaenj habbaenz cihdanbwz: Sojmiz loihlauz cungj caeuq danbwzciz giethab. Swyouz cihfangzsonh caeuq bwzdanbwz giethab, ganhyouz sanhcih、 danjgucunz、 linzcih caeuq giuzdanbwz giethab. Cihdanbwz miz gij singqcaet doeng raemx, neix doiq loihlauz miz gij yiyi gig youqgaenj. Yujmizveihliz hamz danbwzciz ceiq noix, de dwg gij cienjyinh youzlauz daj baihrog daeuj haenx; gig daemq maeddoh cihdanbwz dwg gij cihdanbwz cienjyinh gij youzlauz baihndaw daeuj haenx; gij daegdiemj gapbaenz cihdanbwz maeddoh daemq de dwg danjgucunz lai, gij cujyau goengnaengz de aiq caeuq gij danjgucunz cienjyinh lwedmok mizgven; gij vayoz gapbaenz cihdanbwz maeddoh sang ndawde cawz le danbwzciz hamzliengh ceiq lai caixvaih, linzcih daihgaiq ciemq 70%, danjgucunz daihgaiq ciemq 20％, aiq dwg camgya cienjyinh linzcih caeuq danjgucunz. Gaenq cwngmingz, gak cungj lwedmok cihdanbwz youq loihlauz, danbwzciz hamzliengh caeuq gapbaenz beijlaeh fuengmienh cungj mbouj doxdoengz, gij danbwzciz ndaw cihdanbwz dingzlai dwg caeuq aendaep maedcaed doxgven.

(4) Linzcij: Bouhfaenh ndeu daj gijgwn daeuj, gij cihfangzsonh youq ndaw linzcih fwnhswj mbouj bauhhoz cingzdoh sang, dingzlai dwg gij cihfangzsonh itdingh aeu miz haenx, cijndaej youz gijgwn gunghawj. Bouhfaenh ndeu cix dwg youq gak aen cujciz sibauh ndawde habbaenz, youq ndaw daep habbaenz ceiq hoengh. Linzcij dwg gij cwngzfwn youqgaenj cihdanbwz, cihdanbwz dwg gij hongdawz yungh daeuj daehyinh youzlauz, ndaw lwedmok gij cihdanbwz maeddoh gig daemq haenx ndaej cienjvaq baenz cihdanbwz maeddoh daemq haenx, caemhcaiq cuengq ok mbangj cihdanbwz maeddoh sang haenx. Ndaw lwedmok gij danjgucunz youzliz okdaeuj haenx, ndaej doenggvaq ciepsouh gij cihfangzsonh gwnz lonjlinzcih gapbaenz danjgucunzcij, gij cienjvaq song cungj neix aeu doenggvaq lonjlinzcih - danjgucunzconjsenhmeiz coivaq, cungj meiz neix dwg youz sibauh guhbaenz.

Doiq gij bingh youzlauz sang haenx, gamhanh gwnndoet, gwn gij yw gyangqdaemq youzlauz haenx gig youqgaenj, hoeng itdingh aeu haeujsim gij youzlauz ndaw ndang vunz dwg baengh gij ndangdaej bouxvunz gag rox diuzcez, ndigah gamhanh gwnndoet aeu habngamj, aeu baujcwng gij naengzliengh ndangdaej aeuyungh, gemjnoix gij youzlauz dungyenz ndaw ndang, doengzseiz lij aeu boiqhab yindung daengj gyoebhab cosi.

Gij Yw Lawhmoq, Baiz Ok Aendaep

Gyoengqvunz baenz bingh le itbuen cungj liz mbouj ndaej yw, miz mbangj vunz bae gwn daihbaj yw, dawz lai gwn yw, gwn yw dijbauj yawj baenz dwg gij banhfap ndei cawz bingh bae. Haujlai vunz bingq mbouj rox yw youq ndaw ndang dwg baenzlawz miz cozyung, hix mbouj rox yungh yw mbouj hableix aiq daiq daeuj haujlai fucozyung. Baenzneix yw dauqdaej dwg baenzlawz youq ndaw ndang bouxvunz lawhmoq ne?

Aendaep dwg aen gi'gvanh lawhmoq ceiq youqgaenj ndaw ndang bouxvunz, de rap miz haujlai goengnaengz, ndawde yw lawhmoq couhdwg gij cozyung youqgaenj ndawde aen ndeu. Raeuz ngoenznaengz gwn daih dingzlai yw, cungj aeu doenggvaq aendaep bang siuvaq cix fazveih gij cozyung de.

Gij yw gwn haeuj bak haenx daj siuhvadau supsou le, ginggvaq diuz megmwnzcingmwz bae daengz aendaep, gij yw daj gizyawz roenloh supsou haenx, ndaej doenggvaq daengx ndang lwed sinzvanz haeuj aendaep bae, mwhneix yw yaek fatseng fwnhswj gezgou bienqvaq, lumjbaenz moux aen hozsing gihdonz ndaej demgya, gaijbienq, roxnaeuz dwg daengx aen fwnhswj ndaej sukhab roxnaeuz gyangqgaij caeuq moux di vayoz vuzciz dox giethab daengj, heuhguh gij swnghvuz cienjvaq yw roxnaeuz heuhguh gij lawhmoq yw.

Yw doenggvaq youq ndaw daep guh lawhmoq cozyung de, sawj gij gizsing roxnaeuz suijyungzsing de demgya, yawhbienh riengz raemxnyouh roxnaeuz raemxmbei baiz ok rog ndang, doengzseiz hix gaijbienq le gij doeg roxnaeuz gij cozyung gyoengqde. Yw lawhmoq dwg gij cungj fuengzhen gihci hix couhdwg gij "gej doeg gihci" ndang vunz doiq yw ndeu, hoeng gizneix aeu naeuz daihgya nyi, gij yw doeg ginggvaq lawhmoq haenx bingq mbouj itdingh gemjnyieg, miz mbangj dauqfanj ndaej demgya.

Yw youq ndaw daep ginggvaq swnghvuz cienjvaq le, aeu ginggvaq raemxmbei caeuq aen mak baiz okdaeuj. Itbuen daeuj gangj, gij doxgaiq vaqhab fwnhswj soqliengh hung gvaq 400~500 haenx cujyau daj ndaw mbei baiz okdaeuj, gij doxgaiq fwnhswj soqliengh iq gvaq 300 haenx haeuj lwed sinzvanz le, daj aen mak baiz okdaeuj. Gij yw daj raemxmbei baiz ok de dingzlai dwg gij doxgaiq doxgyoeb doenggvaq daih'it yiengh caeuq daihngeih yiengh swnghvuz cienjvaq gvaqlaeng cauxbaenz haenx, hoeng caemh miz siujsoq dwg gij doxgaiq iq caengz ginggvaq cienjbienq roxnaeuz yienh'ok gij yiengh hozsing haenx. Gij doxgaiq lawhmoq okdaeuj haenx ginggvaq raemxmbei baiz haeuj dungxsaej miz gij suijyungzsing gig sang, mbouj yungzheih daj dungxsaej supsou, riengz haexnyouh itheij baiz okdaeuj. Hoeng miz mbangj doxgaiq lawhmoq okdaeuj haenx, youq mbangj suijgaijmeiz ndaw bangxsaej roxnaeux sigin cozyung lajde, vutbae vahozvuz youh bienqbaenz cihyungzsing, ndaej daj nenhmoz ndaw saej supsou dauqcungz haeuj ndaw lwed, guhbaenz "saej-daep sinzvanz", sawj gij seizgan yw cozyung gya raez.

Doenggvaq liujgaij yw youq ndaw daep lawhmoq gocwngz, daihgya itdingh rox daengz gij cungyausing hableix yungh yw.

Gyauhyenz Lawhmoq

Aendaep bienq ndongj dwg youz aendaep bienq senhveizva cugciemh fazcanj baenz, hoeng gij cenhveizva aendaep, dwg youz gij senhveiz cujciz aendaep mboujduenh sengmaj cauhbaenz, dwg aen duenhmbaek binghmenhsingq yiengq bienq ndongj bietdingh aeu ginggvaq ndeu. Cauxbaenz aendaep senhveizva caeuq cungj doxgaiq heuhguh gyauhyenz ndeu maedcaed doxgven.

（1）Gyauhyenz habbaenz: Gyauhyenz habbaenz gungh miz roek daih bouhloh, faen guh song aen duenhmbaek bae guh, couhdwg aen duenhmbaek ndaw sibauh caeuq aen duenhmbaek rog sibauh. Youq ndaw sibauh cujyau sien habbaenz cenzgyauhyenz, youq baihrog sibauh ginggvaq cienjbienq、gyonjcomz cix cauxbaenz gyauhyenz senhveiz. Youq ndaw gyauhyenz fwnhswj, ndawgyang fwnhswj cauxbaenz gung'gyagen doxgyau, bienqbaenz gij gyauhyenz mboujyungzsing haenx, couhdwg gij cenhveiz gyauhyenz onjdingh haenx.

（2）Gij cekfaen gyauhyenz: Gyauhyenz cauxbaenz le mbouj dwg ciengxlwenx mbouj bienq, de ndaej deng gyangqdaemq. Cauxbaenz aendaep senhveizva dingzlai dwg aenvih gij habbaenz gyauhyenz demgya caemhcaiq gyangqdaemq gemjnoix cauhbaenz. Doengh gij yinhsu lawz ndaej yingjyangj daengz gyauhyenz gyangqdaemq, aen gocwngz gyangqdaemq de youh dwg baenzlawz yiengh ne?

Haujlai yenzgiu biujmingz, gij gyauhyenz ndaej yungz haeuj gyucunghsing roxnaeuz yozsonh haenx buenqsouhgeiz ngamq miz 2～3 aen cungdaeuz, hoeng youq guhbaenz gunghgyaq gyauhlenz le buenqsouhgeiz couh ndaej dabdaengz geij bi nanz. Aen geizgan buenqsouhgeiz Ⅲ yiengh gyauhyenz beij aen gyauhyenz Ⅰ yiengh dinj. Gij cenzgyauhyenz caeuq yenzgyauhyenz gij cekfaen gocwngz faen baenz sam yamq: ①Gij cenzgyauhyenz ngamq habbaenz de, dingzlai youq mwh caengz baizok sibauh couh deng faengej; ②Youq ndaw gihciz deng gyauhyenzmeiz cekfaen; ③Gij cenzgyauhyenz lij ndaej deng gij senhveiz sibauh caeuq sibauh hung gyangwn, caemhcaiq deng gij yungzmeizdij ndaw sibauh faengej.

Gak aen gocwngz gwnzneix soj gangj haenx cujyau doenggvaq meiz coi fanjying daeuj guhbaenz, gij meiz camgya gyauhyenz gyangqdaemq haenx cujyau miz gyauhyenzmeiz caeuq cujciz danbwzmeiz B daengj, gyauhyenzmeiz dwg gij meiz gvanhgen cekfaen gyauhyenz. Youq cungj diuzgen cunghsing haenx, gyauhyenzmeiz cozyung youq yenzgyauhyenz fwnhswj, sawj de youq liz anhgihdonh giz 3/4 gatduenh baenz song bouhfaenh. Gij yenzgyauhyenz fwnhswj de baez deng gatduenh le, youq laj diuzgen dohraeuj mauhgvaq 32℃ couh ndaej gag rox bienqsingq, saet bae gij lozsenzgouhingz de, yienghneix yungzheih deng cujciz ndawde gizyawz danbwzmeiz caenh'itbouh cekfaen. Gij hozsing gyauhyenzmeiz deng haujlai yinhsu yingjyangj, lumjbaenz ganhsu、lizbahyinhswj daengj ndaej giklix gij meiz neix; hoeng α_1-Gang'yizdanbwzmeiz daengj ndaej hanhhaed gij hozsing de. Cujciz danbwzmeiz B youq ndaw daep sibauh deng cungj giuzhingz gezgou heuhguh yungzmeizdij ndeu lixyouq, dwg gij cujyau cujciz danbwzmeiz faengaij gyauhyenz, youq sonhsing diuzgen lajde guh cekfaen, baenzneix couh gamhanh gij gyauhyenz soqliengh ndaw sibauh.

Yiennaeuz gyauhyenz youq ndaw gocwngz aen daep cenhveizva cauxbaenz miz gij cozyung youqgaenj, hoeng bingq mbouj dwg aen yinhsu dandog ndeu. Cawz ok gyauhyenz, gij doxgaiq caeuqfaenh guhbaenz senhveizva haenx lij miz gij gihciz rog sibauh, lumjbaenz danbwzdohdangz、senhveiz geshozsu、cwngzsenhveiz sibauh daengj. Aen gocwngz cauxbaenz de dwg aen gocwngz cibfaen fukcab ndeu, caenhguenj yienghneix, liujgaij gyauhyenz lawhmoq doiq nyinhrox aendaep cenhveizva cungj bingh neix dwg gig miz ndeicawq.

Cieng Daih 3
Gak Cungj Yinhsu Yinxhwnj Aendaep Goengnaengz Gazngaih

Aendaep Deng Yw Sonjsieng

Yw haeuj daengz ndang vunz bae le, ndaej ginggvaq aendaep、mak、dungx、saej、bwt caeuq naengnoh daengj guh swnghvuz cienjvaq, ndawde ceiq cujyau dwg doenggvaq aendaep aen "vagunghcangj" hung neix leihyungh yangjva、vanzyenz、suijgaij daengj fanjwngq, sawj mbangjdi yw (gij yw cihyungzsing) yienzlaiz gaenjcij yungz youq ndaw youzlauz haenx bienqbaenz ndaej yungz youq ndaw raemx, sawj mbangj nungzdu mbouj gyangqdaemq, couh bienhleih gij yw daj raemxmbei ginggvaq ndaw saej roxnaeuz daj aenmak lawhmoq riengz raemxnyouh baiz ok rog ndang. Ginggvaq baenz gyoengq lawhmoq fanjying gocwngz, sawj gij doeg ndaw yw yienzlaiz doekdaemq roxnaeuz gejdoeg, yungzgaij cingzdoh gya sang, yungzheih daj raemxmbei caeuq raemxnyouh baiz okdaeuj. Hoeng hix miz siujsoq yw aenvih hozsing demgiengz roxnaeuz mizok gij doxgaiq lawhmoq miz doeg caeuq baenz aiz; lij miz mbangjdi yw yienzlaiz mbouj miz gangyenzsing, ginggvaq swnghvuz cienjvaq le miz gangyenzsing, baenzneix couh yinxhwnj ndangdaej gominj fanjying.

Geiqyienz yw haeuj ndaw ndang guh swnghvuz cienjvaq cujyau youq ndaw daep guh, ndigah yw doiq aendaep daih dingzlai vunz cungj ndaej miz gij sonjhaih doeghaih, cungj sonjhaih neix dingzlai dwg ndaej yawhcaek, hix dwg ndaej baexmienx. Cauxbaenz aendaep sonjhaih baugvat cigciep sonjhaih, doengh gij yw cauhbaenz aendaep sonjhaih neix lij ndaej cauhbaenz dungx、saej、sim、uk daengj lai cungj gi'gvanh deng sienghaih, hoeng sibauh cix miz genjleh bae cienzmienh sonjsieng, ndigah mbangjdi yw youq ndaw sawgangjmingz couh cawqmingz le gij cihsaw "gimqyungh" roxnaeuz "siujsim yungh" daengj doiq aendaep、mak goengnaengz miz sonjhaih haenx, canghyw youq ndaw gocwngz yungh yw hix ciengzseiz aeu dinghgeiz caz lwed、nyouh caeuq goengnaengz aendaep.

Linghvaih, mbangjdi yw aiq gauxca daepsibauh cingqciengz lawhmoq ndawde mouxdi vanzcez, yinxhwnj lauzdaep bienq lai, daepsibauh deng vaih dai、raemxmbei deng cwksaek, vunzbingh ok vuengzbiu caeuq conjanhmeiz swng sang daengj gij yienghsiengq ganhyenz, beijlumj gwn lifuzbingz、sinhswnghmeizsu daengj couh rox yinxhwnj ganhyenz. Canjseng gij cingzgvang gwnz neix caeuq yungh yw soqliengh miz gvanhaeh.

Lingh cungj yw yinxhwnj aendaep deng sonjsieng dwg aenvih gij daejcaet boux yungh yw daegbied doiq moux di yw minjganj, lumjbaenz miz vunz doiq cinghmeizsu gominj, gij fatseng beijlwd neix gig daemq, caeuq gij liengh yungh yw mbouj miz gvanhaeh. Gij cingzgvang aenvih yungh yw yinxhwnj aendaep deng sonjsieng neix youh ndaej baen baenz song cungj cingzgvang lajneix.

1. Gominjsing

Gominjsing fanjying ndaej cauhbaenz ganhyenz youqgaenj, lai fatseng youq mwh fanfoek roxnaeuz ciengzgeiz yungh yw, ndaej okyienh vuengzbiu、conjanhmeiz swng sang, dingz yw le ndaej cugciemh bienq ndei. Danghnaeuz caiq baez yungh yw liengh iq hix aiq yinxhawj aendaep caiq baez deng sonjhaih、conjanhmeiz caiq swng sang、vuengzbiu caiq baez okyienh. Dingzlai vunzbingh ndaej fat hwngq、naeng hwnj cimj, miz mbangj lij okyienh gij gominj fanjying gvanhcezyenz、sinyenz daengj cawz le aendaep caixvaih.

2. Lawhmoqsingq

Mbangjdi yw youq ndaw ndang bouxvunz lawhmoq daegbied, sawj gij yw yienzlaiz mbouj miz doeg haenx bienqbaenz gij doxgaiq miz doeg cix cauhbaenz aendaep deng sonjsieng, lumjbaenz yiyenhcingj youq ndaw daep ndaej cekfaen baenz "yiyenhsonh" caeuq "yizsenhcingj", yizsenhcingj ndaej cauhbaenz daepsibauh vaihdai. Ndang vunz lawhmoq gij yizsenhcingj de ndaej baen guh "vaiq mied lix" caeuq "menh mied lix" song loih, gij yizsenhcingj vaiq mied lix mizok de lai, doiq aendaep sonjhaih hung; "menh mied lix" mizok gij yizsenhcingj de noix, vihneix gig noix sonjhaih aendaep. Ndigah doengzyiengh gwn yw yiyenhcingj, bingq mbouj cungj miz gij doegsingq fanjying.

Cungj lawhmoq daegbied neix cawz le aiq caeuq gij yinhsu bonjndang miz gvanhaeh caixvaih, mizseiz lij deng gizyawz yw yingjyangj. Lumjbaenz gij yiyenhcingj caeuq gij yw lifuzbingz（gij yw yungh daeuj yw binghgezhwz haenx）roxnaeuz bwnjbahbijdoj（gij yw simdingh）doxgyoeb yungh seiz, ndaej demgya gij yiyenhcingj doiq aendaep miz doeg, aenvih lifuzbingz、 bwnjbahbijdoj daengj ndaej ciuyinx gij "meizyw", gyavaiq yiyenhcingj lawhmoq, mizok gij yizsenhcingh demlai cix yinxhwnj doiq aendaep sonjsieng demlai.

Geiqyienz yw youq ndaw ndang vunz lawhmoq baenzneix fukcab, dwg mbouj dwg miz bingh lienz yw hix mbouj gamj gwn lo? Dangyienz mbouj dwg, gijmaz saehfaed cungj miz song aen fuengmienh, yungh yw hix mbouj laehvaih, de geiq ndaej yw bingh sawj ndangdaej dauqfuk ndangcangq, hix ndaej aenvih sawjyungh mbouj habdangq miz fucozyung, caiqlij sawj aendaep deng vaih、conjanhmeiz swng sang、daepsibauh vaihdai、raemxmbei cwkrom mizok vuengzbiu. Ciuq gij yenzcwz lajneix couh ndaej baexmienx okyienh mbouj ndei fanjying, couhcinj okyienh lo, youq canghyw cijdauj baihlaj dingz yw、gemj liengh roxnaeuz youq yiemzmaed cazyawj baihlaj laebdaeb yungh yw, hix ndaej baexmienx aendaep caenh'itbouh sonjhaih cix ndaej hoizfuk.

（1）Itdingh aeu youq canghyw cijdauj baihlaj yungh yw, gaej dan dingq "bienfueng" roxnaeuz senhconz couh swhgeij cawx yw gwn, engq gaej seizbienh cawx gij "ywsien yauqlig daegbied" youq gwnz gai、rog dou yihyen siugai haenx, neix yungzheih deng yaeuh.

（2）Miz gij lizsij doiq yw gominj haenx itdingh aeu yiengq canghyw ciengzsaeq gangjmingz, daezsingj louzsim.

（3）Gij yw ndaej gwn hix ndaej mbouj yungh gwn haenx couh mbouj gwn.

（4）Gij yw cujyau yungh daeuj yw bingh de itdingh aeu ciuq canghyw iugouz, ciuq soqliengh、ciuqseiz gwn, gaej gag gya liengh、gemj liengh roxnaeuz dingz yw.

（5）Mbangj binghhmenhsingq（lumjbaenz ganhyenz）aeu ciengzgeiz

yungh yw daeuj yw, hoeng gij yaugoj miz mbangj yw ciengzseiz aeu gwn duenh seizgan ndeu le cij ndaej yienh okdaeuj, ndigah mbouj wnggai deihdeih vuenh yw roxnaeuz gya yungh yw, yienghneix ndaej sawj gij cozyung yw wngdang miz de mbouj yungzheih fazveih, caemhcaiq yungh yw daiq luenh yungzheih cauhbaenz gij cozyung ndaw yw doxdingj, mizseiz lij cauhbaenz aendaep sonjhaih.

Aendaep Deng Laeuj Sonjsieng

Laeuj doiq ndang vunz ndangcangq cauhbaenz sienghaih yiemzcungh, daegbied dwg laeujhau, ciujcingh hamzliengh dwg 50%~60%, miz mbangj lij dabdaengz 65%, hoeng ndaw yihyen gij ciujcingh yungh daeuj siudoeg haenx nungzdu mbouj gvaq 75%. Ciujcingh doiq nohsim、uk、sinzgingh hidungj、aendungx caeuq saejhoz hix aiq cauhbaenz sienghaih caeuq yingjyangj. Couh aendaep daeuj gangj, ciujcingh cukgaeuq cauhbaenz aendaep sonjhaih yiemzcungh, lumjbaenz cihfangzganh、ciujcinghsing ganhyenz、aendaep ndongj engqlij fazcanj baenz aendaep baenz aiz.

Gij gocwngz ciujcingh lawhmoq gej doeg cujyau dwg youq aendaep guh. Aenvih aendaep aeu dawz yizcunz yangjva baenz yizcenz, gaijbienq le gij lawhmoq cwngzsi cingqciengz de, sawj cihfangzsonh yangzva suzdu gemjmenh, ganhyouz sanhcih habbaenz demgya, ndaw daep cwk lauz, couh ndaej guhbaenz cihfangzganh. Seizneix danghnaeuz laebdaeb gwn laeuj gig lai, couh aiq fatseng ciujcinghsing ganhyenz, mizseiz lij miz 15% doengh boux ngah laeuj youqgaenj haenx fazcanj baenz aendaep ndongj bae, gijneix caen deng le coenz vah gaeuq "yungh cienz cawx bingh, yungh cienz cawx coih daeuj souh" haenx, gwn ok gij ganhyenz daeuj.

Gwn laeuj cauhbaenz aendaep sonjsieng naek cingzdoh mbouj doxdoengz, ndaej mbouj roxnyinh saekdi, hix aiq miz ndaw daep in、gwnndoet gemjdoiq、simnywnx、naiqnuek daengj, itbuen ndaej okyienh conjanhmeiz haemq mbaeu swng sang, daegbied dwg ALT swng sang engqgya yienhda, miz mbangj vunzbingh ndaej ok vuengzbiu.

Aenvih gwn laeuj cauhbaenz aendaep sonjhaih gij bingh de fazcanj dwg youz gij yienzaen lajneix gietdingh: ①Dwg mbouj dwg laebdaeb ndoet laeuj, neix dwg aen gvanhgen gietdingh binghcingz dwg mbouj dwg laebdaeb

fazcanj, danghnaeuz youq seizcaeux ndaej gaiq laeuj (baudaengz
laeujbizciuj), cihfangzganh roxnaeuz ciujcinghsing ganhyenz daengj aiq ndaej
dauqfuk caez. ② Daengx ndang gizyawz gi'gvanh deng sonjvaih cingzdoh.
③Dwg mbouj dwg gaenq fazcanj baenz aendaep bienq ndongj.

Ciengzseiz、siujliengh gwn di laeuj dohsoq daemq haenx ndaej demgya
gij heiqfaenh angqhoh ngoenzciet, demgya cingzngeih, daihliengh、
ciengzgeiz gwn laeuj mizseiz lij lanhlaeuj dem, ciengeiz mbouj ndaej guh.

Aendaep Deng Vayozsing Sonjsieng

Gij vayoz vuzciz cauhbaenz aendaep deng sieng haenx, cujyau baudaengz
gak cungj gvangcanjbinj, gunghyez swnghcanj gocwngz ndawde mizok gij
doxgaiq haenx, caeuq swyenzgai ndawde gak cungj doxgaiq miz doeg haenx,
daegbied dwg gunghyez swnghcanj gocwngz ndawde gij yenzcaizliu、gij
doxgaiq cungqgyang caeuq (roxnaeuz) gij doxgaiq doeklaeng miz okdaeuj
haenx, ndaej sawj aendaep deng doeg cix deng sonjsieng. Daj neix cauhbaenz
aendaep deng sonjsieng ndaej miz binglij gaijbienq mingzbeg, caemhcaiq
binghbienq cingzdoh caeuq ciepcuk huqdoeg seizgan raezdinj caeuq soqliengh
miz cigsoh gvanhaeh.

Ndaw gyoengq vunz bujben yungzheih deng ganjyenj, hix couhdwg
naeuz cijaeu ciepcuk mizgven doxgaiq mizdoeg roxnaeuz guh gij gunghyez
swnghcanj mizgven de, couh aiq ndaej deng doeg, ndigah naeuz gij gunghcoz
yinzyenz cauh yw gunghyez、ndaw vagunghcangj cungj wngdang dinghgeiz
genjcaz ndangdaej, gamcaek gij goengnaengz aendaep caeuq gyagiengz
lauzdung baujhoh.

1. Gij Doxgaiq Mizdoeg Yinxhwnj Aendaep Sonjsieng

Ciuq gij doxgaiq mizdoeg cingzdoh sang daemq ndaej faen baenz sam loih
lajneix:

(1) Loih doegsingq gig haenq: Linz、sanhsiuhgihgyazbwnj、
wsiuhgihluzbwnj、siuhgihbwnj、swluzvadan daengj. Swluzvadan cauhbaenz
aendaep sonjsieng gaenq deng vunzlai nyinhdoengz, dawz swluzvadan gueng
duznouhau, doengzseiz cazyawj aendaep duzde sonjsieng cingzgvang,
fatyienh yungh itdingh soqliengh swluzvadan hawj duznouhau deng doeg le,
youq ndaw aen singhgiz ndeu, gij cihfangz ndaw daep duznouhau miz

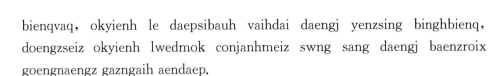

bienqvaq, okyienh le daepsibauh vaihdai daengj yenzsing binghbienq, doengzseiz okyienh lwedmok conjanhmeiz swng sang daengj baenzroix goengnaengz gazngaih aendaep.

(2) Loih doegsingq sang: Hix couhdwg gij doxgaiq miz doeg lai de, lumjbaenz bwnjanh, bwnjcingj, lozfangj, sinh, dih, gung, swluzyizvanz daengj.

(3) Loih doegsingq daemq: Bwnj, luzluzluz, yizmiz, youjgihlinz, luzvavuz, cenh, loz daengj. Yieznaeuz doengh gij vuzciz neix doegsingq haemq daemq, hoeng youq ngoenznaengz swnghhoz ndawde ciepcuk engq lai. Youjgihlinz, nungzgyah vafeiz daengj deng doeg gaenq mbouj noix raen, seizneix vacanghbinj wngqyungh ngoenz beij ngoenz gvangqlangh, ndawde mbouj noix hamz miz cenh roxnaeuz gizyawz gij doxgaiq miz doeg, yinxhwnj bingh'aizcwng haenx, cawz le ndaej yinxhwnj gizbu gominj daengj fanjwngq caixvaih, lij ndaej cauhbaenz aendaep caeuq gizyawz gi'gvanh sonjsieng, wnggai siujsim yungh.

2. Gij Biujyienh Aendaep Deng Vayozsing Sonjsieng

Vayoz huqdoeg cauhbaenz aendaep sonjhaih ndaej miz gij biujyienh lajneix.

(1) Binghyiengh ganhyenz: Daihbouhfaenh aenvih ciepcuk, daihliengh gwn gij huqdoeg yinxhwnj aendaep deng sienghaih haenx cauhbaenz, mwh gaenzgaeq gig dinj, gig vaiq couh baenz vuengzbiu caeuq yinxhwnj aendaep deng sonjhaih.

(2) Gij gizyawz dungzsaej wnq sonjhaih: Lumjbaenz doengzseiz buenx miz aenmak goengnaengz sonjhaih, yungzlwed daengj.

(3) Mwh seizgeiz gyae deng sonjhaih: Codaeuz fatcak seiz aendaep deng sonjhaih haemq mbaeu, gizyawz gi'gvanh deng sonjhaih haemq youqgaenj, ndigah aendaep deng sonjhaih ciengzseiz deng yawjlawq, riengz seizgan gyaraez, aendaep deng sonjsieng ndaej gya naek cix cienjvaq baenz cujyau mauzdun. Boux deng doeg gaenjgip de ndaej fazcanj baenz mansing ganhyenz, aendaep bienq ndongj, caemhcaiq ok gij binghyiengh doxwngq caeuq vaqniemh gezgoj mbouj cingqciengz.

Youq liujgaij doengh gij neix gvaqlaeng, dwg mbouj dwg vunzraeuz cungj mbouj gamj ciepcuk vayoz vuzciz, roxnaeuz guh vagungh, cauh yw swnghcanj lo, roxnaeuz fanzdwg guh loih gunghcoz neix, itdingh yaek deng gij doxgaiq miz doeg haenx uqlah cauxbaenz aendaep sonjsieng. Gizsaed mbouj yungh gaenjcieng lai, aenvih cijaeu daezsang nyinhrox, gaijndei swnghcanj vanzging veiswngh, gyagiengz goyinz fuengzhoh cungj baexmienx ndaej.

Sien dwg youq ciepcuk roxnaeuz guh gij doxgaiq miz doeg caeuq vagungh swnghcanj gaxgonq, gunghcoz yinzyenz aeu guh dijgenj, lumjbaenz boux aendaep goengnaengz mbouj cingqciengz haenx, wnggai naemj baexmienx hangh gunghcoz neix, gaenq guh loih gunghcoz neix wngdang dinghgeiz dijgenj, danghnaeuz fatyienh gij goengnaengz aendaep mbouj doengz cix wnggai camhseiz dingzcij gunghcoz, gemjnoix ciepcuk, bizyau seiz ndaej diuhliz gunghcoz gangjvei, hawj habdangq yw baijhoh aendaep roxnaeuz guh cawqleix. Doengh boux guenj saeh ciepcuk huqdoeg aeu gimq laeuj, baexmienx aenvih gwn laeuj gyanaek doegsingq, lij wngdang habdangq lai gwn gijgwn hamz gauhdanbwz caeuq gijgwn hamz veizswnghsu lai haenx.

Aendaep Youq Baihrog Deng Sieng

Itbuen roxnyinh, baihrog sieng lumjnaeuz caeuq vaigoh、guzgoh gvanhaeh haemq lai, cijmiz cigsoh sieng daengz aendaep (lumjbaenz ci hux cauhbaenz aendaep dek), mboujnex, gig noix miz vunz laemx deng ga raek rox siengj daengz aendaep deng sieng. Saedsaeh couh miz cungj cingzgvang neix, baihrog sieng le ndaej cauhbaenz gij lwedmok conjanhmeiz cingzdoh mbouj doengz swng sang, neix dwg aenvih ndang vunz cawz aendaep caixvaih, gizyawz cujciz ndawde hix hamz miz gij conjanhmeiz gig lai haenx, youz ndaw biuj lajneix ndaej yawj ok *ALT* caeuq *AST* song cungj conjanhmeiz neix youq ndaw ndang vunz gak aen gi'gvanh cujciz gij sienghdui hozsing de.

Aenbiuj 3-1　Song cungj conjanhmeiz youq ndaw ndang
vunz cujciz gij sienghdui hozsing de

Gi'gvanh roxnaeuz cujciz	Sienghdui hozsing *	
	ALT	**AST**
nohsim	450	7800
aendaep	2850	7100
nohgyaqndok	300	5000
aenmak	1200	4500
aenmamx	130	1400
diuzmamx	80	700
aenbwt	45	500
sibauhhoengz	7	15
lwedmok	1	1

* Aeu lwedmok ndawde song cungj conjanhmeiz hozsing guh 1, gij hozsing meiz ndaw gizyawz cujciz caeuq de doxbeij

Doenggvaq aen biuj 1 mbouj nanz yawj ok, baihrog deng sieng caemh-caiq nangqdaengz ndok raek, nohgyaqndok deng sonjvaih, aenmak deng sieng, aenmamx deng sieng roxnaeuz deng dek, daihliengh ok lwed, sibauh lwed deng buqvaih daengj yienzaen, cungj aiq sawj gij conjanhmeiz yienzlaiz youq ndaw gak aen sibauh dungxsaej haenx cuengq okdaeuj haeuj ndaw lwed bae, lwedmok conjanhmeiz vihneix gya sang.

Dangyienz cigsoh sieng daengz aendaep, roxnaeuz aenvih baihrog deng sieng yinxhwnj daengx ndang lawhmoq gaijbienq cauhbaenz goengnaengz aendaep deng sonjsieng seiz, hix ndaej biujyienh baenz gak cungj goengnaengz aendaep gig mbouj cingqciengz.

Linghvaih, vaigoh soujsuz bonjndang hix dwg cungj sieng ndeu, ndaej cauxbaenz aendaep gij sonjhaih cingzdoh de mbouj doengz, soujsuz gvaq le ciengzseiz miz caenh ndeu conjanhmeiz swng sang; guh banmoz ndawsim doxvuenh soujsuz le, aen beijlwd fat ok gij bingh vuengzbiu daih'iek dwg 8%～50%, neix aiq caeuq ndaw soujsuz lienzdaemh hezyaz daemq miz gvanhaeh, vuengzbiu daihbouhfaenh youq soujsuz gvaqlaeng 2～3 ngoenz okyienh, 7~10 ngoenz lwedmok danjhungzsu ndaej sang daengz 50~300 hauzgwz/swng; conjanhmeiz ndaej sang gvaq cingqciengz 2~3 boix. Dang aendaep sibauh vaih dai seiz, conjanhmeiz ndaej swng sang dabdaengz 1000 danhvei doxhwnj, vuengzbiu gya naek, danjhungzsu swng sang. Youq ndaw dungx soujsuz 1~2 ngoenz roxnaeuz 7~10 ngoenz, aiq miz gij raemxmbei cwk youq ndaw daep, lwedmok danjhungzsu demsang, hoeng vuengzbiu youq soujsuz gvaqlaeng 2~3 singhgiz ndaej gag siusaet. Cungj goengnaengz aendaep deng sonjsieng neix cix cugciemh dauqfuk.

Gij yienzaen fatseng doengh aendaep guh soujsuz haenx deng sonjsieng, ciengz caeuq gij rengzgaz ndaw sailwed gi'gvanh demgya yingjyangj aendaep lwed lae soqliengh mizgven, caiq gya sawjyungh moux di ywmaz caeuq fuengfap yungh ywmaz mbouj doengz, ndaej sawj hezyaz mbouj doengz cingzdoh doekdaemq, ndaw daep lwed lae soqliengh gemj daemq cix cauhbaenz sienghaih.

Aendaep Deng Ganjyenjsing Sonjsieng

Gij "ganhyenz" bingzciengz gangj haenx, dwg ceij aenvih gij binghdoeg ganhyenz yinxhwnj gak cungj ganhyenz, hoeng cawz le gij binghdoeg ganhyenz caixvaih, mbangjdi binghdoeg (beijlumj gij binghdoeg maxcimj, gij binghdoeg sibauh hungloet daengj) caemh ndaej sawj aendaep foeggawh, daepsibauh vaihdai, ok vuengzbiu, conjanhmeiz mbouj doengz cingzdoh swng sang daengj. Gak cungj nengzbingh ganjyenj hix ndaej yinxhwnj baenz gij bingh ganhyenz mbouj dwg gij ganhyenz daegbied de, okyienh raemxmbei cwk, lwedmok danjhungzsu demlai, conjanhmeiz mbouj cingqciengz. Seizneix bouxbingh ndaej gag fatyienh lwgda, naengnoh fat henj, nyouh saek henj laeg, nyinhnaeuz swhgeij baenz ganhyenz. Hoeng cungj aendaep sonjhaih neix caeuq bingduzsing ganhyenz miz faenbied, cijaeu gamhanh ganjyenj le caiq gwn di yw habdangq couh ndaej dauq ndei.

Cieng Daih 4
Ciujcinghsing Binghdaep

Ciujcingh Vih Maz Ndaej Cauhbaenz Daep Sonjhaih

Ciengzgeiz gwn laeuj lai ndaej yinxhwnj sibauh ndaw daep bienq lauz、 vaihdai caeuq dauq seng, cungj binghleix gaijbienq neix fanfoek fatseng, doeklaeng cix sawj aendaep bienq senhveiz caeuq bienq ndongj. Mwhneix gij caetliengh swnghhoz bouxvunz mingzyienj doekdaemq, caiqlij aenvih yienghneix cix saetbae sengmingh. Yienghneix, gij vunz aenvih ciujcingh sonjhaih aendaep dauqdaej miz geijlai ne? Gaenriengz gij vunzsoq gwn laeuj ngoenz beij ngoenz gyalai, gij vunz miz ciujcinghsing binghdaep sonjhaih haenx hix yied daeuj yied lai. Gaengawq gyaqguj, gwnz seiqgyaiq daihgaiq miz 1500 fanh daengz 2000 fanh bouxlanhlaeuj, ndawde daih'iek $10\% \sim 20\%$ baenz gij ciujcinghsing binghdaep cingzdoh mbouj doengz. Miz baudauj, gij yienzaen baenz binghdaep bienq ndongj doengh aen guekgya Saefueng, $80\% \sim 90\%$ dwg daj laeuj deng doeg daeuj. Seizneix, ndaw guek boux-lanhlaeuj ndawde gij beijlwd baenz ciujcinghsing binghdaep gaenq dabdaengz 20% baedauq, ndigah dawz gij biujyienh、 hougoj caeuq fuengfap yawh-fuengz de naeuz daihgya nyi dwg gig noix mbouj ndaej.

Seizneix, guek raeuz lij caengz miz gij ciujcinghsing binghdaep linzcangz roxnaeuz binghleix faenhingz byauhcunj doengjit haenx, mizgven gij saw ciensij binghdaep ndawde, itcig ciuq yungh gij fuengfap Ouh Meij sam yiengh daeuj faenloih, couhdwg ciujcinghsing bingdaeplauz（AFL）、 ciujcinghsing ganhyenz（AH）、 ciujcinghsing daep bienq ndongj（AC）. Gaenh geij bi neix youh demgya le ciujcinghsing aendaep bienq senhveiz （AF）, ndigah seizneix gungh miz seiq yiengh.

1. Ciujcingh Buqvaih Aendaep Cingqciengz Lawhmoq

Laeuj deng gwn haeuj ndaw dungx bae le, daihgaiq miz $10\% \sim 20\%$ youq ndaw dungx deng yangjva, gizyawz aeu ciujcingh yienzyiengh haeuj daengz aen hidungj sinzvanz, ndawde cawz gig noix ginggvaq diemheiq caeuq raemxnyouh baiz ok caixvaih, ciujcingh 95% doxhwnj youq ndaw ndang faengej, aendaep couhdwg giz dieg youqgaenj hawj ciujcingh lawhmoq. Ciengzgeiz gwnlaeuj aiq sawj gij rengzgaz aen dungx gemjnyieg.

Ciujcingh youq ndaw daep lawhmoq, dwg sien ginggvaq gij yizcunz dozginghmeiz sibauh aendaep miz cozyung, yangjva baenz yizcenz, caiq ginggvaq gij cozyung yizcenz dozginghmeiz caenh'itbouh cienjbienq baenz yizsonh. Hoeng 80% yizsonh youq gij cujciz rog daep (lumjbaenz aensim、 mak daengj) haeuj diuz roenloh heuhguh "sanhsozsonh sinzvanz", seng baenz wyangjvadan caeuq raemx, caemhcaiq mizok naengzliengh. Lingh 20% yizsonh youq ndaw daep cauxbaenz yizsenhfujmeiz A caeuq dungzdij, yiengh gonq ndaej haeuj sanhsozsonh sinzvanz roxnaeuz deng habbaenz cihfangzsonh bae. Youq ndaw gocwngz ciujcingh cienjbienq baenz yizcenz、 yizsonh, lij miz baenz roix fanjying fukcab, caemhcaiq daj neix cauxbaenz yiengh lawhmoq gaijbienq lajneix gangj haenx: ①Sawj bingjdungzsonh cienjbienq baenz yujsonh, cauxbaenz gij binghlwed yujsonh caeuq binghlwed nyouhsonh; ②Yingjyangj dangz lawhmoq, sawj hezdangz doekdaemq, buenq yujdangz naihliengh gyangqdaemq; ③Aenvih bingjdungzsonh gemj- noix caeuq senlizdij yangjva hoizdauq cangdai gaijbienq, sanhsozsonh sinzvanz deng naenxhaed; ④Ganhyouzsanhcih habbaenz demgya, cihciz gij cozyung yangjva gvaqbouh demgya, cihfangjsonh yangjva gemjnoix, okyienh binghlwed ganhyouz sanhcih sang; ⑤Naenxhaed danbwzciz hab- baenz; ⑥Gikcoi gyauhyenz habbaenz. Doenghgij gaijbienq neix doiq ndang vunz cungj mbouj leih.

2. Gij Doeg Cozyung Yizcenz

Youq menhsingq yizcunz deng doeg seiz, yizcenz beij yizcunz bonjndang doiq sibauh aendaep caeuq gizyawz doxgaiq miz doeg engq daih, dwg gij cujyau yinhsu cauhbaenz aendaep deng sonjhaih, gij doeg cozyung de miz: ①Caeuq gij danbwzciz fwnhswj ndaw sibauh aendaep giethab, yingjyangj aendaep lawhmoq; ②Doenggvaq vangzbyauhlingz yangjvameiz mizok cauh- yangjlizswj, sawj cihciz yangjva gvaqbouh, buqvaih sibauhmoz; ③Hawj veizgvanj gejcomz, gij danbwzciz caeuq raemx ndaw sibauh cwkyouq, sibauh foeggawh; ④Vanzyenzhingz guzgvanghganhdai hamzliengh gemjnoix; ⑤Gauxca senlizdij yangjva linzsonhva caeuq denswj cienzsoengq hidungj; ⑥Gaijbienq gij noengzdoh gailizswj ndaw sibauh; ⑦Demgya gyauhyenz habbaenz; ⑧Gikcoi menjyiz fanjying. Yizcenz lij aiq caeuq daep sibauhmoz giethab cauxbaenz gangyenz moq, gikcoi menjyiz hidungj, cauhbaenz cungj menjyiz fanjying bonjndang ndeu.

Bingdaeplauz Dwg Baenzlawz Cauxbaenz?

Aen gihci laeuj deng doeg yinxhwnj bingdaeplauz haemq fukcab. Seizneix nyinhnaeuz cihfangzsonhcij bienq baenz ganhyouzsanhcih dwg aen cujyau yienzaen cauhbaenz bingdaeplauz.

Daihliengh ndoet laeuj seiz, cihfangzsonh ndaw cang lauz deng gej okdaeuj, riuz haeuj ndaw daep bae, gyavaiq ganhyouzsanhcih habbaenz. Linghvaih, aenvih aendaep caeuq ndaw lwedmok lonjlinzcih danjgucunz senhgihcenjyizmeiz caeuq ganhyouzsanhcih cihfangzmeiz gij rengzhoengh de gemjdaemq, lij ndaej okyienh binghlwed lauzdanbwz lai, gij singqcaet lauzdanbwz hix miz gaijbienq, couhdwg gij maeddoh sang lauzdanbwz doekdaemq roxnaeuz giepnoix, gij danjgucunz bienqlauz doekdaemq, danjgucunzcij/danjgucunz bijciz doekdaemq, ganhyouzsahcij demsang.

Ciujcinghsing Ganhyenz Caeuq Daep Bienq Ndongj Dwg Baenzlawz Cauxbaenz

Ciujcingh yinxhwnj daepsibauh lawhmoq luenhyabyab, cawz le cauxbaenz bingdaeplauz caixvaih, lij ndaej cauhbaenz sibauhgi, sibauhmoz caeuq sibauh goetgyaq daepsibauh deng sonjhaih, sawj sibauh fatseng bienqsingq caeuq vaihdai. Youq gwnz giekdaej neix buenxfat baenzyienz, gyauhyenz senhveiz caeuq baenz hoh demseng, doeklaeng cauxbaenz daep bienq ndongj.

Gyauhyenz cauhbaenz gyalai, dwg aenvih yizcenz caeuq mbangj yujsonh gyalai nem linzbah yinhswj gikcoi cij cauhbaenz. Caeuq neix doengzseiz, gij raemx caeuq danbwzciz ndaw daep hix demlai, daepsibauh foeggawh, gij atlig henz sibauh demgya, neix dwg lingh aen yinhsu coicaenh senhveiz cauxbaenz caeuq megmwnzcingmwz gauhyaz.

Ceiqgaenh saedniemh biujmingz: Dijyiz menjyiz caeuq sibauh menjyiz hix caeuqfaenh le ciujcinghsing ganhyenz caeuq daep bienq ndongj cauhbaenz gocwngz.

Gij Binghleix Bienqvaq Ciujcingh Sonjsieng Daep

Gijmaz dwg binghleix bienqvaq ne? Aendaep deng gij yinhsu baenz bingh haenx gikcoi le, mboujdan okyienh goengnaengz mbouj doengz bingzciengz, vanzlij yaek fatseng gij bienqvaq gwnz hingzdaiyoz, bienq ndaej hingzdai caeuq cingqciengz cujciz mbouj doxdoengz, raeuz dawz gij bienqvaq neix heuhguh binghleix bienqvaq. Raeuz ndaej yungh lwgda cigciep cazyawj gij bienqvaq baihrog de, lij ndaej baengh yenjveizging yawjraen gij bienqvaq gig saeq baihndaw cujciz. Aendaep baenz ciujcinghsing binghdaep miz gijmaz cujyau bienqvaq ne? Caeuq gij faenhingz baihgwnz gangj haenx doxdoengz, gij binghleix aendaep deng laeuj sonjsieng haenx gij gaijbienq de ndaej gyoebgyonj baenz bingdaeplauz、ciujcinghsing ganhyenz caeuq daep bienq ndongj. Itbuen nyinhnaeuz sien okyienh bingdaeplauz, caiq ginggvaq ciujcinghsing ganhyenz gvaqdoh daengz daep bienq ndongj. Hix miz mbangj vunz bingdaeplauz cix mbouj mingzyienj biujyienh baenz binghganhyenz、daep bienq senhveiz, buenx miz roxnaeuz mbouj buenx miz daep bienq ndongj. Gyonj daeuj gangj, geij cungj cingzgvang neix ndaej dandog mizyouq, hix ndaej aeu gak cungj gak yiengh lienzhab hingzsik doengzseiz mizyouq.

1. Bingdaeplauz

Gij baihrog aendaep mingzyienj foeggawh majhung, ndaej daj cingqciengz 1.5 goenggaen demgya daengz 2.5 goenggaen cigdaengz $4 \sim 5$ goenggaen. Youq laj yenjveizging ndaej raen daepsibauh foeggawh, ndaw gienghsibauh cungj dwg youzlauz, sibauhhwz deng caenx gvaq henz bae. Geij sibauhmoz aendaep doxgyawj haenx aenvih youzlauz bienqsingq ndaej buqleg, yungzhab baenz cihfangznangz. Gij daepsibauh fatseng youzlauz bienqsingq ndaej ciemq daengz mbawdaepiq 1/3 roxnaeuz engq lai. Mizseiz lij buenx siujbouhfaenh vaihdai caeuq aendaep seiqhenz bienq senhveiz.

2. Ciujcinghsing Ganhyenz

Gij cujciz aendaep baenz binghgipsingq roxnaeuz binghmenhsingq fatyienz fanjying, daepsibauh foeggawh lumj gigiuz nei, gienghsibauh maij soemj bienq singq、bwzsibauh cunghsing caeuq linzbah sibauh cimqnyinh，siujbouhfaenh vaihdai，mbangj vunzbingh ndaw daepsibauh lij ndaej raen miz senlizdij hungloet dem，naed iq ciujcinghsing ronghcingx. Ndaej buenx miz bingdaeplauz、senhveiz demseng caeuq raemxmbei cwk youq，hix aiq doengzseiz miz daep bienq ndongj.

3. Ciujcinghsing Daep Bienq Senhveiz

Gij gezgou mbawdaepiq caezcingj. Cungqgyang mbawdaepiq seiqhenz megcingmwz caeuq gij senhveiz seiqhenz aendaep demlai，boux binghnaek de ndaej doilaeng daengz giz veigvanj，yienghneix fazcanj daengz youq ndaw daep yienh'ok yiengh ndaundeiq senhveiz. Ndaej buenx miz youzlauz aenbop hung bienqsingq caeuq siujbouhfaenh vaihdai.

4. Ciujcinghsing Daep Bienq Ndongj

Daepsibauh baenz hoh caiqseng cauxbaenz mbaw iq gyaj，deng senhveiz cujciz faengek humx，cungj baenz hoh neix hung iq doxlumj，cizging itbuen mbouj mauhgvaq 1 lizmij，cungj daep bienq ndongj neix gaxgonq heuhguh mwnzmwzsing daep bienq ndongj. Aenvih binghbienq mbouj dingzyouq，fanfoek okyienh daepsibauh vaihdai、demseng，senhveiz gek yungzhab，ndaej cauxbaenz giet hoh hung roxnaeuz deng vaihdai le daep bienq ndongj. Youh aenvih ndaw ciujcingh hamz miz diet haemq lai，ndaw daepsibauh caeuq aen guhfoujsibauh aiq miz naed diet caem youq laj，diet youh gikcoi senhveiz demlai，gya naek daep bienq ndongj.

Gaengawq gij lauzhaj aendaep cujciz binghbienq、fatyienz caeuq bienq senhveiz cingzdoh caeuq mbouj doengz gyoebhab，ndaej dingh ok binghhleix faengaep（1～4 gaep），yienh'ok binghbienq cingzdoh mbaeu、cingzdoh cungdaengj roxnaeuz cingzdoh naek.

Ciujcinghsing Binghhdaep Miz Maz Linzcangz Biujyienh

Gij binghbienq ciujcinghsing binghhdaep dwg cugciemh gya naek. Youq moux duenh seizgan ndawde dwg geij cungj binghhleix gaijbienq doengzseiz mizyouq，cujyau dwg cungj ndeu. Aenvih gij daejcaet gak vunz miz cengca，doiq gij gikcoi cingzdoh doxdoengz de，mbouj doengz bouxvunz yaek miz fanjying mbouj doengz，cengca ndaej gig lai. Ndigah gij linzcangz biujyienh ciujcinghsing binghhdaep dwg gak cungj gak yiengh.

1. Binghyiengh

Ciujcinghsing binghdaep geizcaeux, gij cujciz aendaep yienznaeuz gaenq miz binghleix gaijbienq, hoeng vunzbingh bonjfaenh cix mbouj miz saekdi roxnyinh mbouj ndei, hix couhdwg mbouj miz binghyiengh. Daih dingzlai boux baenz ciujcinghsing binghdaep couhdwg baenzneix. Lingh bouhfaenh vunzbingh aiq miz saekdi mbouj cwxcaih, lumjbaenz ndang naiq, yungzheih roxnyinh naetnaiq, lij haemq ngah gwn, gwn haeux le dungxraeng, gwnz dungx、seiqhenz saejndw roxnaeuz aendungx baihgvaz loq in daengj. Fazcanj daengz ciujcinghsing ganhyenz, ndaej okyienh rengz mbouj gaeuq、ngah gwn gemj doiq、gwn noix, dungxfan、rueg、dungxraeng、oksiq, mbangj boux vunzbingh ndaej okyienh da henj、nyouh henj daengj. Haeuj daengz duenhmbaek aendaep bienq ndongj le, caeuq gij binghyiengh daep bienq ndongj mbouj miz mingzyienj cabied, biujyienh baenz gij binghyiengh gwnzneix gangj haenx gya naek, lij ndaej fat hwngq、conghndaeng、nohheuj yungzheih ok lwed, ndang naek gemjmbaeu daengj. Boux baenz binghnaek haenx, ndaej okyienh foegfouz、nyouh noix, dungx yaeng-raemx、rueglwed、haexlwed daengj.

2. Daejcwng

Itbuen giepnoix daegbied. Mwh bingdaeplauz yingzyangj cangdai dingzlai haemq ndei, aiq miz fatbiz. Vuengzbiu noix raen, danghnaeuz miz hix mbaeu, mizseiz caez fat raemxmbei cwk youq seiz, vuengzbiu cix haemq laeg, hoeng naengnoh humz noix raen. Aendaep daihbouhfaenh foeggawh, mbaeu daengz cungdaengj mbouj doengz, aendaep unq, henzbien luenz, biujmienh raeuz, ciengz buenx naenx loq in.

Duenhmbaek binghganhyenz, okyienh vuengzbiu beijlaeh demlai, doengzseiz ndaej miz mamx bienq hung. Fazcanj daengz mwh daep bienq ndongj cix miz yingzyangj yaez、saeknaj laepngau, vuengzbiu lienzdaemh mbouj yungzheih siubae caeuq mauzsiyezgvanj gya'gvangq、rei rongzgyau、fwngz bienq ndaem、hangzgauqmou foeggawh mbouj daegbied daengj. Aendaep cugciemh youz hung bienq iq, youz unq bienq ndongj, biujmienh mbouj wenj yienh'ok baenz hoh, mamx laebdaeb bienq hung. Miz gij daejcwng megmwnzmwz gauhyaz、seiqhenz sinzgingh fatyienz, song ga foeggawh aiq yienh'ok gij yiengh naenx mboep. Boux vunzsai lij aiq miz gij binghyiengh aencij fatmaj、aenraem sukreuq. Mwh geizlaeng okyienh doengzcaez fat bingh, aiq miz raemx cwk ndaw aek、raemx cwk ndaw dungx、banhlah、oklwed caeuq maezmuenh daengj biujyienh.

3. Sizyensiz Genjcaz

①Gij noengzdoh ciujcingh ndaw lwed demsang. ②Guzbingjconjanhmeiz (*ALT*) swng sang, youq mwh bingdaeplauz caeuq daep bienq ndongj yienh'ok gij binghyiengh mbaeu daengz cungdaengj swng sang, duenhmbaek binghganhyenz swng hwnj engq yienhda. ③Danjhungzsu (*BIL*) daihbouhfaenh cingqciengz roxnaeuz loq swng sang, saekseiz youq mwh fatseng aenmbei deng saek swng sang yienhda. ④Lwedmok guzcaujconjanhmeiz (*AST*)、γ-guzsenhconjdaimeiz (*γ-GT*)、genjsing-linzsonhmeiz (*AKP*)、danjgucunz (*TC*)、ganhyouzsanhcih (*TG*) cungj swng sang. ⑤Gij seizgan yienzlaiz meizgietlwed (*PT*) caeuq gij seizgan vangzsiudainaz cwklouz haenx gya raez. ⑥Gij yienghsiengq lwed gizbyai, ndaej yienh'ok hungzsibauh yungzciz gyadaih. Caj okyienh gij goengnaengz aenmamx hwnghwnj seiz, couh gonqlaeng okyienh gij soqliengh bwzsibauh、hezsiujbanj caeuq hungzsibauh gemjnoix. ⑦Youq mboengq geizgyang geizlaeng daep bienq ndongj, lij miz lwedmok bwzdanbwz doekdaemq、menjyiz giuzdanbwz gya sang、gij suijbingz T_3 caeuq T_4 doekdaemq daengj. Ndaw gocwngz ganhyenz menhsingq caeuq daep bienq senhveiz, lwedmok III hingz cenzgyauhyenzdai (*P-III-P*)、IV hingz gyauhyenz ηS bendon (ηS gyauhyenz)、C mozdonhdai (*NCl*)、senhveiz lienzciep danbwz (*Fn*)、gij danbwz baenz caengz nem (*LM*) caeuq cizsonh ronghcingx (*HA*) daengj cungj miz swng sang.

4. Gizyawz Bangbouj Genjcaz

B hingz cauhswnghboh damqcaek caeuq *CT* saujmyauz doiq bingdaeplauz mingzyienj caeuq daep bienq ndongj miz gij gyaciz bangbouj duenhdingh binghcingz. Gij binghlaeh denjhingz doenggvaq aen gingqdungx ciengzseiz raen daengz aendaep biujmienh miz gij raiz baenz hoh saek hauhenj . Daep ndonj camx hozdij cujciz genjcaz doiq gamqbied caz bingh caeuq faen gaep miz bangcoh.

5. Duenqdingh

Duenqdingh cungj bingh neix wngdang baudaengz sam aen bouhloh：

①Mingzbeg doekdingh miz mbouj miz gij deng doeg menhsingq ciujcingh, doekdingh binghdaep dwg mbouj dwg ciujcinghsing. ②Doekdingh ciuj-cinghsing binghdaep, youq linzcangz binghleix fuengmienh gvihaeuj aen duenhmbaek lawz, couhdwg faen hingz dingh gaep. ③Gij binghdaep baizcawz gizyawz yienzaen haenx.

6. Gamqbied Duenqbingh

Gij ciujcinghsing bingdaeplauz、binghganhyenz caeuq daep bienq ndongj aeu caeuq gij bingdaeplauz、binghganhyenz caeuq daep bienq ndongj deng binghdoeg、gwn yw roxnaeuz gizyawz yienzaen cauhbaenz haenx dox faenbied. Ciujcinghsing daep bienq ndongj lij aeu caeuq bingh nonndoetlwed daep bienq ndongj daengj bingh dox gamqbied. Gij binghyiengh ciujcinghsing fatbag haenx aeu caeuq bingh'uk binghdaep dox faenbied.

Yw Gij Binghdaep Ciujcinghsing

1. Gaiq Laeuj

Aenvih gij yienzaen ciujcinghsing aendaep deng sonjsieng haenx gaenq doekdingh ——gwn laeuj, ndigah ywbingh ceiq youqgaenj dwg gaiq laeuj, doq gwn ywhohdaep doq gwn laeuj, baenzbaenz cungj yw mbouj ndei bing-hdaep, ndigah itdingh aeu gaiq laeuj. Doiq doenghboux gaenq bienqbaenz boux eilaih laeuj haenx aeu gaiq laeuj daengz daej、ndik laeuj mbouj nem bak, cijaeu roengz gietsim、miz rengznyangq, laeuj baenzbaenz cungj ndaej gaiqcawz bae. Daj ywbingh aeu yw goek aen gokdoh neix daeuj gangj, gizneix dwg iugouz boux gwn laeuj ciengxlwenx itdingh aeu gaiq laeuj.

2. Itbuen Ywbingh

（1）Yietnaiq: Binghhyiengh mingzyienj seiz aeu ninz yietnaiq roxnaeuz youq yihyen ywbingh, mboujnex mwnzcinj ywbingh couh ndaej lo.

（2）Gwnndoet: Cawz miz daep maezmwd roxnaeuz gij ciudaeuz daep maezmwd gaxgonq, wnggai hawj gijgwn danbwz daemq roxnaeuz mbouj miz danbwz caixvaih, gizyawz cingzgvang baihlaj ndaej hawj gijgwn danbwz sang daeuj bang hoizfuk. Danbwzciz mbouj dandan ceij gak cungj gyaeq doihduz, gaeq、bit、bya、noh、nyauh daengj dwg gijgwn hamz miz danbwzciz doenghduz lai haenx. Gij huq loih lwgduh caeuq gij huq aeu lwgduh guh baenz haenx dwg gij danbwz doenghgo, yingzyangj gyaciz hix gig sang,

doengzseiz youq mwh lawhmoq de mizok gij anh haenx beij danbwz
doenghduz noix, lij mbouj yungzheih baenz haexgaz, hix ndaej genj yungh.
Doiq boux mbouj siengj gwn doxgaiq、dungxfan rueg haenx ndaej youq
geizdinj boujcung raemx, gunghawj yezlieng, ndaw raemx lij ndaej gya
haeuj gij doxgaiq hamz naengzliengh（fujmeiz A、sanhlinzsonhcenzganh、
bujdungh yizdaujsu）.

（3）Veizswnghsu: Boux gwn haeux cingciengz haenx mbouj yungh
linghvaih boujcung. Boux gwn haeux ca haenx ndaej bouj veizswnghsu B
caeuq veizswnghsu C. Buenx miz naengnoh、muegda hawqsauj caeuq boux
gyanghaemh dafangz aeu hawj veizswnghsu A caeuq veizswnghsu D. Boux
ok lwed aeu bouj veizswnghsu K. Miz gij binghyiengh minzhez hezswzsu
daemq sibauh hung seiz, gwn yezsonh、veizswnghsu B_{12} aiq miz bangcoh.

3. Yw Hohdaep

Fanzdwg gij yw ndaej haeddingz daepsibauh fatyienz、vaihdai, gaijndei
youzlauz lawhmoq caeuq henhoh gij goengnaengz aendaep sibauh cungj ndaej
genj yungh, lumjbaenz ganhdailoz、sinhganhbauj、gyangzlizganhdwzgen、
gaijsihlaiz caeuq mbangj ywdoj lumjbaenz dunghbaujganhdai daengj.

4. Guh Doiqdingj Senhveizva Ywbingh

Gvendaengz yenzgiu doiqdingj senhveizva, seizneix gaenq haeuj daengz
fwnhswj suijbingz, cujyau dwg naenxhaed gyauhyenz habbaenz, coicaenh
gyauhyenz gyangqgaij caeuq supsou. Mwh geizcaeux couhdwg gaenq
wngqyungh youq linzcangz miz ciuhsuijsenhgenj, miz vunz nyinhnaeuz cungj
yw neix ndaej gaijndei binghyiengh, daezsang gij beijlwd lixyouq, hoeng
caemh miz vunz nyinhnaeuz gij yaugoj ywbingh mbouj cinj. Gij yw lij youq
duenhmbaek saedniemh haenx miz γ-ganhyaujsu caeuq cenzlezsensu E.
Ywdoj fuengmienh, miz baudauj yungh bouj mak ciengx yaem、soeng daep
swnh heiq roxnaeuz hoengh lwed vaq cwk daengj fuengfap daeuj doiqdingj
senhveizva、unq daep swnh daep, lumjbaenz Bwzgingh Youjyiz Yihyen
Vangz Baujwnh gyausou hai 861 hozci、Gaijfangginh 302 Yihyen fuzfangh
behgyaz yonjganhben daengj, cungj gaenq yienh'ok gij seiqdaeuz hawj vunz
sim'angq.

5. Gij Gizsu Yw Sinsangsen Bizciz

Gyoengq yozcej bingzgyaq gij yaugoj gizsu ywbingh mbouj doxdoengz.

Miz vunz daj gij lijlun menjyiz gihci bae naemj, nyinhnaeuz gij daihliengh gizsu yw sinsangsen bizciz, ndaej yw gij bingh hanhhaed mbouj dwg daegbied, hanhhaed senhveiz demgya hozsing, gemjnoix liuzsonhyenz cabhaeuj ndaw ganhsu liuzsonhyenz bae, doiq fuengzre aendaep senhveizva miz gij cozyung ganciep, ndaej gyangqdaemq ciujcinghsing ganhyenz, daegbied dwg boux buenx gij bingh'uk binghdaep haenx gij beijlwd bingh dai, hoeng doiq binghcingz mbouj miz yingjyangj. Hix miz boux nyinhnaeuz fouzyauq, caemhcaiq ciengzgeiz wngqyungh gizsu, fucozyung daiq hung. Song cungj yigen mbouj doxdoengz gwnzneix, cungj miz gij swhliu linzcangz guh baengzgawq, ndigah, aen gietlwnh satlaeng de yaek caj engq haeujlaeg bae guh yenzgiu caeuq cazyawj cij ndaej ok.

6. Yw Gij Bingh Binghgyoeb

Yw boux baenz ciujcinghsing daep bienq ndongj gak cungj binghgyoeb, caeuq boux baenz daep bienq ndongj doxdoengz. Lumjbaenz miz binghdaep bingh'uk seiz, wnggai yungh guzanhsonhnaz、guzanhsonhgyaz、cingh'anhsonh daengj gij yw dozanhci nem gaijbienq gij beijlaeh cihlen anhgihsonh caeuq fanghyanghcuz anhgihsonh beijlaeh ciuq "sam hab" roxnaeuz "roek hab" fuzfangh anhgihsonh daeuj dajcim. Hix ndaej gwn rujgojdangz hawj dungxsaej bienq soemj, coicaenh dungxsaej noddoengh, gaijndei anh lawhmoq, gemjnoix supsou anh. Lwedgiengh bwzdanbwz daemq seiz, ndaej soengq lwed vunz bwzdanbwz roxnaeuz gij ywraemx ganh'anh roxnaeuz gwn ganh'anhganhdangzcengh, doiq gaijndei ndangdaej canggvang、niujcingq fudan bingzyaenx miz itdingh yaugoj. Doiq boux miz dungxraengraemx caeuq dengaijciz luenhlab de, mwh yungh gij ywleihnyouh bietdingh aeu yawj gak boux cingzgvang daeuj hai yw, yw、yunghliengh、cujhab aeu yawj vunz daeuj dingh. Youq mwh deng uqlah roxnaeuz ok lwed lai, couhdwg gij binghcwng aeu bae yihyen ywbingh, mbouj dwg yawj saw ra yw cam yw roxnaeuz baengh gij gingniemh "bingh nanz baenz canghyw" ndaej youq ndawranz gag diuzleix, ndigah gizneix mbouj caiq raemh gangj.

Yawhlaeng Ciujcinghsing Binghdaep

1. Yawhlaeng

（1）Ciujcinghsing bingdaeplauz, itbuen yawhlaeng ndei, youq gaiq laeuj caeuq gwn danbwz sang、 yindung ywbingh le, mboujlwnh dwg mbouj dwg yungh yw baujdaep, cungj muengh youq ndaw seizgan mbouj daiq nanz, hawj youzhaj ndaw daep hainduj gemjnoix. Youq linzcangz fuengmienh cix biujyienh baenz daep foeg hung cugciemh sukiq daengz aen dijciz cingqciengz, gij hanghmoeg vaqniemh mbouj cingqciengz haenx hix riengz de hoizfuk cingqciengz.

（2） Ciujcinghsing ganhyenz: Yawhlaeng beij ciujcinghsing bingdaeplauz ca, hoeng danghnaeuz ndaej gibseiz gaiq laeuj caeuq genhciz ywbingh, dingzlai ndaej hoizfuk. Gij vwnzyen baugau geizcaeux, gij beijlwd bingh dai ndaej dabdaengz 30%, mboengqneix aenvih gaijndei cazbingh caeuq ywbingh, gij beijlwd bingh dai gaenq doekdaemq daengz 1.5%～8%. Gij yienzaen dai bae cujyau dwg daep nyieg liux, saekseiz miz gij yienghsiengq aenvih youzlauz saek yinxhwnj daima、 hezdangz daemq caeuq yizsenyenz gipsingq. Ciujcinghsing ganhyenz haemq mbaeu haenx linzcangz yw ndei le, danghnaeuz ndaej yiemzgek gaiq laeuj, daih dingzlai ndaej hoizfuk caez. Danghnaeuz vunzbingh laebdaeb gwn laeuj, couh mienx mbouj ndaej fazcanj baenz ciujcinghsing ganhyenz menhsingq caeuq daep bienq ndongj.

（3） Ciujcinghsing daep bienq ndongj: Cungj daep bienq ndongj neix beij gizyawz yienzaen yinxhwnj daep bienq ndongj yawhlaeng loq ndei, boux gaiq laeuj yawhlaeng beij boux laebdaeb gwn laeuj haemq ndei di. Gij yienzaen baenz daep bienq ndongj dai bae, dwg daep nyieg liux （30%～50%）、 ok lwed （25%）、 uqlah （10%～25%） caeuq mak nyieg liux （10%）. Vwnzyen baugau daihgaiq miz 5% vunzbingh ndaej doengzseiz baenz daepaizcwng yienzfat.

2. Gij Yinhsu Yingjyangj Yawhlaeng

Baihgwnz gangj yawhlaeng dwg dan doiq ciujcinghsing binghdaep daeuj gangj, lumjbaenz gij binghdaep doengzseiz buenx miz gizyawz yienzaen, yawhlaeng cix engq yaez. Linghvaih, gij fuengsik gwn laeuj、 singqbied、 minzcuz caeuq gij yinhsu yizconz daengj diuzgienh nem ciujcinghsing ganhyenz fatseng, fazcanj cungj miz gvanhaeh maedcaed.

（1） Gwn laeuj soqliengh、 gwn laeuj seizgan caeuq binghcingz: Gwn laeuj soqliengh yied lai、 gwn laeuj seizgan yied raez, gij binghleix gaijbienq aendaep couh yied naek, ywbingh nanzdoh yied hung, yawhlaeng yied ca.

（2）Yingzyangj yinhsu miz maz yingjyangj: Vwnzyen baudauj cungj daezsingj youq gizyawz diuzgen doxdoengz cungj cingzgvang neix lajde, gwn gij byaek laeuj danbwz sang haenx beij boux dungxbyouq roxnaeuz boux gwn gij byaek laeuj danbwz daemq haenx, doiq aendaep sonjhaih mbaeu, hoeng gijgwn danbwz sang cix mbouj ndaej yawhfuengz daep bienq ndongj. Ciujcinghsing binghdaep seiz, lai miz gij yienhsiengq giepnoix veizswnghsu A, boujcung seiz wnggai habliengh, mboujnex doiq aendaep hix mbouj mizleih.

（3）Singqbied mbouj doengz: Cazyawj fatyienh mehmbwk doiq ciujcingh minjganjsing beij bouxsai sang. Mehmbwk lanhlaeuj baenz daep bienq ndongj, gij beijlwd fatbingh de beij vunzsai lai 1 boix, caiqlix gij seizgan baenz daep bienq ndongj lai caeux gvaq vunzsai. Neix aiq caeuq ciujcingh youq ndaw dungx yangjva gemjnoix mizgven.

（4）Cungjcuz cabied: Ciujcinghsing binghdaep youq aen guekgya Doengfueng caeuq Saefueng gij biujyienh de mbouj doxdoengz caez, aeu Yizbwnj caeuq Meijgoz guh laeh, gij ciujcinghsing ganhyenz、daep senhveizva caeuq daep bienq ndongj vunz Yizbwnj haemq lai raen, hoeng gij binghdaep ciujcinghsing binghyiengh haemq mbaeu haenx caeuq bingdaeplauz noix raen, caemhcaiq ndaej mbouj ginggvaq gij gocwngz ciujcinghsing ganhyenz cingzdoh mbaeu caeuq bingdaeplauz cigsoh haeuj daengz duenh daep bienq ndongj bae, gij binghyiengh linzcangz biujyienh de siengdoiq haemq mbaeu, mwh niemhhlwed daihbouhfaenh seizgan guzbingjconjanhmeiz sang gvaq guzcaujconjanhmeiz; hoeng bouxbingh Meijgoz cix mbouj doengz, gij binghyiengh gyoengqde haemq yienhda, niemhhlwed seiz daihbouhfaenh seizgan guzcaujconjanhmeiz sang gvaq guzbingjconjanhmeiz. Song yiengh neix gij daepcujciz binghleix gaijbienq hix mbouj doxdoengz caez. Faensik gij yienzaen de, aiq dwg gij daepcujciz vunz Saefueng hamz miz yizcenzdozginghmeiz Ⅱ caeuq yizcenzdozginghmeiz Ⅰ song cungj dungzgunghmeiz, hoeng vunz Yacouh（Yizbwnj、Cungguek、Cauzsenh daengj）cix giepnoix cungj meiz baihlaeng, sawj gij ciujcingh ndaw ndang lawhmoq menh, yizcenz noengzdoh sang, ndoet di laeuj ndeu couh yinxhwnj naengnoh hoengzgywg, hoeng neix doiq fuengzre gwn laeuj gvaqbouh, aenvih gwn laeuj gvaqbouh fazcanj baenz boux baenz ciujcinghsing binghdaep hix beij saefueng noix. Gij cingzgvang gwnzneix daezsingj, meiz bienmax gihyinh vihdiemj lai cungj lai yiengh yinxhwnj ciujcingh dingjlawh miz cungjcuz cengca.

(5) Gij laeh yizconz cohyiengq: Baihnaj soj gangj gij laeh cungjcuz cabied haenx, doengzseiz hix fanjyingj le gij yizconz cohyiengq cungj bingh neix, mboujnex, mbouj baenz gij cungjcuz daegdiemj geij daih vunz doxdoengz. Linghvaih miz vunz gaenq diucaz gvaq 15924 boux songseng vunzsai lanhlaeuj, fatyienh gij beijlwd boux songseng caemh aen lonj doengzcaez baenz bingh ciujcinghsing daep bienq ndongj de dwg 14.6%, hoeng gij beijlwd boux songseng caemh song aen lonj baenz bingh ciujcinghsing daep bienq ndongj de gaenjcij dwg 5.4%, hix vih ciujcinghsing binghdaep miz gij cohyiengh yizconz daezhawj le baengzgawq. Seizneix yenzgiu nyinhnaeuz cungj yinhsu yizconz neix soj nangqdaengz haenx mbouj dwg aen gihyinh dandog, cix dwg lai aen gihyinh doxdaeb cauxbaenz.

(6) Ciujcinghsing binghdaep caeuq binghdoeg ganhyenz dem binghngaiz: Gij ciujcingh caeuq binghdoeg ganhyenz dwg song aen yinhsu yinxhwnj aendaep sonjhaih ciengzseiz raen. Boux lanh gwnlaeuj beij boux mbouj gwn laeuj engq yungzheih deng gij binghdoeg binghdaep banhlah, daegbied dwg gij binghdoeg yizhingz caeuq bingjhingz ganhyenz, baenz boux ciengzgeiz raek roxnaeuz boux baenz binghdoeg ganhyenz. Mboujlwnh dwg boux baenz binghgoeg ganhyen moq roxnaeuz dwg boux baenz binghdoeg ganhyenz menhsingq, miz ciujcingh gauxca gvaq le, binghcingz fatmaj vaiq, ywbingh fanjying yaez, yawhlaeng yakrwix. Fanj gvaqdaeuj, boux raek gij binghdoeg ganhyenz roxnaeuz boux baenz binghdoeg ganhyenz haenx doiq ciujcingh minjganj, naihsouh ca, siujliengh ciujcingh doiq boux ndangcangq mbouj miz maz cozyung haenx, doiq gyoengqde aiq couhdwg gij yienzaen yinxfat baenz binghdoeg ganhyenz haenx. Ndigah, gij ciujcingh caeuq binghdoeg ganhyenz dwg song aen yinhsu yakrwix cauhbaenz caeuq yinxhwnj aendaep deng sonjhaih gya naek haenx, mbouj ndaej hawj de doengzseiz mizyouq. Hoeng fuengzre binghdoeg ganhyenz ciemqhaeuj ndangdaej, aeu beij fuengzre ciujcingh haeuj ndaw ndang bae nanz haujlai, ndigah, danghnaeuz siengj ywbingh yaugoj ndei, couh wnggai gaiq laeuj gonq.

Daihliengh cazyawj caeuq yenzgiu gezgoj cungj biujmingz ciujcingh、 binghdoeg yizhingz ganhyenz caeuq binghdoeg bingjhingz ganhyenz miz gij cozyungh baenzngaiz de dwg haengjdingh lo. Youq mwh yenzgiu gwn laeuj caeuq gij binghdoeg ganhyenz yinxhwnj baenzngaiz de byawz miz cozyungh guhdaeuz haenx, gij baudauj Bwzmeij、 Sih'ouh caeuq Yizbwnj cungj doengzcaez nyinhnaeuz, daihbaj ndoet laeuj caeuq uqlah binghdoeg youq ndaw gocwngz daepsibauh bienqbaenz ngaiz miz gij cozyung youqgaenj doxbouj doxbang. Daihliengh ndoet laeuj caeuq baenz ngaiz yizconz gihyinh bienq lix miz moux cungj lienzhaeh, gwn laeuj soqliengh lainoix caeuq daep baenzngaiz fazcanj caemh miz gvanhaeh. Diucaz gij yienzaen boux baenz daep baenzngaiz seizneix, gij beijlwd binghdoeg baenz ngaiz beij dandan dwg ciujcingh cauxbaenz ngaiz de sang 10 boix doxhwnj.

Baenzlawz Yawhfuengz Ciujcinghsing Daep Sonjhaih

Yw ciujcinghsing binghdaep, cujyau dwg cawz bae binghyinh、 baujdaep、 doiq binghyiengh caeuq daemxcengj ywfap. Ciengzgeiz gaiq laeuj bonjndang couh ndaej gaijndei aen cincwngz binghdaep, lumjbaenz bingdaeplauz ndaej siu bae, boux baenz daep bienq senhveiz mbaeu de ndaej dingz fazcanj roengzbae, doiq boux gaenq baenz daep bienq ndongj、 megcingmwz gauhyaz sizgvanj megcingmwz gozbongz haenx, yiennaeuz nanz ndaej cienzbouh nyigcienj, hoeng ndaej hawj bienq rwix doilaeng, gemjnoix baenz binghgyoeb, ietraez gij seizgan lixyouq. Ndigah, cieddoiq gaiq laeuj、 baenz seiqvunz gaiq laeuj, dwg gij banhfap ceiq ndei bae yawhfuengz ciujcinghsing binghdaep.

Cieng Daih 5
Binghdaeplauz

Gij Gihci Yinxfat Binghdaeplauz

Youzlauz dwg youq ndaw gocwngz supaeu、habbaenz、yangjva cekfaen lawhvuenh. Sam yiengh neix itdingh aeu guh ndaej daengz bienqdoengh bingzyaenx, mboujlwnh fueng lawz mbouj cingqciengz cungj aiq cauxbaenz binghdaeplauz.

1. Cihfangzsonh Gunghawj Lai Gvaqbouh

Gij lauz ndaw daep conzcwk dwg oklaeng aen cujciz youzlauz, doiq doenghduz dungxiek geizdinj cazyawj cwngmingz lwedgiengh youzliz cihfangzsonh, cujyau dwg daj gij lauzhaj caem youq ndaw cujciz seiqhenz gej'ok. Youq ndaw mbangj di saedniemh vunz caeuq doenghduz, caemh raen yungh gij banhfap gauxca daj ndaw cihfangz cujciz senj ok cihfangzsonh bae, ndaej laengzlanz fatseng binghdaeplauz, neix gangjmingz gaijbienq gunghawj gij cihfangzsonh ndaw daep, cigciep yingjyangj gij cingzdoh youzlauz youq ndaw daep cwkrom, gij suzdu cihfangzsonh haeuj ndaw daep bae gemj-daemq, gij hamzliengh youzlauz aendaep hix doxwngq gyangqdaemq. Gaenh geij bi daeuj, gij binghlaeh binghdaeplauz youq ndaw hong linzcangz soj roebdaengz haenx dingzlai dwg aenvih yingzyangj lwyawz gvaqbouh cauxbaenz. Gij lauzhaj ndaw gijgwn mbouj miz gihvei siuhauq, doenggvaq saejsiuvaq daihliengh haeuj ndaw daep bae, rom youq ndaw daep, nanz le cauxbaenz binghdaeplauz.

Miz mbangj boux baenz binghganhyenz roxnaeuz boux baenz gvaq binghganhyenz loeng nyinhnaeuz swhgeij baenz bingh le yaekaeu yingzyangj, gwn gijgwn haemq lai, daegbied gwn gijgwn dangz gijgwn diemz haemq lai, dangz ginggvaq ndaw daep hix ndaej cienjvaq baenz youzlauz. Ndigah, miz mbangj vunz gig giepnoix gwn noh、gijgwn hamz youzlauz mbouj sang, hix ndaej bienqbaenz boux biz baenz binghdaeplauz.

2. Ciujcinghsing Binghdaeplauz

Ciujcingh deng doeg dwg gij cujyau yienzaen binghdaeplauz Ouhmeij gak guek. Gaenh geij bi daeuj aenvih gij fuengsik gwndaenj gaijbienq, gij vunz youq guek raeuz aenvih ciujcingh deng doeg menhsingq yinxhwnj binghdaeplauz, gij seiqdaeuz de hix cugciemh demlai.

3. Binghdaeplauz Youz Yingzyangj Saetdiuz Yinxhwnj

Yingzyangj mbouj ndei giepnoix danbwzciz, youh dwg aen yienzaen yinxfat binghdaeplauz ndeu. Aenvih mbouj ndaej supsou gij anhgihsonh lumjbaenz suh'anhsonh、cingh'anhsonh、lieng'anhsonh、yizlieng'anhsonh caeuq bwnjanhsonh giepnoix mbouj ndaej haenx, ndaej sawj habbaenz danbwzciz gazngaih roxnaeuz naenxhaed cihdanbwz baizok, sawj gij youzlauz ndaw daep conzcwk, fatseng binghdaeplauz.

Aenndang baengh danjgenj gunghawj gyazgih daeuj habbaenz lonjlinzcih, dan'anhsonh doenggvaq gyazgih conjyizmeiz gunghawj gyazgih, aeu daeuj habbaenz danjgenj. Mbouj miz danjgenj roxnaeuz gizyawz gyazgih gung'wngq laizloh, linzcih habbaenz mbouj gaeuq, fuengzngaih habbaenz cihdanbwz, sawj ganhyouzsanhcih cwkrom roengzdaeuj couh cauxbaenz binghdaeplauz.

Bouxbiz daihgaiq miz buenq soq lauzhaj aen daep cimqnyinh haemq mbaeu, youq boux bizbwd gij beijlwd binghdaeplauz fat bingh engqgya sang, ndaej dabdaengz $61\% \sim 94\%$. Gij lauzhaj ndaw daep cwk lai caeuq ndang naek gvaqbouh baenz cingqbeij. Binghdaeplauz caeuq gij cihfangzsonh youzliz daj seiqhenz cihfangz cujciz daezhawj haenx demlai mizgven. Gij cujciz youzlauz soqliengh demlai, gij cihfangzsonh youzliz daj cujciz youzlauz cuengq okdaeuj haenx hix doxwngq demgya, sawj leihyungh buzdauzdangz gyangqdaemq, hezdangz swng sang, gikcoi yizdaujsu baiz ok, baenzneix couh miz gij seiqdaeuz gyangqdaemq cihfangzsonh suijbingz. Yienznaeuz yizdaujsu gyangqdaemq le gij soqliengh daj danhvei naekliengh cihfangz cujciz cuengq ok youzliz cihfangzsonh haenx, hoeng gij cungjliengh cihfangz cujciz sang gvaqbouh, vanzlij ndaej doiqsiu yizdaujsu gij cozyung diuzcez de. Vihneix, doiq yizdaujsu naihsouh caeuq youzliz cihfangzsonh gunghawj demlai, dwg song aen cujyau hougoj laebdaeb fatseng cihfangz cujciz demlai. Faensik gij singqcaet youzlauz bouxbiz gezgoj yienh'ok youzlauz sang cujyau dwg aenvih ganhyouzsanhcih demgya, hoeng youzliz danjgucunz、 danjgucunzcij、linzcih daengj cungj baujciz cingqciengz.

4. Neifwnhmiz Luenhlablab

Gij binghnyouhdangz ndaw binghdaeplauz ciemq 4%～46%, bingzyaenz dwg 25%, ndaej ndumjyouq, hix aiq dwg yienjsingq. Hoeng boux baenz binghnyouhdangz ndawde daihgaiq 50% miz binghdaeplauz, youq ndaw boux baenzvunz boux baenz binghnyouhdangz fatbingh beijlwd 50%～80% dwg bouxbiz, boux baenz binghnyouhdangz miz dungz deng doeg haenx miz binghdaeplauz ciemq 51%. Youq ndaw bouxcoz baenz binghnyouhdangz fatbingh haemq giepnoix, gij beijlwd fatbingh ngamq dwg 4.5%, hoeng boux baenz binghnyouhdangz nienzgeij ndaej 60 bi doxhwnj binghdaeplauz fatbingh beijlwd dwg 45%. Cungj fatbingh gihci boux baenz binghnyouhdangz miz binghdaeplauz aenvih binghhingz mbouj doxdoengz couh miz cengca. Bouxcoz baenz binghnyouhdangz dwg aenvih giepnoix yizdaujsu, sawj youzlauz faengaij lawhvuenh demgya, cihdanbwz habbaenz gemjnoix, yienghneix couh sawj lwedgiengh senj ok youzlauz gemjnoix, doengh gij cingzgvang neix coisawj binghnyouhdangz bouxcoz miz binghyiengh hezcih sang caeuq daepyouzlauz, yungh yizdaujsu daeuj yw ndaej sawj de cienqdauq. Boux baenzvunz baenz binghnyouhdangz, yizdaujsu lwedgiengh suijbingz sang, lwedgiengh youzliz cihfangzsonh gya sang, binghdaeplauz cingzdoh caeuq fatbiz cingzdoh baenz beijlaeh doxwngq, caeuq gwn lauzhaj roxnaeuz dangz lai mizgven, hanhhaed yezlieng suphaeuj、ndangnaek doekdaemq le, lauzhaj ndaw daep cimqnyinh hix gemjmbaeu.

5. Gizyawz

Gijyw caeuq doxgaiq deng doeg sonjsieng cungj ndaej cauxbaenz binghdaeplauz, gij gihci fatbingh de dingzlai dwg naenxhaed danbwzciz youq ndaw daep habbaenz, roxnaeuz gyangqdaemq gij beijlwd cihfangzsonh ndaw daep yangjva, sawj cihdanbwz ndaw daep gemjnoix, ganhyouzsanhcih demgya.

Mizndang daih 36 daengz daih 40 aen singhgiz seiz, ndaej buenx fat binghdaeplauz, biujyienh baenz rueg ok、dungx in、vuengzbiu, gibseiz satdingz rangjlwg ndaej nyigdauq binghcingz, mboujnex yawhlaeng mbouj ndei, gij beijlwd mehlwg dai bae de ndaej faenbied sang daengz 80% caeuq 94%. Gij gihci fat bingh lij mbouj cingcuj.

Gij Linzcangz Biujyienh Caeuq Duenqbingh Binghdaeplauz

Duenhdingh binghdaeplauz cujyau dwg baengh gij lizsij baenzbingh、 linzcangz biujyienh caeuq sizyensiz genjcaz, daegbied dwg B Cauh caeuq CT, hoeng duenqbingh cinjdeng lij dwg baengh daepcijciz hozgenj.

1. Gij Lizsij Baenzbingh

Boux baenz binghdaeplauz gig daih dingzlai ndang biz, gaengawq cazyawj 80% doxhwnj vunzbingh ndang naek mauhgvaq biucinj. Ndaej baenzneix gangj, danghnaeuz mbouj dwg aenvih doengh boux baenz bingh gizyawz baenz binghdaeplauz, ca mbouj geijlai cungj dwg bouxbiz. Miz mbangj vunz miz yizconz yinhsu, bohmeh beixnuengx miz lai boux biz, miz mbouj noix vunz buenx miz hezyaz sang caeuq sailwed sim hidungj baenzbingh, hix miz vunz miz binghnyouhdangz. Ndigah itdingh aeu gingjgau gyoengqvunz akgwn mbouj itdingh dwg yienhsiengq ndei, ndang biz mbouj itdingh dwg miz "fuk". Yaek siengj gemjnoix yinhfat binghdaeplauz, itdingh aeu niujcingq aen gvanhnen loek "gwn ndaej couh ndei, ndang biz miz fuk" neix. Cawz gwn lai、 yingzyangj lai gvaqbouh le, yingzyangj mbouj doxdaengh、 bien gwn、 ndaw gijgwn hamz miz danbwzciz haemq noix youh hamz youzlauz roxnaeuz dangz haemq lai hix ndaej cauxbaenz binghdaeplauz. Gwn laeujbizciuj haemq lai vunz ndang biz, seiqhenz dungxsaej "dungx laeujbizciuj" caeuq ndaw daep youzlauz rom lai. Gwn laeujhau lai gvaqbouh, cawz le ciujcingh miz gij cozyungh cigciep doeghaih caixvaih, dingzlai youq mwh gwn laeuj gwn gijgwn gig giepnoix , "dan ndoet" seizgan nanz le, cauhbaenz binghdaeplauz yingzyangj mbouj gaeuq. Baenz binghganhyenz le loeng nyinhnaeuz yaekaeu yingzyangj sang, gwn gijgwn hamz dangz lai gvaqbouh haenx cauhbaenz binghdaeplauz hix mbouj noix.

Aenvih aen daep ciengzgeiz cwk lwed、 yingzyangj mbouj ndei hix ndaej cauhbaenz binghdaeplauz, lumjbaenz aen sim miz fungcaep, gij goengnaengz aensim mbouj caezcienz hix cauhbaenz aendaep cwk lwed、 megcingmwz aendaep saeklaengz cunghhozcwngh (*Budd-Chiari* Cunghhozcwngh) megcingmwz aendaep lae dauq mbouj swnh.

Ciengzgeiz gwn laeuj, itbuen nyinhnaeuz moix ngoenz gwn laeujhau

60~180 gwz, lienz gwn 2~3 bi couh aiq cauxbaenz binghdaeplauz. Dang-yienz, gwn laeuj soqliengh yied lai, lienzdaemh seizgan yied raez, yinxhwnj binghdaeplauz beijlwd yied hung. Boux gwn laeujbizciuj danghnaeuz fatseng le "dungxbizlaeuj", couhdwg mingzyienj aen dungx youzlauz lai na, ndaw daep hix aiq miz youzlauz cwkrom.

Lij miz gizyawz yienzaen hix ndaej yinxhwnj binghdaeplauz lumjbaenz binghnyouhdangz, daegbied dwg bouxlaux baenz binghnyouhdangz, ciengzseiz dwg ndang biz, doengzseiz buenxfat ndaw lwed youzlauz lai、 doenghmeg giet ndongj, engqlij sailwed sim、 uk fatbingh, lumjbaenz hezyaz sang、 gvanhsinhbing、 uk gunghawj lwed mbouj caezcienz; aenvih baenz binghcingsaenz ciengzgeiz gwn ywsimdingh, lumjbaenz loih yw luzbingjcinz; aenvih moux di bingh ciengzgeiz gwn gij yw sinsangsenbizciz gizsuz daengj. Gyonj daeuj gangj, gwnz linzcangz gij yienzaen ceiq lai yinxhwnj binghdaeplauz haenx dwg gwnndoet mbouj habdangq, daihngeih dwg ciengzgeiz gwn laeuj, song yiengh neix ciemq gij goekbingh sojmiz binghdaeplauz de 80%~90%.

2. Gag Rox Binghyiengh Caeuq Daejcwng

Ndangdaej ciemh fat biz, dungx bienq biz, hozdung saekdi cix baegfofo. Neix couh aiq miz binghdaeplauz lo. Ndaej 40 bi gvaq le ngah gwn, gwn lai, dungx hung, hozdung giepnoix, ndangdaej biz, nanz gungj hwet, doeklaeng lienz cug caghaiz hix gunnanz. Youzlauz gwnz naengdungx dem na, daegbied dwg gwnz dungx beij laj dungx lij yienhda, cingq naeuz dwg "dungxduzdaek". Haidaeuz aiq mbouj miz gijmaz mbouj cwxcaih, ciengzseiz nyinhnaeuz fat biz dwg aenvih nienzgeij laux cauxbaenz. Daep fat bingh ceiq ndeilau de couh youq mwh geizcaeux mbouj miz saekdi mbouj cwxcaih, ndangdaej fat biz, miz vunz nyinhnaeuz dwg fat "fuk" lo, dwg yienhsiengq ndei, ndigah ngaiznguh cazbingh, ngaiznguh yw bingh, doeklaeng cauhbaenz hougoj mbouj ndei.

Aenvih gij lauzhaj ndaw dungx lai, ndaw dungx atlig gya sang, vangbangh senj hwnjbae, apbik aenbwt, sawj bwt youq mwh diemheiq mbouj miz diegyawz ndaej iet gvangq, ndigah loq hozdung saekdi couh roxnyinh simvueng hozdinj, hix yinxhwnj song mbiengj dungxgemx in. Ndaw dungx seiqhenz lauz cwkrim, gwn doxgaiq le dungx saej aenvih deng caenx mbouj ndaej cungfaen iet, dungx raeng, caemhcaiq cengq ndaej hwet in. Yienznaeuz gwn mbouj lai hoeng dungx bongz yienhda. Siuvaq supsou mbouj ndei, okhaex baezsoq demlai, mbouj itdingh dwg oksiq, cix dwg aenvih baiz hoengq vaiq, gwn gijgwn le mbouj geij nanz couh yaek okhaex, haex unq lai mbouj baenz yiengh, miz vunz okhaex seiz sauj seiz mbaeq.

Ndaw daep youzlauz caem youq, hawj aendaep bienq hung, lauzhaj apbik sailwed ndaw daep caeuq danjgvanj, ndaej hawj megcingmwz lae dauq mbouj swnh, cauhbaenz itdingh cingzdoh megcingmwz atlig sang le, couh sawj aendaep aenmamx bienq hung, ndaej buenx miz daep bienq senhveiz cungj linzcangz biujyienh neix. Aenvih gij goengnaengz aendaep deng sonjhaih、gij guenjmbei deng naenx cix fatseng vuengzbiu haemq mbaeu hix ciengzseiz ndaej raen.

Ndang naetnaiq hix dwg gij binghyiengh binghdaeplauz ceiq ciengzseiz raen haenx ndawde cungj ndeu, vunzbingh ndaej roxnyinh daengx ndang in naet, mizseiz gyaeuj ngunh、cingsaenz mbouj hoengh.

3. Sizyensiz Genjcaz

Gij youzlauz ndaw binghdaeplauz mbouj cingqciengz lawhvuenh, codaeuz ndaej biujyienh baenz hezcij gya sang, danjgucunz caeuq ganhyouz-sanhcih cungj mbouj cingqciengz. Miz di vunz ndaej 40 lai bi caenhguenj mbouj biz, hezcih hix hainduj swng sang, neix aiq couhdwg gij ciudaeuz yaek baenz binghdaeplauz, caj daengz caen cauxbaenz binghdaeplauz, couhdwg youzlauz gaenq caem daengz gak aen gi'gvanh ndaw dungx seiz, danjgucunz dauqfanj mbouj sang lo. Diemj neix caeuq gij bingh baenz hezyaz sang doenghmeg giet ndongj miz giz doxdoengz. Ganhyouzsanhcih (TG) itbuen caeuq gij cingzdoh binghdaeplauz de miz gvanhaeh doxwngq, ndigah TG ndaej dangguh gij cijbyauh youqgaenj caz binghdaeplauz. Boux vunzhung itbuen TG mbouj mauhgvaq 2.8 hauzmozwj/swngh, danghnaeuz mauhgvaq aen soq neix couh ndaej nyinhnaeuz hezcij swng sang. Hoeng dandan hezcij swng sang lij mbouj caengz ndaej duenqbingh baenz binghdaeplauz, lij itdingh aeu camciuq gizyawz cijbyauh.

Boux baenz binghdaeplauz ndawde daih'iek miz $1/2 \sim 2/3$ miz guzbingj-conjanhmeiz swng sang, hoeng itbuen youq ndaw suijbingz daemq de hwnjroengz, $40 \sim 200$ danhvei haemq lai, gig giepnoix mauhgvaq 300 danhvei. Miz vunz aiq okyienh gij vuengzbiu haemq mbaeu, gij dinghliengh danjhungzsu itbuen mbouj mauhgvaq 51.3 veizmozwj/swngh, boux buenx miz raemxmbei cwkrom haenx mizok vuengzbiu mingzyienj. Lwedsaw guzcaujconjanhmeiz、danjgenj cijmeiz、genjsing linzsonhmeiz cungj aiq loq swng sang, doengh gijneix cungj dwg gij bienqvaq mbouj daegbied. Lwedgiengh giuzdanbwz ciengz miz bienqvaq, daegbied dwg α_1-cihdanbwz caeuq β-cihdanbwz miz gya sang.

4. B Cauh Genjcaz

B Cauh genjcaz doiq genjcaz binghdaeplauz miz eiqngeih daegbied youqgaenj, aenvih miz gij bienqvaq daegbied, ndigah aeu laebdingh duenqbingh binghdaeplauz dwg gij cijbyauh giepnoix mbouj ndaej haenx. Aendaep aiq aenvih youzlauz cwkrom cix bienq hung, henzbien raeuzrwed caezcingj. Mwh doiq aendaep guh saedcaet saujcaz, aenvih lauzhaj supsou cauhswnghboh cix biujyienh ndaw daep saedcaet duenhdaep 1/3～2/3 miz diemj rongh iq, sailwed gezgou ndaw daep yienh'ok mbouj cingcuj, gij singhap cujciz gizlaeg aendaep gemj nyieg, couhdwg heuhguh gij yienhsiengq "daep rongh", youh heuhguh okboh bienq nyieg. Bingzciengz baenz binghdaeplauz seiz mamx bienq hung mbouj yienhda roxnaeuz cij bienq hung cingzdoh haemq mbaeu, danghnaeuz mamx bienq hung yienhda, mizseiz lij fatseng diuz megcingmwz ndaw mamx bienq hung roxnaeuz fat bongz dem, cix wnggai naemj daengz miz daep bienq ndongj、megmwnzmwz atlig sang cauxbaenz.

5. Binghleix Genjcaz

Boux baenz binghdaeplauz ndaej raen daengx aen daep bienq hung, aendaep raeng, baihrog raeuzrwd, yienh'ok saekhenjgeq, baihhenz yawj hwnjbae lumj vangzyouz nei.

Youq gwnz linzcangz doiq caz binghdaeplauz miz gunnanz haenx, ndaej youq *B* Cauh dazyinx lajde dinghvih, guh daep ndonjcamx hozgenj, neix dwg gij fuengfap doekdingh ceiq baengh ndaej de.

Gij daegdiemj binghleix binghdaeplauz dwg youq ndaw daepsibauh deng gij ngveihlauzhaj hung iq mbouj doxdaengj haenx cang rim, ngveihsim deng caenx gvaq mbiengj ndeu, danghnaeuz gij sibauh youzhaj bienqsingq neix youq ndaw yenjveizging mauhgvaq 30% couh ndaej duenqbingh baenz binghdaeplauz. Gij naedlauz ndaw daepsibauh dwg ganhyouzsanhcih habbaenz caeuq cihdanbwz baizok song cungj mbouj ndaej bingzyaenx cauhbaenz. Gij hung iq naedlauz ndaw daepsibauh, dwg youz youzlauz cwkrom cingzdoh caeuq seizgan daeuj gietdingh, mwh mizndang gij naedlauz binghdaeplauz gipsingq haemq iq, gij naedlauz ciujcinghsing binghdaeplauz、 binghnyouhdangz、 binghbizbwd haemq hung. Naedlauz haemq iq de ndaej yungzhab baenz naedlauz haemq hung, naedlauz hung youh ndaej yungzhab baenz naedlauz foeggawh, naedlauz foeggawh buqdek le loihlauzhaj deng gij sibauh hung gyangwn roxnaeuz bienqbaenz gij naedlauz foeggawh. Mwh mizndang binghdaeplauz miz gij daegdiemj naedlauz iq、 faenbouh yinz、 sibauhhwz lij youq cungqgyang. Gij binghdaeplauz youz ciujcingh、 binghnyouhdangz、 binghbizbwd soj cauhbaenz haenx, gij lauzhaj cwkcaem sien youq mbaw daep iq cungqgyang hix couhdwg giz 3 gih ganhsenbau haenx, gvaqlaeng gyuenluemz faenbouh. Danbwzciz-yezlieng mbouj gaeuq daengj bingh, youzlauz caemrom sien fatseng youq seiqhenz, couhdwg ganhsenbau 1 gih. Youzlauz caemrom ndaej miz gughanh, hix ndaej hanh youq mbawdaep ndeu, engqlij rim doh daengx aendaep, gij hamzliengh ganhyouzsanhcih ndaej dabdaengz mwh cingqciengz 5~6 boix. Miz mbangj binghdaeplauz lij buenx miz daepsibauh vaihdai、 raemxmbei cwkrom roxnaeuz senhveizva.

6. CT Caeuq Swzgungcin Yingjsiengq（MRI）

CT yienh'ok gij maeddoh aendaep bujbienq doekdaemq, caiqlij daemq gvaq gij maeddoh mamx caeuq sailwed ndaw daep. Boux cingqciengz gij maeddoh aendaep saedcaet sang gvaq sailwed, baenz bingdaeplauz seiz, gij maeddoh aendaep saedcaet daemq gvaq raemx, ndigah sailwed maeddoh doxwngq gya sang cix engq cingcuj. CT bienqvaq bienqdoengh ndaej fanjyingj lauzhaj ndaw daep cimqnyinh gyalai roxnaeuz gemjnoix.

Yw Caeuq Yawhfuengz Binghdaeplauz

1. Cawz Bae Gij Binghgoek

Ciujcinghsing binghdaeplauz cujyau dwg gaiq laeuj, caemhcaiq ndaej gwn cukgaeuq soqliengh danbwzciz, ndaej mizyauq bae cawz gij youzlauz ndaw daep cwkyouq haenx. Boux gaenq baenz ciujcinghsing binghdaeplauz haenx itdingh aeu gaiq laeuj, mboujnex couh nanz yw ndei. Boux caengz baenz binghdaeplaeuj cij ndaej siujliengh gwn laeuj, moix baez mbouj ndaej mauhgvaq 60 gwz, mbouj ndaej dungx byouq gwn laeuj, roxnaeuz dan gwn di byaek cix "ndoetlaeujngangx", yienghneix couh sonjhaih aendaep, hix doengzseiz aenvih yingzyangj mbouj ndei cix cauxbaenz binghdaeplauz. Binghfatbiz caeuq boux baenz binghganhyenz bienq biz haenx aeu gemj biz, noix gwn gijgwn diemz. Gaijbienq gij gvanhnen gaeuqgeq dangz ndaej yw binghganhyenz. Bouxbiz baenz binghnyouhdangz aeu gamhanh gijgwn, gaenxmaenx yw binghnyouhdangz. Yungh gij fuengfap doenggvaq megcingmwz sawhaeuj yingzyangj sang seiz aeu louzsim gij beijlaeh yingzyangj cingzfaenh, cawz yungh lauzcij caixvaih, wnggai daegbied haeujsim boujcung danbwzciz caeuq veizswnghsu. Bouxbiz youq mwh yungh gij ywfap megcingmwz dingh ndik, wnggai yungh 5% buzdauzdangz roxnaeuz swnghlij raemxgyu, mienxndaej ciengzgeiz sawjyungh gauhcanghdangz ginggvaq megcingmwz dingh ndik. Baenz binghdaeplauz gipsingq mboengq miznaang, wnggai ceng aeu geizcaeux yawj, mehdaiqndang rangjlwg geizlaeng miz vuengzbiu, wnggai singjgaeh dwg mbouj dwg fatseng rangjlwg binghdaeplauz. Geizcaeux dingz rangjlwg dwg cungj fuengfap dandog baujcienz diuzmingh mehrangjlwg. Miz mbangj yw, lumjbaenz sinsangsenbizciz gizsu、swvanzsu wnggai siujsim yungh yw, daegbied dwg mwh miznaang geih yungh dingh ndik swvanzsu.

2. Diuzcingj Gwnndoet

Haujlai yienzaen cungj ndaej yinxfat binghdaeplauz. Hoeng gwnz linzcangz cimdoiq de fatseng lainoix daeuj gangj 80%~90% binghdaeplauz dwg gijgwn mbouj habdangq、yingzyangj mbouj doxdaengh yinxhwnj. Gaengawq diucaz, fatseng binghdaeplauz aen yienzaen daih'it dwg gwnndoet mbouj miz hanhhaed, sawj lauzhaj youq ndaw ndang cugciemh rom hwnjdaeuj. Daihngeih dwg gij sibgvenq gwnndoet mbouj cingqciengz, ciengzseiz miz vunz gwn haeuxromh soqliengh haemq noix roxnaeuz gaenbonj mbouj gwn haeuxromh, banringz youq danhvei roxnaeuz youq gwnz gai gwn di haeuxhab. Daengz haemh le, miz seizgan bae camgya hoihlaeuj roxnaeuz daengx ranz vunz youq itheij gwn laeuj daih ndoet caiq gya gwn laeuj, gwn baeg le gig noix hozdung, yawjyawj densi couh ninz lo. Yienghneix daihliengh lauzhaj youq ndaw daep cwk hwnjdaeuj, couhcinj ndaw gijgwn hamz lauz liengh mbouj lai, daihliengh dansuijvahozvuz supsou le hix ndaej youq ndaw daep cienj baenz youzlauz. Miz mbouj noix vunzbingh couhdwg aenvih yiengh swnghhoz fuengsik ngamq ndaej 30 lai bi couh miz "dungxcienghginh". Diuzcingj gwnndoet、gaijbienq sibgvenq gwnndoet mbouj ndei dwg gij cosih youqgaenj miz binghdaeplauz ywbingh、mbouj miz binghdaeplauz fuengz bingh. Binghdaeplauz aenvih "gwn" cij baenz hix itdingh aeu daj "gwn" fuengmienh daeuj yw. Haeuxromh aeu gwn imq, haeuxringz aeu gwn ndei, haeuxcaeuz aeu gwn noix.

3. Gyagiengz Yindung, Baujciz Yezlieng Bingzyaenx

Youzlauz deng supsou daengz ndaw ndang bietdingh aeu ndaej leihyungh cix siuhauq bae, neix cij dwg aen gvilwd cingqciengz. Daih'it, ndang vunz gaej gwn lauz lai, gwnndoet habliengh couh ndaej lo. Doengzseiz youq ndaw gunghcoz caeuq lauzdung gocwngz siuhauq bae, cawz gijneix caixvaih, lij aeu doenggvaq itdingh dijyuz lienhndang daeuj siuhauq lauzhaj, neix couhdwg gij gemjbiz bingzciengz soj gangj. Vunz gvaq 40 gaej bienq gik, yied biz couh yied aeu caenhliengh caeuxdi lienhndang. Daegbied dwg doengh gij vunz dijliz hozdung giepnoix youh miz gij lizsij fuengzcug biz haenx, aeu gvaq ndei 40 lai bi aen gvanh neix. Lai gya lienhndang, baujciz mbouj biz, mboujdan ndaej yawhfuengz binghdaeplauz, caemhcaiq ndaej yawhfuengz doenghmeg giet ndongj, yienghneix couh fuengz sailwed sim、uk baenzbingh.

4. Yungh Gijyw Ywbingh

Itbuen binghdaeplauz mbaeu ndaej mbouj yungh yw ywbingh, cij aeu gyagiengz lienhndang, diuzcwngj gwnndoet, haeujsim gemjbiz couh ndaej lo. Danghnaeuz binghyiengh mingzyienj, ganhyouzsanhcih mingzyienj bienq sang, B Cauh miz binghdaeplauz biujyienh, couh aeu gwn yw bae ywbingh. Doenghbaez raeuz cujyau sawjyungh ywcawzlauz lumjbaenz luzva danjgenj、fukfueng danjgenj. Danjgenj dwg gij doxgaiq ndanggonq linzsonh danjgenj, youq cihdanbwz habbaenz ndawde miz cozyung youqgaenj. Doeklaeng yungh gij loih youzdoenghgo mbouj bauhhoz cihfangzsonh daeuj cunghab gij bauhhoz cihfangzsonh ndang vunz, lumjbaenz yayouzsonhvanz、yegencauj-youzvanz、youzhaeuxyangz daengj, hix miz yungh gij mbouj bauhhoz cihfangzsonh dohhihgangh habbaenz haenx. Miz di yw cujyau cwngzfwn dwg daj gij cehgosuijfeihgi daez aeu cwngzfwn haenx, hix dwg cungj yw mbouj imq bauhhoz cihfangzsonh ndeu. Gij ywfap gwnz neix miz itdingh yaugoj, hoeng cozyung haemq menh, geij bi neix daeuj aeu gwn ywdoj guhcawj yw binghdaeplauz, gij yaugoj de haemq ndei. Cujyau dwg aeu ywraemxdang ywdoj guhcawj: Sanhcah、caujgezmingz、cwzse、nywjhanlenzcauj、vuj-veiswj、gocizsauz、makmeiz、hozsoujvuh、dujfuzlingz、danhsinh、naeng makgam、vacanghungzvah daengj. Aeu gaiq laeuj、gaemhanh gwnndoet、ywsihyoz daeuj bangbouj hawj yaugoj daezsang yienhda, caemhcaiq raen yaugoj vaiq, yungh yw seizgan dinj.

Ndaw daep boux vunz cingqciengz, cienzbouh soqliengh lauzhaj ciemq gij naekliengh aen daep 5%, baenz binghdaeplauz seiz gij cungjlauzliengh de ndaej dabdaengz 40%～50%, cujyau dwg ganhyouzsanhcih caeuq cihfangz-sonh demlai hoeng linzcih dem danjgucunz cij siujliengh demgya. Ndigah duenqdingh gij bingh binghdaeplauz engq wnggai yawjnaek ganhyouzsanhcih aen cijbyauh vaqniemh neix. Ywdoj yw bingh doiq gyangqdaemq ganhyouzsanhcih yaugoj yienhda, yungh yw 8 aen singhgiz le boux cingqciengz dabdaengz 31.3%, boux mingzyienj doekdaemq de ciemq 53.1%, gij beijlwd mizyauq cungjdaej dabdaengz 84.4%. Binghdaeplauz ndaej yinxhwnj *ALT* mbouj doengz cingzdoh swnghwnj, ndigah fatseng aendaep in、dungxraeng、siuvaq mbouj ndei、ok haexsiq ndang naiq daengj binghyiengh, ndigah yw binghdaeplauz couh noix mbouj ndaej lo.

Yienhdaih yihyoz yungh hanhhaed gij soqliengh gwnndoet、demgya yindung caemhcaiq gwn gij youzdoenghgo hamz mbouj bauhhoz cihfangzsonh haenx daeuj yw, itbuen yaugoj mbouj yienhda, ciengzgeiz genhciz gamhanh gwnndoet youh mbouj yungzheih hawj vunzbingh ciepsouh, ndigah yw binghdaeplauz miz itdingh nanzdoh, aeu damqra cungj ywfap yaugoj yienhda、yaugoj vaiq ndeu. Dou gaengawq cunghyih lijlun nyinhnaeuz gwn gijgwn youzhaj gvaqbouh, gwn laeuj daiq lai cauhbaenz meg daep caepndat giet ndongj, heiqlwed saekdingz, bingh nanz le couh ndaej baenz myaiz caep sonjhaih aendaep、mamx、mak, cauhbaenz daep mak yaemhaw cix yinxhwnj aendaep in, mamx mak yiengzhaw haex couh mbaeq, mamx haw couh mbouj miz rengz. Ndigah, wnggai yungh gij ywfueng daeuj hawj mamx

cangqheiq, doeng lwed siu cwk, guh daengz gij yaugoj soeng daep leix heiq、
siu cwk、vaq cwk, caemhcaiq aeu bouj daep mak daeuj yw gij goek de,
youh ndaej siu ndat gej doeg daeuj cingcawz gij goekbingh de, ndigah cungj
fuengfap neix miz gij yaugoj haemq ndei.

Yienhdaih yihyoz yenzgiu cwngmingz, maksanhcah、caujgezmingz、
cwzse miz gij cozyung siucawz lauzhaj、gaijndei lauzhaj lawhmoq. Mbouj
noix canghyw ciuq yungh loih yw neix daeuj yw binghdaeplauz yaugoj ndei.

Cieng Daih 6
Yindungsing Daep Sienghaih

Yindungsing Daep Sienghaih Caeuq Conjanhmeiz

Ndaw lwed vunz miz 20 lai cungj conjanhmeiz, hoeng gij banhfap ciengzseiz yungh daeuj duenqdingh gij bingh ndaw daep haenx hix couh cij miz song cungj, couhdwg bingjanhsonh conjanhmeiz（*ALT*）caeuq denhmwnzdungh'anhsonh conjanhmeiz（*AST*）. *ALT* cujyau mizyouq ndaw sibauh daep vunz, gij hozsing ndaw daep yaek beij lwedsaw lai sang geij cien boix, ndigah cijaeu miz gig noix daepsibauh deng sonjhaih, *ALT* ndaw lwedsaw couh ndaej swng sang, ndigah *ALT* dwg aen hanghmoeg seizneix goengnyinh genjcaz gij goengnaengz aen daep ceiq minjganj ndawde aen ndeu. *AST* daih bouhfaenh mizyouq ndaw giengh daepsibauh, youq mwh gij daepsibauh deng buqvaih、gij daepsibauh dai bae, *ALT*、*AST* cungj ndaej cuengq haeuj ndaw lwed bae, genjcwz *ALT*、*AST* ndaw lwedsaw cungj aiq swng sang.

Hoeng baenzlawz cungj mbouj ndaej nyinhnaeuz fanzdwg conjanhmeiz swng sang couh itdingh dwg baenz binghganhyenz, neix dwg aenvih youq ndang vunz gizyawz gi'gvanh caeuq cujciz ndawde cungj miz conjanhmeiz.

1. Yindungsing Conjanhmeiz Swng Sang

Aenvih genjcwz conjanhmeiz soj yungh gij fuengfap de mbouj doengz aen soq cingqciengz beijcig hix miz cengca, hoeng aeu seizneix daih dingzlai fuengfap genjcwz daeuj yawj, aen soq cingqciengz conjanhmeiz lai youq moix swng lwedsaw 2～40 gozci danhvei（2～40 IU/L）, gij soq cingqciengz beijcig conjanhmeiz bouxyindungyenz doxdoengz.

Gaenq miz vunz guh gvaq yiengh sawqniemh neix, doiq 20 boux yindungyenz ciennieb caeuq 20 boux yindungyenz niebyawz（daihhagseng）, cungj faenbied guh gij sawqniemh yindungliengh gig naek haenx, doeklaeng 40 boux vunz neix youq yindung gvaqlaeng, gij *ALT*、*AST* cungj sang gvaq

cingqciengz. Guekgya cizyindui 468 vunz genjcwz gezgoj, miz 71 vunz
(15.0%) *ALT* mbouj doengz cingzdoh demsang, cawz mbangj boux
caixvaih, daih dingzlai cungj dwg loq swng sang, dijcung yindungyenz 10
boux ndawde 6 boux swng sang (60%); denzging yindungyenz 71 vunz
ndawde miz 22 vunz *ALT* swng sang (daih'iek 31.0%); yindungyenz
youzraemx 27 vunz ndawde miz 7 vunz *ALT* swng sang (25.9%); baizgiuz
bouxsai 17 vunz ndawde miz 4 vunz swng sang (23.5%).

Gij engq miz eiqsei de dwg, yienznaeuz mbouj dwg aenvih yindung, cix
dwg aenvih gizyawz yienzaen cauxbaenz goetndok、ndangnoh dengsieng,
doengzyiengh hix ndaej okyienh conjanhmeiz swng sang. Gaenq roebdaengz
aen laeh yienghneix, miz vunz deng ci daemj sieng, cauhbaenz gagoek
gyaeujndok raek, youq yihyen aeu guh soujsuz, hoeng youq mwh soujsuz
caengz guh genjcaz, cix fatyienh gij conjanhmeiz bouxbingh gig sang. Neix
couh fatseng le vwndiz, vunzbingh dwg baenz binghganhyenz ma?
Danghnaeuz dwg binghganhyenz dangseiz couh mbouj ndaej guh soujsuz,
bietdingh aeu yw binghganhyenz gonq, hoeng mbouj guh soujsuz youh loeng
gvaq aen seizgei yw ndok raek. Doeklaeng ginggvaq cien'gya faensik,
nyinhnaeuz vunzbingh youq mwh caengz dengsieng, gij goengnaengz aen
daep de cingqciengz mbouj dwg baenz binghganhyenz, mbat conjanhmeiz
neix swng sang dwg aenvih ndok raek caeuq ndangnoh deng sieng cauxbaenz
cix mbouj dwg ndaej binghganhyenz, wngdang ceng'aeu seizgan guh soujsuz.
Doeklaeng soujsuz gvaqlaeng conjanhmeiz hix hoizfuk daengz cingqciengz.

2. Gij Gvanhaeh Yindungliengh、Yindung Giengzdoh Nem Seizgan Caeuq Conjanhmeiz Swng Sang

Yindung ndaej sawj conjanhmeiz swng sang, haenx dwg mbouj dwg
vihliux mienx ndaej yinxhwnj daep deng sieng vaih、conjanhmeiz swng sang
couh mbouj camgya yindung roxnaeuz gemjnoix yindungliengh ne? Gizsaed
mbouj yungh vihneix gaenjcieng, aenvih mbouj dwg cijaeu yindung
conjanhmeiz couh yaek swng sang. Doenggvaq cazyawj fatyienh
yindungliengh caeuq conjanhmeiz sang daemq miz gvanhaeh maedcaed,
yindungliengh yied lai、yied haenqrem、seizgan yied raez, conjanhmeiz
swng sang yied yienhda, gij yindung hanghmoeg cungdongj hung beij
cungdongj iq haenx, engq yungzheih cauhbaenz conjanhmeiz swng sang,

ndigah fanzdwg gij vunz camgya dijyuz yindung roxnaeuz dijyuz lienhndang haenx wngdang ciuq bouhloh cugciemh bae guh, cugciemh demgya yindungliengh, yawhbienh sawj ndangdaej cugciemh hab'wngq, caemhcaiq doiq hoizfuk gak cungj goengnaengz miz leih.

3. Vihmaz Yindung Haenqrem Gvaqlaeng Roxnaeuz Deng Sieng Ndaej Sawj Conjanhmeiz Swng Sang

Seizneix yaek daezok aen vwndiz ndeu, vihmaz youq yindung haenqrem roxnaeuz deng sieng le conjanhmeiz yaek swng sang, neix sien ndaej liujgaij ndang vunz dwg youz gij gihsibauh fouzsoq gapbaenz, youq baihrog sibauh ndang miz caengz bozmoz gig mbang ndeu, de yienh'ok rongxcingh, ndaej baujmaenh sibauh cingqciengz youq ndaw rog guh vuzciz gyauvuenh. Yindung haenqrem gvaqlaeng (lumjbaenz ciengz lamzgiuz doxdax haenqrem ndeu) vunzraeuz ciengzseiz roxnyinh daengx ndang indot, genjcaz lwed ndawde yujsonh hamzliengh demgya, doicaek youq ndaw vanzging soemj neix, ndaej sawj gihsibauhmoz demgya gij ronghcingx haenx, sawj gij conjanhmeiz yienzlaiz youq ndaw sibauh haenx cuengq haeuj ndaw lwed, lwedsaw conjanhmeiz cix swng sang. Mwh yindung lij ndaej okyienh naengnoh rag sieng、gihsibauh deng sonjhaih、gih senhveiz bienqsingq vaihdai, yienghneix gij conjanhmeiz ndaw sibauh cuengq haeuj ndaw lwed, hawj lwedsaw conjanhmeiz swng sang. Gij saeh mbouj ndaej yawjlawq de dwg yindung le, cawzliux doiq gihsibauh、goetndok、nohsim daengj miz sonjsieng caeuq yingjyangj cingzdoh mbouj doengz caixvaih, doiq aendaep bonjndang hix miz sonjsieng. Miz vunz yungh nouhau iq guh aen sawqniemh mizyinx ndeu, genj duz nouhau iq ndangcangq ndeu cuengq youq ndaw raemx guh "youzraemx sonlienh", moix aen singhgiz 6 baez, moix baez 30 faen cung, neix doiq nouhau iq daeuj gangj, caen ndaej naeuz dwg "daih yindungliengh sonlienh" lo. Gvaq ndwen ndeu le, gij dangzyenz bwhcwk ndaw daep nouhau iq mingzyienj gemjnoix, mbangj daepsibauh ndaej miz gaijbienq caiqlij boedleg dem, yienghneix lwedsaw conjanhmeiz dangyienz couh swng sang lo.

Lij miz vunz aeu nouhau iq guh sawqniemh "yindung nyiegnaiq", cazyawj gij cingzgvang aen daep nouhau iq deng sieng cingzgvang. Sojgangj "gij yindung nyiegnaiq" couhdwg dawz nouhau iq cuengq youq ndaw raemx, hawj de mbouj dingz bae youzraemx cigdaengz de mbouj ndaej laebdaeb youz lo，roxnaeuz youz mbouj doengh caem roengzbae mbouj ndaej caiq dauqma gwnzraemx，aen gocwngz neix couh heuhguh baez "yindung nyiegnaiq" ndeu. Dangyienz aen yindung nyiegnaiq baezsoq yied lai，aendaep binghbienq yied mingzyienj，baez nyiegnaiq yindung ndeu gvaqlaeng conjanhmeiz nouhau ndaej baenz boix swng sang，danghnaeuz duz nouhau iq ginggvaq 7 baez yindung nyiegnaiq，conjanhmeiz beij yindung gaxgonq swng sang 5 boix. Dangyienz youq doxdax caeuq sonlienh seiz mbouj ndaej dabdaengz "yindung nyiegnaiq" cungj deihbouh neix，caemhcaiq youq satdingz yindung yietnaiq gvaqlaeng，conjanhmeiz ndaej hoizfuk.

Yindungsing Daep Sienghaih Caeuq Gij Danbwz Lwedsaw

Ndangvunz liz mbouj ndaej danbwzciz，moix ngoenz cungj wnggai gwn itdingh soqliengh danbwzciz daeuj baujmaenh ndangdaej aeuyungh. Miz vunz nyinhnaeuz danbwzciz ndaej daezsang gij sinzgingh hidungj yindungyenz hoenghhwd，daezsang wngqgik yauqwngq，ndigah youq gijgwn yindungyenz，gij hamzliengh danbwzciz hix beij itbuen vunz sang. Hoeng hix miz vunz nyinhnaeuz yindungyenz mbouj wnggai gwn danbwzciz daiq lai，daegbied dwg doxdax gaxgonq，aenvih gwn gijgwn hamz danbwzciz sang lai，ndaej demgya ndangdaej lawhvuenh. Itbuen cungj miz gij gingniemh yienghneix，gaeq、bit、bya、noh gwn imq donq ndeu le，couh yaek roxnyinh hozhawq，baenzneix cix demgya gwn raemx，ndaw ndang gij doxgaiq lawhvuenh hix demgya，laebdaeb demgya diuzrap aendaep、mak，doiq yindung mbouj leih.

Cawzbae gij danbwzciz doenggvaq gijgwn suphaeuj，ndang vunz hix ndaej habbaenz danbwzciz yaekaeu haenx，gij "gunghcangj" cujyau habbaenz danbwzciz couhdwg aendaep，gij danbwzciz youz aendaep habbaenz haenx daih'iek ciemq ndang vunz moix ngoenz habbaenz danbwzciz cungjliengh 40% doxhwnj，gij bwzdanbwz、giuzdanbwz ndaw lwedsaw daengj cungj youz daepsibauh habbaenz. Cawz gij neix caixvaih，aendaep lij ndaej dawz dangz、lauzhaj guh "gaijcau"，sawj gyoengqde bienqbaenz gij yenzliu caenh'itbouh habbaenz danbwzciz. Ndigah，aendaep aenvih mbouj doengz yienzaen cauhbaenz sonjsieng、gij goengnaengz daepsibauh habbaenz danbwzciz gemjdoiq seiz，gij soqliengh caeuq caetliengh danbwzciz ndaw lwedsaw cungj miz bienqvaq.

Ciengzgeiz daihliengh yindung sonlienh cauhbaenz daepsaej mbouj doengz cingzdoh sonjhaih gaenq deng goengnyinh，ndigah cazyawj gij hamzliengh lwedsaw danbwzciz yindungyenz mboujdan ndaej cingqdeng cijdauj yindungyenz habdangq gwn yingzyangj，yawhbienh baujcwng de ndaej daezsang gij naengzlig doxdax cix mbouj ndaej demgya gij rapdawz aendaep caeuq mak de daezhawj baengzgawq，caemhcaiq lij ndaej bangcoh buenqduenh yindungyenz dwg mbouj dwg aenvih gak cungj yienzaen cauhbaenz aendaep dengsieng.

1. Lwedsaw Cungjdanbwz Caeuq Bwzdanbwz

Lwedsaw cungjdanbwz (*TP*)、bwzdanbwz (*ALB*) dwg song hangh genjcaz genjcwz gij goengnaengz aendaep haemq ciengzseiz yungh de，doiq gij lwedsaw 468 boux guekgya cizyindui yindungyenz guh *TP* caeuq *ALB* genjcw，gij gezgoj de caeuq itbuen vunzlai doxdoengz，hoeng mboujguenj dwg cungjdanbwz roxnaeuz dwg bwzdanbwz，cungj dwg cawqyouq aen suijbingz ceiq sang soq cingqciengz，cungjdanbwz youq moix swng lwedsaw 7.0 gwz doxhwnj，bwzdanbwz youq moix swng lwedsaw 4.5 gwz doxhwnj，caemhcaiq caeuq yindung hanghmoeg mbouj miz gvanhah.

2. Lwedsaw Danbwz Denyungj

Lwedsaw danbwz denyungj hix dwg aen banhfap ciengzyungh genjcaz gij goengnaengz aendaep ndeu. Raeuz rox lwedsaw danbwz dwg cungj doenghyiengh gyauhdij ndeu，ndawde hamz miz gij danbwz mbouj doengz，doengh gij danbwz neix gij fwnhswjlieng de mbouj doengz，youq ndaw lwedsaw youzliz cangdai mbouj doengz，soj daiq denhoz mbouj doengz，youq ndaw dencangz gij suzdu youzraemx hix mbouj doengz. Leihyungh aen yienzleix neix，ndaej dawz danbwz ndaw lwedsaw faenhai，itbuen fwnhswjlieng iq daiq denhoz lai haenx buet ndaej vaiq，youq ndaw dozdenyungj cawqyouq ceiq baihnaj. Gaengawq gij suzdu denyungj，lwedsaw danbwz deng daihgaiq faen guh bwzdanbwz、α_1-giuzdanbwz、α_2-giuz-danbwz、β-giuzdanbwz caeuq γ-giuzdanbwz.

Miz vunz cazyawj gvaq，gij bwzfwnhliz lwedsaw bwzdanbwz boux denzging yindungyenz caeuq Majlahsungh yindungyenz sang gvaq boux

cingqciengz, hoeng α_2-giuzdanbwz caeuq γ-giuzdanbwz cix daemq; moz-
dozceh yindungyenz α-giuzdanbwz、β-giuzdanbwz beij boux cingqciengz
sang; gijcung yindungyenz γ-giuzdanbwz caeuq β-giuzdanbwz sang gvaq boux
cingqciengz, hoeng α_2-giuzdanbwz cix daemq; hoeng danghnaeuz aenvih
gaemhanh ndangnaek cix hanhhaed gijgwn, lwedsaw bwzdanbwz mingzyienj
doekdaemq, giuzdanbwz bouhfaenh cix demgya.

Dang guh yindung seizgan dinj gvaqlaeng, lwedsaw danbwz denyungj
mbouj miz mingzyienj gaijbienq, hoeng lai baez roxnaeuz ciengzgeiz yindung
le, lwed yujsonh ndaw lwedsaw yindungyenz mingzyienj gya sang seiz,
lwedsaw bwzdanbwz bwzfwnhliz gya sang, hoeng γ-giuzdanbwz doekdaemq.
Yindungyenz gag roxnyinh mbouj ndei, gizyawz genjcwz gezgoj mbouj
doengz seiz, lwedsaw γ-giuzdanbwz caeuq α_2-giuzdanbwz mingzyienj doek-
daemq, ndigah bienqdoengh cazyawj danbwz denyungj ndaej doiq cunghab
bingzdingh gij goengnaengz cangdai yindungyenz miz bangcoh.

Yindungsing Daep Sienghaih Caeuq Lwedsaw Danj-hungzsu

Mwh raen cehda、naengnoh bienq henj, saek nyouh henjgeq lumj caz
noengz, youq ndaw bat hau ngauzdoengh le, gij fugfauz de yienh'ok saek
henjloeg seiz, couh gangjmingz okyienh le vuengzbiu, lwedsaw danjhungzsu
gya sang. Gaengawq canjseng yienzaen mbouj doengz vuengzbiu ndaej faen
baenz geij cungj loihhingz: ①Vuengzbiu yungzhezsing, dwg aenvih
daihliengh sibauh hoengz ndaw ndang deng buqvaih cix yinxhwnj; ②Gij
vuengzbiu daepsibauh, dwg aenvih gak cungj yienzaen cauhbaenz gij
binghvuengzbiu youz daepsibauh deng sieng cij yinxhwnj; ③Gij saek-
dingzsingq vuengzbiu, aenvih gak cungj yienzaen yinxhwnj mbei deng
saeklaengz, saek raemxmbei mbouj ndaej cingqciengz baiz daengz ndaw saej,
couh lumjnaeuz diuz roen cingqciengz mbouj doeng, cijndei doiqdauq lingh ra
roen haeuj lwed bae.

Bingzseiz gij yinhsu yinxhwnj vuengzbiu ciengzseiz dwg gyoebhab,
mizseiz aiq dwg moux cungj yinhsu guhcawj.

Danjhungzsu demsang ciengzseiz gig nanz caeuq yindungyenz roxnaeuz
daih yindungliengh sonlienh lienzhaeh hwnjdaeuj. Hoeng miz vunz fatyienh

yindung haenqrem ndaej sawj sibauh hoengz cuising demgya, gij rengzdijgang sibauhmoz gemjnyieg, cauxbaenz sibauh hoengz buqvaih demgya; mwh yindung haenqrem aenvih aen mamx cuengq ok moux cungj yinhsu yungzlwed, ndaej sawj aen sibauh hoengz buqvaih mizok yungzlwed; daih yindungliengh ndaej yinxhwnj ndaw daep cwk lwed, daepsibauh deng sieng foeggawh cauxbaenz yungzlwed. Ndigah genjcaz lwedsaw danjhungzsu cawz le ndaej bangcoh duenqdingh binghdaep caixvaih, lij ndaej dangguh hangh cijbyauh gamcaek yindung sonlienhliengh ndeu.

Gij genjcwzciz danjhungzsu yindungyenz caeuq itbuen vunz daihdaej doxdoengz, gaenq miz vunz doiq gij lwedsaw 468 boux yindungyenz guh danjhungzsu genjcwz, fatyienh ndawde 15 boux cungj danjhungzsu demsang, ciemq 3.2%, boux ceiq sang de ndaej dabdaengz soq cingqciengz 2 boix doxhwnj.

Yindungyenz dwg aen ginzdij daegbied ndeu, gyoengqde gawq caeuq vunz cingqciengz ityiengh ndaej lahdawz ganhyenz, hoeng hix ndaej aenvih gij fuengsik gwndaenj, sonlienh daegbied de cauhbaenz mbangj di genjcwz hanghmoeg mbouj cingqciengz, hoeng cix mbouj dwg binghdoegsingq ganhyenz, wnggai louzsim song yiengh neix gij mbouj doengz.

Yindungyenz Caeuq Ganhyenz Binghdoeg

1. Yindungyenz Caeuq Lahdawz Binghdoeg Yizhingz Ganhyenz

Yindungyenz gyonjlienh daegbied dwg gij vunz guekgya cizyindui daj seiq fueng bet baih daeuj, miz mbouj noix daj giz dieg fat binghganhyenz lai haenx daeuj, bonjndang lahdawz gihvei couh lai. Gaenq miz vunz doiq 631 boux yindungyenz caeuq boux guh hong dijyuz guh diucaz, fatyienh boux biujmienh gangyenz yangzsing 37 vunz, gij beijlwd yangzsing dwg 5.9%; yizhingz ganhyenz biujmienh gangdij yangzsing 192 vunz, gij beijlwd yangzsing dwg 30.4%, gangyenz caeuq gangdij song de cungjyangzsing gij beijlwd de dwg 36.3%, hix couhdwg naeuz bouhfaenh vunz neix ndawde gaenq miz 36.3% lahdawz gvaq binghdoeg yizhingz ganhyenz. Dandan yizhingz genhyenz biujmienh gangyenz yangzsing、 boux conjanhmeiz cingqciengz, heuhguh boux raekdawz binghdoeg yizhingz ganhyenz mbouj miz binghyiengh, cungj raekdawz binghdoeg yizhingz ganhyenz mbouj miz binghyiengh neix doiq ngoenznaengz sonlienh、daezsang cingzcik aiq miz itdingh yingjyangj，miz mbangj vunz engqlij ndaej fazcanj baenz yizhingz ganhyenz cix deng gig caeux gietsat gij cizyez yindung.

2. Boux Raek Gij Binghdoeg Yizhingz Ganhyenz Caeuq Yindung

Seizneix lij mbouj miz cungj yw caeuq fuengfap daegbied mizyauq ndeu，ndaej sawj boux raek gij binghdoeg yizhingz ganhyenz gij yizhingz ganhyenz biujmienh gangyenz ndaw lwed gig vaiq couh cingcawz，itbuen boux raek cungj bingh neix ciuq bingzciengz guhhong、gwndaenj caeuq hagsib. Hoeng yindungyenz dauqdaej caeuq itbuen vunz mbouj doengz，gyoengqde yaek souh daih yindungliengh sonlienh，danghnaeuz satdingz sonlienh seizgan loq raez，mboujdan yingjyangj daezsang cingzcik，lienz gij suijbingz yienzmiz haenx cungj nanz ndaej baujmaenh. Doiq doenghgij yindungyenz cingzcik haemq ndei，ndaej genhciz cingqciengz sonlienh hoeng conjanhmeiz itcig cingqciengz haenx，youq yihyoz gamduk cingzgvang lajde dinghgeiz genjcaz lwedsaw conjanhmeiz，cijaeu conjanhmeiz cingqciengz couh ndaej ciuq bingzciengz sonlienh roxnaeuz doxdax. Danghnaeuz conjanhmeiz swng sang cix aeu baizcawz gij yinhsu aenvih yindung soqliengh daiq lai daengj cauhbaenz daep deng sonjsieng le，ndaej ciuq gij binghdoegsingq ganhyenz daeuj yw.

3. Yindungyenz Caeuq Lahdawz Binghdoeg Bingjhingz Ganhyenz

Gij binghdoeg bingjhingz ganhyenz，cujyau dwg doenggvaq soengq lwed roxnaeuz dajcim gij yw aeu lwed cauhguh cix cienzlah，yienznaeuz gaenh geij bi daeuj bouxgienlwed caeuq gij goeklwed aeu bae cauhguh bwzdanbwz daengj doengh cungj yw aeu lwed cauhguh haenx，cungj aeu ginggvaq genjcaz gij binghdoeg yizhingz ganhyenz，ndaej baexmienx daih dingzlai gihvei aenvih soengqlwed cix lahdawz yizhingz ganhyenz，hoeng gij ywsawq genjcaz binghdoeg bingjhingz ganhyenz cigdaengz 1993 nienz cij cingqsik doenggvaq guekgya biucinj，1994 nienz veiswnghbu cingqsik gietdingh sojmiz bouxgienlwed bietdingh aeu genjcaz gij binghdoeg bingjhingz ganhyenz.

Yindungyenz sonlienh、doxdax cauhbaenz binghsieng haemq lai，ndigah ciengzseiz miz gihvei dajcim、soengqlwed roxnaeuz soengq gij yw aeu lwed guhbaenz de. Gaenq miz boux yindungyenz gig maenhndei ndeu，aenvih soengq haeuj gij lwedsaw bwzdanbwz vunz caengz ginggvaq genjcaz haenx gvaqlaeng conjanhmeiz swng sang，binghdoeg bingjhingz ganhyenz hwzdangz hwzsonh（HCV RNA）yangzsing，bingjhingz ganhyenz gangdij yangzsing，baenz bouxbingh bingjhingz ganhyenz denjhingz ndeu，yienznaeuz ginggvaq ywbingh，conjanhmeiz lij seiz sang seiz daemq，doeklaeng gig caeux gietsat le gij ciknieb yindung.

4. Yawhfuengz

Mwh binghdoegsingq ganhyenz geizcaeux yw caeuq yawhfuengz gig youqgaenj，doiq gij binghdoegsingq ganhyenz mbouj doengz de ndaej yungh banhfap mbouj doengz bae yawhfuengz.

（1）Yawhfuengz gyazhingz、vuhingz ganhyenz：Gyazhingz、vuhingz ganhyenz cungj cujyau doenggvaq gij roenloh ndaw saej cienzlah，ndigah aeu haeujsim geij diemj lajneix：

①Gyagiengz doiq yindungyenz goyinz veiswngh、gijgwn veiswngh cihsiz guh senhconz gyauyuz.

②Gyagiengz guenjleix vanzging veiswngh caeuq haexnyouh，fuengzre goekraemx caeuq gijgwn uqlah，mbouj gwn raemxheu，youq giz dieg goenggungh guh aen cidu faenhaeux daengj.

③Dajcim gyazhingz ganhyenz yizmyauz：Gaenh geij bi daeuj，guek raeuz gaenq yenzgiu cauhbaenz gyazhingz ganhyenz yizmyauz，doiqdingj gij vunz yungzheih lahdawz binghdoeg gyazhingz ganhyenz gangdij yaemsingq haenx，ndaej yawhfuengz ciepndaem yizmyauz. Hoeng aen yizmyauz neix doiq vuhingz ganhyenz mbouj miz cozyung yawhfuengz.

（2）Yawhfuengz yizhingz、bingjhingz ganhyenz：Yindungyenz yawhfuengz yizhingz、bingjhingz ganhyenz cawz le ndaej yungh baihgwnz gij cosih ①、② caixvaih，doiq yindungyenz lij ndaej yungh gij fueng'anq lajneix.

①Daengxcungq duiyenz gyonjlienh genjcwz yizhingz ganhyenz biujmienh gangyenz、biujmienh gangdij，danghnaeuz song yiengh neix cungj dwg yaemsingq，roxnaeuz yizhingz ganhyenz biujmienh gangdij yienznaeuz dwg yangzsing，hoeng gij soqcig de youq moix hauzswngh 10 gozci danhvei doxroengz seiz，cix wnggai yungh aen fueng'anq caeuq gyoengqvunz gizyawz doxdoengz，bae dajcim yizhingz ganhyenz yizmyauz，youq daengx aen gocwngz ciepndaem ndaej 1～2 ndwen le fukcaz yizhingz ganhyenz biujmienh

gangdij, danghnaeuz lij youq moix hauzswngh 10 aen gozci danhvei
doxroengz roxnaeuz dwg yaemsingq seiz, cix wnggai caiq gyagiengz dajcim
yizhingz ganhyenz yizmyauz, cigdaengz gij yizhingz ganhyenz biujmienh
gangdij yangzsing, caemhcaiq dabdaengz moix hauzswngh 10 aen gozci
danhvei doxhwnj.

②Moix bi daengz mwh dijgenj cungj wngdang genjcwz yizhingz
ganhyenz biujmienh gangyenz caeuq biujmienh gangdij, youq mwh
biujmienh gangdij lij youq moix hauzswngh 10 aen gozci danhvei doxhwnj,
couh mbouj yungh dajcim yizmyauz, danghnaeuz biujmienh gangdij
doekdaemq roxnaeuz cienj yaem, couh wngdang gyagiengz dajcim yizhingz
ganhyenz yizmyauz.

③Gij yindungyenz gaenq haeuj aen doihcomzlienh bae hoeng biujmienh
gangyenz dwg yangzsing haenx, danghnaeuz cingzcik mbouj hwnjbae,
sonlienh youh mbouj ndaej ciuq giva guhbaenz, cix ndaej lizhai aen
doihcomzlienh satdingz sonlienh.

④Duiyenz moq youq comzlienh gaxgonq wnggai sien genjcaz yizhingz
ganhyenz biujmienh gangyenz, danghnaeuz dwg yangzsing, cawz le
daegbied aeuyungh hoeng youh miz roennaj goj ndaej gungganq haenx,
itbuen mbouj ndaej haeuj aen doihcomzlienh, gij yindungyenz daegbied miz
roennaj goj ndaej gungganq haenx, hix wnggai youq yiemzmaed cazyawj
lajde guh sonlienh.

⑤Duiyenz moq genjcaz danghnaeuz yizhingz ganhyenz biujmienh
gangyenz caeuq biujmienh gangdij cungj dwg yaemsingq seiz, ndaej ciuq aen
fueng'anq gwnzneix dajcim yizhingz ganhyenz yizmyauz.

（3）Yawhfuengz bingjhingz ganhyenz: Bingjhingz ganhyenz seizneix lij
mbouj miz yizmyauz, ndigah yawhfuengz bingjhingz ganhyenz cawz ok
bouxgienlwed caeuq gij yenzcaizliu aeu lwed guhbaenz haenx aeu yiemzgek
genjcaz caixvaih, gij banhfap ceiq mizyauq de couhdwg dajcim、coulwed
wnggai dwg boux vunz ndeu fag cim ndeu diuz guenj ndeu, fag cim yungh
baez dog ndeu. Daihlig dizcang goengminz yivu bae gien lwed, baujcwng gij
caetliengh lwed, caenhliengh gemjnoix soengqlwed roxnaeuz soengq gij yw
aeu lwed guhbaenz（lumjbaenz bwzdanbwz lwed vunz daengj）, aenvih
goeklwed yienznaeuz cungj sien ginggvaq genjcaz, baizcawz le lahdawz

yizhingz ganhyenz、bingjhingz ganhyenz caeuq binghdoeg aiswhbing，hoeng gij cigndaej louzsim de dwg gijmaz genjcaz hix mbouj ndaej bak faenh cih bak cinjceng mbouj loek，couhsuenq miz di loekca，hix cukgaeuq cauhbaenz hougoj yiemzcungh.

Cieng Daih 7
Ganhyenz Binghdoeg

Gij Goekbingh、Cungjloih Binghdoegsingq Ganhyenz

Binghdoegsingq ganhyenz dwg cuj binghlah lai fat ndeu, de dwg binghdoeg ganhyenz yinxhwnj aeu sonjsieng aendaep bouxvunz guh cawj. 1989 nienz 9 nyied, youq gwnz Yizbwnj Dunghgingh Gozci Ganhyenz Veiyi cingqsik dawz binghdoegsingq ganhyenz faen baenz gyaz、yiz、bingj、dingh caeuq vu 5 aen loihhingz, faenbied youz gij binghdoeg gyazhingz ganhyenz (HAV)、binghdoeg yizhingh ganhyenz (HBV)、binghdoeg bingjhingz ganhyenz (HCV)、binghdoeg dinghhingz ganhyenz (HDV) caeuq binghdoeg vuhingz ganhyenz (HEV) yinxhwnj. Linghvaih, lij daezok le aen vwndiz ganhyenz mbouj dwg gyazhingz—vuhingz ganhyenz, doxriengz daezok le gijhingz ganhyenz、gwnghhingz ganhyenz caeuq gij binghdoeg ganhyenz moq (TTV) doenggvaq soengqlwed cienzlah, hoeng cungj mboujcaengz ndaej dingh lwnh.

Gij binghdoeg ndaej yinxhwnj ndang vunz aendaep sonjsieng haenx, vanzlij miz gij binghdoeg sibauh hungloet、binghdoeg EB、binghdoeg baucinj dandog、binghdoeg funghcinj caeuq binghdoeg vuengzndat, hoeng mbouj dawz gyoengqde gvihaeuj gij binghdoeg ganhyenz bae, dwg aenvih gyoengqde baenz bingh mbouj dwg aeu sonjhaih aendaep guh cawj, roxnaeuz dwg sienghaih aendaep gaenjcij dwg gij binghleix sonjhaih mbouj youqgaenj ndawde yiengh ndeu.

Gij Fuengsik Cienzlah Caeuq Daegcwng Riuzhengz Bingh Gyazhingz Ganhyenz

1. Gij Goekbingh Cienzlah

Gij goekbingh cienzlah bingh gyazhingz ganhyenz dwg bouxvunz bingh gyazhingz ganhyenz gipsingq caeuq boux lahdawz yalinzcangzhingz (cungj

loihhingz yaemndumj mbouj miz fatbingh) haenx, caemhcaiq bouxlahdawz
yaemndumj de daihgaiq dwg boux fatbingh gyazhingz ganhyenz gipsingq 3~4
boix, ndigah boux yaemndumj lahdawz de dangguh gij eiqngeih goekbingh
engq daih.

Vunz lahdawz gij binghdoeg gyazhingz ganhyenz gvaqlaeng, geiz
ndumjyouq 30 ngoenz baedauq seiz cij fatbingh, itbuen youq fatbingh
gaxgonq 2 aen singhgiz hainduj dwg daj ndaw haex baizok gij binghdoeg
gyazhingz ganhyenz, youq mwh geizbyai ndumjyouq daengz mwh fatbingh
cogeiz dwg aen seizgeiz daj ndaw haex baizok binghdoeg soqliengh ceiq lai,
daengz vunzbingh ok vuengzbiu roxnaeuz lwedsaw conjanhmeiz swng daengz
giz ceiq sang seiz, couh daj ndaw haex baizok binghdoeg soqliengh doek-
daemq, itbuen daengz fatbingh 2 aen singhgiz couh dingz daj ndaw haex
baizok binghdoeg. Hix couhdwg lahdawz binghdoeg gyazhingz ganhyenz le,
daj ndaw haex baiz binghdoeg daihgaiq dwg 4 aen singhgiz.

Daj lahdawz gij binghdoeg gyazhingz ganhyenz gvaqlaeng 2 aen singhgiz
hainduj miz gij daegcwng lwed deng lahdawz binghdoeg, daengz mwh
ndumjyouq satbyai roxnaeuz lwedsaw conjanhmeiz dabdaengz giz ceiq sang
gaxgonq, gij daegcwng lwed deng lahdawz binghdoeg mingzyienj, hoeng
dangseiz boux vunzbingh ciengzseiz mbouj gag rox cix caengz bae yawjbingh,
youq mwh ok vuengzbiu le roxnaeuz lwedsaw conjanhmeiz soqliengh
dabdaengz gig lai, gij binghdoeg gyazhingz ganhyenz gaenq daj ndaw
lwedsaw vunzbingh siusaet bae, mwhneix youq ndaw lwed genjcaz mbouj ok
binghdoeg, ndigah gij beijlwd doenggvaq soengqlwed roxnaeuz dajcim
cienzlah gyazhingz ganhyenz de gig daemq.

2. Gij Roenloh Cienzlah

Gaengawq gij cingzgvang binghdoeg gyazhingz ganhyenz youq ndaw
ndang boux vunz hwnjroengz, ndaej yawjok gij binghdoeg gyazhingz
ganhyenz cujyau dwg youz gij haex vunzbingh baizok rog ndang daeuj,
doenggvaq diuz roenloh siuvaq, hix couhdwg gij roenloh haex-bak bae
cienzlah, gij cujyau fuengsik cienzlah de miz 3 cungj lajneix.

(1) Ginggvaq raemx cienzlah: Youz gij goekraemx raemxgwn deng
haex uqlah yinxhwnj. Gij uqlah goekraemx ndaej aenvih: ① Raemxrongz
fwnraq roxnaeuz raemxdumh caihaih; ②Rij raemx huz dahnga caeuq raemx

daemz、raemx cingj feuz caeuq goekraemx ndaw daemz rom raemx deng uqlah；③Diuzguenj raemxswlaisuij conghbyoengq caeuq diuz guenj lajnamh dek cingq cauxbaenz "roen dinj" cix cauhbaenz goekraemx uqlah. Gij bingh gyazhingz ganhyenz daj neix cauhbaenz haenx, ciengzseiz nangqdaengz fanveiz gvangq、vunz lai，cauxbaenz fwtfat roxnaeuz riuzhengz.

（2）Doenggvaq gijgwn cienzlah：Gijgwn deng haexnyouh uqlah miz song cungj fuengsik，cungj ndeu dwg suijcanjbinj（loih gyapbangx、mujli、duzbaeu daengj）youq mwh dajciengx、daehyinh deng uqlah；lingh cungj dwg gijgwn youq mwh couaeu、cauhguh caeuq siugai，danghnaeuz boux gyagoeng caeuq boux siugai gijgwn dwg boux daiqmiz gij binghdoeg gyazhingz ganhyenz ndumjyouq，roxnaeuz boux baenz gyazhingz ganhyenz、boux baenz gyazhingz ganhyenz youq mwh fatbingh cogeiz，aiq uqlah gijgwn，daegbied dwg gijgwn cauhguh siugai cigsoh haeuj bak，lumjbaenz byaekheugyaux、nohcingcug daengj ndaej yinxhwnj boux gwn haeux deng cienzlah. Guek raeuz mbangj giz dieg daegbied dwg gij vunz ndaem byaek ndaw singz，sawjyungh gij raemxgyuek ngoenznaengz ndaw singz roxnaeuz gij haexnyouh singjsien（caengz romcuengq oemqfat）cigciep rwed raemx coi maj gij byaekheu lumj lauxbaeg iq、byaekgat、byaekgep、makyungz daengj，danghnaeuz caengz swiq seuq couh gwn ndip gij byaekheu neix，couh aiq lahdawz gij binghdoeg gyazhingz ganhyenz caeuq gij nengzbingh dungxsaej wnq（oksiq、sienghanz daengj）.

Mauzganh、nizganh、mujli、gyapbangx daengj doenghduz gyapbangx ndaw raemx，ginggvaq saedniemh yenzgiu cwngmingz，moix diemj cung ndaej lawh 5～40 swng raemx，ndaej dawz gij binghdoeg gyazhingz ganhyenz ndaw raemxgyuek sukiq 15～29 boix. Gij binghdoeg gyazhingz ganhyenz youq ndaw diuz siuhvasen mauhganh ndaej lixyouq 3 ndwen. Guek raeuz baihnamz mbangj di sengj si swcigih gihminz miz gij sibgvenq yungh raemxgoenj bae log duz mauzganh、nizganh mbat ndeu，roxnaeuz yungh ciengqyouz caeuq laeujvuengz cimq duzde le gwn ndip，yienghneix couh yungzheih lahdawz gyazhingz ganhyenz，hix gaenq miz gij baudauj guek raeuz baihnamz aenvih gwn mauzganh ndip cij yinxhwnj gyazhingz ganhyenz daih riuzhengz. 1988 nienz 1 nyied 19 hauh daengz 3 nyied 18 hauh 2 ndwen ndawde couh miz gyazhingz ganhyenz fatbingh 292300 laeh，ginggvaq liuzhingzbingyoz diucaz, gij goekbingh de vanzlij dwg gihminz gwn mauzganh ndip yinxhwnj. Gij mauzganh aiq yinxhwnj fatbingh haenx laihliengh youq ndaw hawciengz gai, cujyau canj youq fueng dieg Gyanghsuh Lijsi diegraiq giz dieg baenz binghganhyenz lai haenx, caiqlij yungh aen ruz iq coux haexnyouh haenx daeh bae daengz dieg Sanghaij Si siugai, yinxhwnj Sanghaij ndaw si gyazhingz ganhyenz fwtfat riuzhengz. Baez binghlah yeimzcungh neix yinxhwnj gyoengqvunz indot ngeixnaemj, it dwg aeu gaijbienq gij sibgvenq mbouj ndei gwn gij mauhganh ndip daengj gij suijcanjbinj loih gyapbangx haenx, ngeih dwg "aenfap gijgwn veiswngh" guek raeuz dan aeu singjsien guh gij siugai byauhcunj gyapbangx suijcanjbinj de, wnggai caiq coihdingh, aeu caenhvaiq yenzgiu gij fuengfap genjcwz vaiqvit ndaw suijcanjbinj miz binghdoeg caeuq gij nengzbingh fatbingh haenx.

Gij daegdiemj gyazhingz ganhyenz yiengh gijgwn fwtfat riuzhengz miz: ①Boux vunzbingh lai miz gij lizsij gwn moux cungj gijgwn doengzcaez fatbingh, mbouj gwn gijgwn neix mbouj fatbingh roxnaeuz fatbingh gig noix. ②Aenvih gij binghdoeg ndaw gijgwn uqlah beij ndaw raemx noengzdoh sang, ndigah daj gwn gijgwn deng uqlah daengz mwh fatbingh doxgek duenh seizgan ndumjyouq haemq dinj ndeu (noix gvaq 30 ngoenz), caemhcaiq binghcingz bien naek, boux baenz vuengzbiu ciemq lai. ③Youq ndaw gijgwn deng uqlah ndaej faenliz ok gij binghdoeg gyazhingz ganhyenz. ④Miz saek ngoenz dingzcij gunghawj gijgwn roxnaeuz gijgwn deng uqlah haenx ginggvaq siudoeg cawqleix, ginggvaq geiz ndumjyouq ndeu le cix dingzcij fatseng vunzbingh moq. ⑤Boux baenz bingh gyazhingz ganhyenz, ciengzseiz comz youq moux aen gunghcangj、gihgvanh、hagdangz、dozwzsoj、youwzyenz daengj danhvei ndawde, yienh'ok gij yienghsaeh fwtfat cienzlah roxnaeuz ndaw ranz ndeu doengzseiz miz geij boux vunz fatbingh.

(3) Ngoenznaengz gwndaenj ciepcuk cienzlah: Youz gij haexnyouh daiq binghdoeg de doenggvaq uqlah、vanjdawh、gij doxgaiq gwndaenj yungh、veiswngh sezsih caeuq duznengznyaen deng uqlah daengj, cigsoh roxnaeuz ganciep dawz binghdoeg ginggvaq conghbak cienz haeuj saejsiuvaq bae. Cungj fuengsik lahdawz neix ciengzseiz yinxhwnj sanq youq fatbingh, itbuen mbouj yinxhwnj fwtfat banhlah roxnaeuz riuzhengz, ciengzseiz fatseng youq ndaw vunzlai caeuq gizdieg veiswngh diuzgen ca、diegyouq ndaetnyaed nem gij

danhvei dozwzsoj、 youwzyenz、 cunghsiujyozyau、 budui daengj gwndaenj ciepcuk maedcaed haenx.

3. Gij Daegdiemj Riuzhengz

Gyazhingz ganhyenz aenvih roenloh cienzlah yungzheih saedyienh, ndigah de youq ndaw vunzlai yungzheih yinxhwnj fwtfat banhlah roxnaeuz riuzhengz. Gyazhingz ganhyenz dwg mbouj dwg riuzhengz caeuq dangdieg ginghci、 veiswngh canggvang nem diuzgen ranzyouq、 gwndaenj suijbingz gihminz maedcaed doxgven.

（1） Youq doengh aen guekgya ginghci fatdad haenx, lumjbaenz Meijgoz、 Yizbwnj、 Sih'ouh caeuq Bwzouh daengj guekgya, gij beijlwd fatbingh gyazhingz ganhyenz cug bi doekdaemq, seizneix gaenq gihbwnj gaemhanh, gij beijlwd gihminz deng lahdawz daemq. Gij beijlwd gyoengqvunz Meijgoz deng binghdoeg gyazhingz ganhyenz lahdawz de dwg 40%; doengh aen guekgya Bwzouh dwg 17% ~ 27%; gij beijlwd Suidenj youq 20 sigij 40 nienzdaih、 50 nienzdaih、 60 nienzdaih caeuq 70 nienzdaih deng gyazhingz ganhyenz fatbingh de gonqlaeng dwg 193/10 fanh、 31/10 fanh、 10/10 fanh caeuq 8/10 fanh. Gij ranzdajcaemx caeuq diengzhaex ndaw ranzyouq gihminz doglaeb mbouj dwg goengyungh haenx mbouj doengz nienzdaih soj ciemq beijlaeh dwg 22%、 44%、 66% caeuq 87%, neix gangjmingz fatbingh gyazhingz ganhyenz nem lahdawz binghdoeg gij beijlwd de caeuq gwndaenj suijbingz daegbied dwg ranzyouq diuzgen cigsoh doxgven. Youq aen guekgya ginghci fatdad haenx, gyazhingz ganhyenz cujyau dwg gyoengq gunghyinz rogguek caeuq gij lwg de daj giz dieg ginghci doeklaeng daiq haeuj ndaw guek bae caeuq gyoengq gihminz bonj guek bae yezdai、 Feihcouh、 Nanzya daengj dieg boux baeyouz haenx daiq ma ndaw guek.

（2） Youq doengh aen guekgya cingq fazcanj haenx, gyazhingz ganhyenz fatbingh beijlwd sang caeuq lahdawz binghdoeg beijlwd sang, youq lajmbanj ciengzseiz aenvih goekraemx mbouj seuqcingh, daegbied dwg raemxrongz raemxdumh caihaih yinxhwnj gyazhingz ganhyenz fwtfat banhlah roxnaeuz riuzhengz, beijlumj 1963 nienz Hozbwz Swngj Dacinghhoz rangdieg Dunghden Digih aenvih fatseng raemxdumh, raemxdumh cingjraemx caeuq diengzhaex gvaqlaeng goekraemx mbouj siudoeg gvaq, yinxhwnj 1866 laeh bouxbingh ganhyenz gipsingq, gaengawq faensik cujyau dwg gyazhingz ganhyenz. Youq ndaw hawsingz guek raeuz, uqlah gijgwn caeuq haethaemh ciepcuk cienzlah yinxhwnj faensanq fatbingh guhcawj. Gaengawq guek raeuz 1979 nienz daengz 1980 nienz, youq daengx guek (cawz le Daizvanh Swngj) gak swngj si swcigih guh liuzhingz bingyoz couyiengh diucaz binghdoegsingq ganhyenz, gij beijlwd daengx guek gihminz lahdawz binghdoeg gyazhingz ganhyenz de bingzyaenz dwg 71%; Baekging Si dwg 66.5%, ndawde gij gihminz ndaw singz lahdawz gij beijlwd de dwg 51%; gij nungzminz lajmbanj roggyae dwg 82%. Gij beijlwd Sanghaij Si gihminz lahdawz binghdoeg gyazhingz ganhyenz de daemq gvaq 50%, dingzlai doxhwnj gihminz doiq gij binghdoeg gyazhingz ganhyenz mbouj miz menjyizliz, yienghneix saeklaeuq bungq deng gij goekgyaeuj cienzlah, couh yaek yinxhwnj gyazhingz ganhyenz riuzhengz, 1988 nienz cogeiz gij gyauyin Sanghaij gyazhingz ganhyenz fwtfat banhlah de wngdang ndaejgeiq.

（3）Gyazhingz ganhyenz nienzgeij faenbouh: Youq doengh aen guekgya ginghci fatdad caeuq doengh aen guekgya cingq fazcanj haenx mbouj doengz, youq hawsingz hung caeuq lajmbanj, daegbied dwg doengh gizdieg ginghci mbouj fatdad haenx lajmbanj hix mbouj doengz. Youq Ouh Meij daengj doengh aen guekgya ginghci fatdad haenx, aenvih seiz lwgnyez lahdawz binghdoeg gyazhingz ganhyenz daiq daemq, daengz mwh vunzhung lij dingzlai mbouj miz menjyizliz, ndigah gij nienzgeij fatbingh gyazhingh ganhyenz cujyau dwg vunzhung. Lumjbaenz Audaliya 1977 nienz boux baenz gyazhing ganhyenz ndawde vunzhung ciemq 61%, Meijgoz 1983 nienz vunzhung gyazhingz ganhyenz binghlaeh ciemq 63.8%. Hoeng youq guek raeuz boux baenz bingh gyazhingz ganhyenz haenx 80% ~ 90% dwg gij lwgnyez hung ndaej 15 bi doxroengz. Gaengawq 1979 nienz Baekging Si diucaz, rogsingz lajmbanj 0~3 bi lahdawz binghdoeg gyazhingz ganhyenz gij beijlwd de dwg 28%; 4~6 bi dwg 84%, 7~9 bi dwg 92%, 10~12 bi dwg 96%. Gyoengq beksingq ndaw singz doxwngq doengz aen nienzlingz ndeu, gij biejlwd lahdawz bingh gyazhingz ganhyenz de ciuq gonqlaeng dwg 8%、24%、36% caeuq 36%, cigdaengz 20~29 bi cij dabdaengz 88%. Youq boux vunzhung gapbaenz fatbingh gyazhingz ganhyenz ndawde, daj gij beijlwd gyoengqvunz caengz ciepndaem gyazhingz ganhyenz yizmyauz cix lahdawz binghdoeg gyazhingz ganhyenz de, daihdaej ndaej fanjyingj gij ginghci canggvang、 veiswngh sezsih cingzgvang caeuq gij diuzgen ranzyouq、 gyauyuz vwnzva、 veiswngh suijbingz gihminz gizdieg. Riengz dwk guek raeuz ginghci fazcanj, hawsingz lajmbanj cabied gemjnoix caeuq yinzminz ndaej gyauyuz cingzdoh nem gwndaenj suijbingz daezsang, guek raeuz gyazhingz ganhyenz cienzlah caeuq riuzhengz bietdingh yaek ndaej daengz gaemhanh, caemhcaiq fatbingh nienzgeij hix yaek cugciemh bienq sang.

Gij Fuengsik Cienzlah Caeuq Daegcwng Riuzhengz Yizhingz Ganhyenz

1. Gij Goekbingh Cienzlah

Gij goekbingh binghdoeg yizhingh ganhyenz miz sam cungj, couhdwg boux vunzbingh yizhingz ganhyenz gipsingq、 boux vunzbingh yizhingz ganhyenz menhsingq caeuq boux daiq miz binghdoeg yizhingh ganhyenz menhsingq.

Ndang vunz lahdawz gij binghdoeg yizhingz ganhyenz le, aenvih menjyizliz ndang vunz caeuq lahdawz binghdoeg soqliengh miz cengca, biujyienh baenz gij yiengh linzcangz (yienjsingq fatbingh) caeuq gij yiengh yalinzcangz (yiengh ndumjyouq) lahdawz song cungj loihhingz, song yiengh neix doxbeij daihgaiq dwg 1 : 1, youq ndaw bouxbingh yizhingz ganhyenz linzcang fatbingh ndawde, boux baenz binghganhyenz vuengzbiu gipsingq caeuq boux baenz binghganhyenz gipsingq mbouj miz vuengzbiu daihgaiq dwg 1 : 100, ndigah gij eiqngeih yiengh yalinzcangz caeuq boux baenz bingh-ganhyenz mbouj miz vuengzbiu, dangguh giz goekbingh cienzlah de daihdaih mauhgvaq boux baenz binghganhyenz gipsingq vuengzbiu.

Boux baenz yizhingz ganhyenz menhsingq yw nanz mbouj ndei, itcig daiq binghdoeg caemhcaiq fanfoek fatseng, boux vunzbingh de soqliengh cwkrom daihdaih mauhgvaq boux baenz bingh yizhingz ganhyenz, ndigah gij eiqngeih boux baenz yizhingz ganhyenz menhsingq dangguh giz goekbingh cienzlah de mauhgvaq yizhingz ganhyenz gipsingq.

Boux raek gij binghdoeg yizhingz ganhyenz, dwg ceij lwedsaw *HBsAg* laebdaeb miz buenq bi doxhwnj, boux mbouj miz gij binghyiengh ganhyenz caeuq ndangdaej daegcwng baenz ganhyenz caemhcaiq gij goengnaengz aendaep daihdaej cingqciengz haenx. Seizneix daengx seiqgyaiq doengh cungj boux raekbingh neix daih'iek miz 3 ik vunz, cujyau comz youq Yacouh caeuq Feihcouh, youq guek raeuz daih'iek miz 1. 2 ik boux raek miz gij binghdoeg yizhingz ganhyenz menhsingq. Danghnaeuz boux raek miz neix e gangyenz hix dwg yangzsing (couhdwg vahsug heuhguh "dasanhyangz"), yienghneix, gij cienzlah de mbouj daemq gvaq boux bingh yizhingz ganhyenz. Ndigah boux raek menhsingq binghdoeg haenx caemh wngdang yawjnaek baenz giz goeklah youqgaenj. Linghvaih, aenvih yizhingz ganhyenz binghdoeg gihyinh bienqvaq beijlwd haemq sang, ndaej okyienh lwedsaw biujmienh gangyenz (HBsAg) roxnaeuz e gangyenz (HBeAg) yaemsingq, hoeng gij binghdoeg yizhingz ganhyenz lij youq ndaw ndang sengmaj, cungj binghdoeg yizhingz ganhyenz gihyinh bienqcungj neix, hix heuhguh "menjyiz deuz yizcuh", doengh boux lahdawz yizhingz ganhyenz binghdoeg gihyinh bienqcungj nei, wnggai yawjbaenz gij goeklah "ndojyouq" engq yungyiemj haenx, gyoengqde youq gienlwed roxnaeuz aen hangznieb gijgwn、 aen hangznieb youwzyenz、 gij doxgaiq aeu lwed guhbaenz daengj dijgenj cazdiemj seiz, gig yungzheih "laeuh muengx" cix deng myonx gvaqgvan.

2. Gij Roenloh Cienzlah

Cienzlah gij binghdoeg yizhingz ganhyenz miz song cungj, couhdwg cigsoh cienzlah caeuq suijbingz cienzlah. Guek raeuz dwg gwnz seiqgyaiq yizhingz ganhyenz giz dieg riuzhengz lai de, cigsoh cienzlah mauhgvaq suijbingz cienzlah. Soj gangj cigsoh cienzlah dwg ceij bohmeh cienzlah hawj lwgnyez, doiq gij binghdoeg yizhingz ganhyenz daeuj gangj, gij beijlwd daxboh cienzlah lwgnyez mbouj hung, cujyau dwg mehlwg cienzlah; suijbingz cienzlah dwg ceij gij cienzlah ndawgyang beixnuengx caeuq gyoengqvunz mbouj miz goeklwed gvanhaeh de, baudaengz ginggvaq lwed cienzlah daegbied dwg ndaw yihyen cienzlah caeuq ngoenznaengz gwndaenj maedcaed ciepcuk cienzlah dem doenggvaq singq ciepcuk cienzlah daengj.

(1) Mehlwg cienzlah: Gij beijlwd daxmeh raekdawz *HBsAg* fatseng mehlwg cienzlah de dwg $40\% \sim 70\%$, danghnaeuz daxmeh *HBsAg* caeuq *HBeAg* cungj dwg yangzsing (dasanhyangz), yienghneix gij beijlwd mehlwg cienzlah swng daengz $90\% \sim 100\%$. Lwgmeh caeuq lwgnding cienzlah ciengz-seiz fatseng youq daiqndang ndaej 3 ndwen doeklaeng daengz mwh yaek senglwg 2 ndwen gonq, baudaengz 3 diuz roenloh: ① Ndaw

rongzlwg deng lahdawz roxnaeuz youq mwh caengz ndaej seng lwgnyez cienzlah, daih'iek ciemq mehlwg cienzlah 5% ~ 15%. ②Mwh senglwg cienzlah, couhdwg youq mwh senglwg mehsenglwg dawz gij binghdoeg yizhingz ganhyenz cienzlah hawj lwgnomj, daih'iek ciemq mehlwg cienzlah 80% doxhwnj, cujyau aenvih lwed daxmeh doenggvaq gungsuk iemq haeuj ndaw ndang lwgndawdungx roxnaeuz lwgnding youq ndaw roenseng doenggvaq ndaw bak sup haeuj lwed meh, raemxyiengz caeuq gij huq yaemloh baizok daengj cienzlah, caeuq gij naengnoh, nemmuek youq mwh ciepseng doenggvaq lwgnding uetsieng haenx deng lahdawz. ③Senglwg gvaqlaeng cienzlah, doenggvaq bwnqcij, bak doiq bak gueng, lweddawzsaeg caeuq myaiz daengj cienzlah lwgnding, daih'iek ciemq mehlwg cienzlah 10% doxroengz.

（2）Suijbingz cienzlah: Gij suijbingz cienzlah binghdoeg yizhingz ganhyenz cujyau miz sam cungj roenloh, couhdwg ginggvaq lwed cienzlah, singqdoxgyau ciepcuk cienzlah caeuq ngoenznaengz gwndaenj ciepcuk cienzlah.

①Ginggvaq lwed cienzlah: Baudaengz soengqlwed, soengqlwedgiengh roxnaeuz gij doxgaiq wnq aeu lwed guhbaenz, lwed daeuqsik, caez yungh fag cim, cimguenj, caez yungh gij gaiqdawz genjcaz roxnaeuz soujsuz (lumjbaenz doenghgij gaiqdawz fucanjgoh, vaigoh, yenjgoh, goujgyanghgoh daengj), caez yungh cimcit daengj caengz ginggvaq yiemzgek siudoeg cauhbaenz gij ywgoek cienzlah haenx, caeuq doenggvaq nemmuek naengnoh deng sieng banhlah daengj, lumjbaenz vwnzsinh, coeg congh rwzsoij, loeklak deng gij hongdawz ywbingh daiq *HBsAg* yangzsing coeg sieng daengj. Saedniemh cwngmingz, boux raek gij binghdoeg yizhingz ganhyenz $10^{-4} \sim 10^{-5}$ hauzswngh lwed, hix couhdwg 1/500 ~ 1/5000 ndik lwed soengq haeuj ndaw ndang vunz bae, couh ndaej yinxhwnj yizhingz ganhyenz fatbingh, mwh gya haeuj caek lwed 1/50 fanh seiz, ndaej yinxhwnj lahdawz yizhingz ganhyenz binghdoeg yalinzcangz, neix gangjmingz binghdoeg yizhingz ganhyenz yangzsing cienzlah gig giengz.

②Singqdoxgyau ciepcuk cienzlah: Youq mbangj di guekgya, yizhingz ganhyenz gvihaeuj gij bingh singqdoxgyau cienzlah bae, aenvih, liuzhingz bingyoz diucaz biujmingz, gij beijlwd lauxgawj, lai boux doihyoux mbouj doengz、bouxsai doengzsingq guhyoux lahdawz binghdoeg yizhingz ganhyenz de mingzyienj sang gvaq itbuen vunzlai, gij beijlwd boux baenz bingh yizhingz ganhyenz roxnaeuz boux gvan（baz）de daiq miz binghdoeg haenx lahdawz mingzyienj sang gvaq ndaw gyahdingz gizyawz cwngzyenz; dawz gij myaiz roxnaeuz raemxcing boux baenz bingh yizhingh ganhyenz, dwk haeuj laj naeng roxnaeuz megcingmwz yahvaiz nem duzlingz genraez, cungj ndaej yinxhwnj duzde lahdawz gij binghdoeg yizhingz ganhyenz, doiq gij yaemdauh yahvaiz guh lumj singqdoxgyau cawqleix gvaq le, caiq cuengq gij raemxcing boux *HBsAg* yangzsing, ndaej yinxhwnj lahdawz binghdoeg yizhingz ganhyenz. Gaengawq diucaz, ciemq 1/3 bouxsai caeuq bouxsai doxgyau gij nemmuek saejsoh de miz sonjsieng caemhcaiq miz siujliengh ok lwed, ndigah, bouxsai caeuq bouxsai guhyoux cujyau doenggvaq gij nemmuek saejsoh deng sonjvaih haenx cienzlah.

（3） Ngoenznaengz gwndaenj maedcaed cienzlah: Boux lahdawz binghdoeg yizhingz ganhyenz gij lweddawzsaeg、doxgaiq daj ndaw yaemdauh baiz okdaeuj、myaiz、raemxhanh daengj raemx gwnzndang, cungj ndaej cazok gij binghdoeg *HBsAg* caeuq yizhingh ganhyenz, doengh boux lahdawz mbouj miz cigsoh cienzlah caeuq ciepcuk gij lwed daiqmiz binghdoeg yizhingz ganhyenz, aiq dwg youq ngoenznaengz gwndaenj ciepcuk ndawde doenggvaq mbouj mingzyienj naengnoh、nemmuek conghbak deng sieng cix cienzlah, lumjbaenz doxcup, caez yungh fag catheuj、fag gvetmumh, caez yungh cenjcaz、vanjdawh daengj.

3. Gij Daegcwng Riuzhengz

（1） Dieg faenbouh: Yizhingz ganhyenz faenbouh youq seiqgyaiq gak dieg, hoeng mbouj doengz digih riuzhengz giengzdoh cengca gig daih. Cungguek、Nanzya swdaluz、aen guekgya Dunghnanzya caeuq yezdai Feihcouh gvihaeuj giz dieg gig riuzhengz roxnaeuz giz dieg deihfueng riuzhengz, gij beijlwd gyoengqvunz lahdawz yizhingz ganhyenz de dwg 60%～90%, ndawde raek *HBsAg* 8%～20%; Bwzmeij、Sih'ouh caeuq Audaliya dwg giz dieg riuzhengz daemq, gyoengqvunz ndawde gij beijlwd raek *HBsAg* de ngamq miz 0.2%～0.5%, gij beijlwd cungjlahdawz de mbouj mauhgvaq 10%; Dungh'ouh、Yizbwnj、Sihya、Lahdinghmeijcouh gvi cungdaengj riuzhengz. Gij beijlwd boux raek *HBsAg* guek raeuz dwg

10% baedauq, gij beilwd cungjlahdawz de dwg 60% baedauq, ndawde gij
sengj baihnamz Cangzgyangh loq sang gvaq baihbaek Cangzgyangh. Aenvih
guek raeuz mehlwg cienzlah beijlwd sang, ndigah youq mwh lwgnyez lij iq
gaenq lahdawz gij beijlwd de haemq sang, caemhcaiq youq mboengq
lwgnomj lahdawz gij binghdoeg yizhingz ganhyenz yungzheih cauxbaenz
menjyiz naihsouh cix baenz ciuhvunz raek gij binghdoeg yizhingh ganhyenz
caeuq yienjbienq baenz boux yizhingz ganhyenz. Seizneix doigvangq yizhingz
ganhyenz yizmyauz saekgoenq mehlwg cienzlah caeuq giva menjyiz
gvaqlaeng, guek raeuz yizhingz ganhyenz miz bouhfaenh gaemhanh,
caemhcaiq gij beijlwd lwgnyez lahdawz de mboujduenh doekdaemq.

(2) Gij singqcaet gyadingz gyonjcomz fatbingh: Gij singqcaet gyadingz
gyonjcomz dwg ceij cungj yienhsiengq youq giz dieg yizhingz ganhyenz
riuzhengz sang haenx yienh'ok gij yienhsiengq ranz ndeu lai boux vunz baenz
bingh yizhingz ganhyenz roxnaeuz lai boux lahdawz binghdoeg yizhingz
ganhyenz. Gaengawq 1979 nienz diucaz, youq ndaw 5305 hoh *HBsAg*
yangzsing, hoh ndeu 2 laeh caeuq 2 laeh doxhwnj boux lahdawz binghdoeg
yizhingz ganhyenz ciemq 37%, gig yienhda cungj gyahdingz gyonjcomz
singqcaet de dwg youz guek raeuz mehlwg cienzlah beijlwd sang cauhbaenz.
Guek raeuz doihengz lwgnding ciepndaem yizhingh ganhyenz yizmyauz
laengzdingz mehlwg cienzlah, ndaej cugbouh siucawz gij singqcaet gyadingz
gyonjcomz fatbingh.

Gij Fuengsik Cienzlah Caeuq Daegcwng Riuzhengz Bingjhingz Ganhyenz

1. Gij Goekbingh Cienzlah

Gij goekbingh bingjghingz ganhyenz caeuq yizhingz ganhyenz doxlumj,
hix miz sam cungj, couhdwg boux vunzbingh bingjhingz ganhyenz gipsingq、
boux vunzbingh bingjhingz ganhyenz menhsingq caeuq boux vunzbingh raek
miz bingjhingz ganhyenz binghdoeg (*HBV*) menhsingq mbouj miz
binghyiengh.

Ndang vunz lahdawz gij binghdoeg bingjhingz ganhyenz le, ginggvaq
5~12 aen singhgiz dumjyouq le fatseng bingjhingz ganhyenz gipsingq. Bingj-
hingz ganhyenz gipsingq beij yizhingz ganhyenz gipsingq engqgya ndojndang,

dingzlai biujyienh baenz yiengh yalinzcangz, gij yienghsiengq siujsoq boux baenz bingh banhraih、 daejcwng hix haemq mbaeu, dan lwedsaw conjanhmeiz laebdaeb swng sang. Gipsingq lahdawz le daih'iek 50%～70% fazcanj baenz boux raek miz binghdoeg bingjhingz ganhyenz menhsingq, daih'iek miz 10%～25% doeklaeng fazcanj baenz daep bienq ndongj. Boux baenz bingjhingz ganhyenz lwedsaw gij binghdoeg bingjhingz ganhyenz swhyienz cienjyaem beijlwd de beij yizhingz ganhyenz engq daemq, bingjhingz ganhyenz binghdoeg swhyienz cienjyaem beijlwd ngamq 8.8%, yizhingz ganhyenz binghdoeg ndaej dabdaengz 17%. Lahdawz binghdoeg bingjhingz ganhyenz le, youq fatbingh gaxgonq 12 ngoenz, gij lwed de couh miz gij singqcaet cienzlah, caemhcaiq ndaej lienzdaemh raek miz binghdoeg 6 bi doxhwnj. Seizneix dan genjcwz bingjhingz ganhyenz gangdij mbouj ndaej duenqbingh baenz bingjhingz ganhyenz caeuq geizcaeux fatyienh gij goekbingh bingjhingz ganhyenz cienzlah, cijmiz doenggvaq diuzlienh cihozmeiz fanjwngq (PCR) cigsoh genjcwz gij binghdoeg bingjhingz ganhyenz caeuq couaeu lwed daeuj genjcaz gij goengnaengz aendaep, cij ndaej cinjdeng duenhdingh gij bingh bingjhingz ganhyenz、 fatyienh gij goekbingh cienzlah caeuq buenqduenh de rox mbouj rox cienzlah.

2. Gij Roenloh Cienzlah

Bingjhingz ganhyenz cigsoh cienzlah hix dwg mizyouq, hoeng gij beijlwd cienzlah gig daemq, cijmiz 0～9%, ndigah mbouj dwg gij roenloh cujyau cienzlah bingjhingz ganhyenz, diemj neix caeuq yizhingz ganhyenz mbouj doengz, hoeng gij roenloh cienzlah gizyawz caeuq yizhingz ganhyenz doxlumj.

(1) Ginggvaq lwed、 lwedgiengh caeuq doxgaiq aeu lwed guhbaenz cienzlah: Dwg diuz roenloh cujyau cienzlah bingjhingz ganhyenz. Rog guek soengqlwed gvaqlaeng, bingjhingz ganhyenz ciemq sojmiz ganhyenz soengqlwed gvaqlaeng ndawde 90%, guek raeuz dwg 60%～80%; rog guek soengqlwed le, gij beijlwd fatbingh bingjhingz ganhyenz dwg 2%～20%, guek raeuz daihgaiq dwg 2%～3.4%, soengqlwed le gij beijlwd fatbingh bingjhingz ganhyenz daihdaih mauhgvaq yizhingz ganhyenz. Daj 1997 nienz 7 nyied hwnj, youq mwh doiq boux gienlwed guh dijgenj, genjcaz gij gangdij bingjhingz ganhyenz caeuq guh yivu gien lwed, sawj gij beijlwd soengqlwed

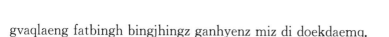

gvaqlaeng fatbingh bingjhingz ganhyenz miz di doekdaemq.

（2）Ginggvaq fagcim mbouj seuq cienzlah: Gij doxgaiq dajcim caengz siudoeg roxnaeuz caemh yungh, caez yungh gij hongdawz genjcaz daiq lwed roxnaeuz gij hongdawz soujsuz、gij hongdawz goujgyanghgoh daengj, caengz guh daengz boux vunz ndeu fag cim ndeu diuz guenj ndeu roxnaeuz yungh baez ndeu siudoeg baez ndeu, caez yungh fag cimcit、cim vwnzsinh, caez yungh fagdaeq gvet mumh caeuq gaiqcat daeuj cat heuj daengj cungj aiq yinxhwnj cienzlah bingjhingz ganhyenz.

Gaenh geij bi daeuj guek raeuz okyienh le gyoengqvunz gwndoeg, gaengawq diucaz 1992 nienz Yinznanz Swngj Dwzhungz Swcicouh gij vunz doenggvaq megcingmwz dajcim huqdoeg neix aenvih caez yungh fagcim, genjcaz fatyienh bingjhingz ganhyenz gangdij beijlwd dwg 94.9%. Doengh boux gwndoeg neix ciengzseiz youh baenz boux gien lwed ciknieb, gij huxhaih mbouj liux, ndigah gaenh geij bi neix daeuj, daihlig dizcang yivu gien lwed, yawhbienh daezsang gij caetliengh lwed.

（3）Ginggvaq lwed daeuqsik、gi'gvanh senj ndaem cienzlah: Youq mwh caengz guh soujsuz gaxgonq goeklwed caeuq gij gi'gvanh senj ndaem de caengz caz ndei gaxgonq, lwed daeuqsik caeuq gi'gvanh senj ndaem hawj boux vunzbingh lahdawz binghdoeg bingjhingz ganhyenz, gij beijlwd de caeuq gij beijlwd fatbingh bingjhingz ganhyenz gig sang. Youq Meijgoz bouxbingh lwed daeuqsik ndawde, bingjhingz ganhyenz moix bi fatbingh beijlwd dwg 5.8%, Fazgoz dwg 4.6%. Gij beijlwd bouxbingh lwed daeuqsik lwedsaw bingjhingz ganhyenz gangdij yienh'ok yangzsing, Meijgoz dwg 12%, Yizbwnj dwg 20.4%, guek raeuz Sanghaij dwg 28.6%. Linghvaih baudauj youq ndaw vunzbingh 405 laeh guh mak senj ndaem, 42 laeh soujsuz gvaqlaeng fatseng binghdoeg ganhyenz, ndawde 27 laeh dwg bingjhingz ganhyenz.

（4）Doenggvaq singqciepcuk cienzlah caeuq ndawranz maedcaed ciepcuk cienzlah: Bingjhingz ganhyenz youq mbangj di guekgya gvihaeuj gij binghlah cienzlah. Gaengawq Meijgoz Binghlah Gaemguenj Cungsim guh diucaz, ciemq 10% boux binghganhyenz gipsingq miz gij lizsij mbouj cingqciengz doxgyau ciepcuk roxnaeuz gij lizsij ndaw gyadingz maedcaed ciepcuk, bouxsai doengzsingq guhyoux ndawde gij beijlwd fatbingh bingjhingz ganhyenz haemq sang, daih'iek 2. 9%～17. 4%. Ndaw gyadingz cujyau dwg youq ndaw gvanbaz cienzlah, miz baudauj youq 64 laeh gvabaz vunzbingh baenz bingjhingz ganhyenz ndawde, miz 20. 3% deng lahdawz bingjhingz ganhyenz.

3. Gij Daegcwng Riuzhengz

Bingjhingz ganhyenz youq seiqgyaiq gak dieg riuzhengz ngoenz beij ngoenz haenqrem, de youq ndaw binghdoeg ganhyenz soj ciemq beijlaeh ngoenz beij ngoenz sang, seiqgyaiq gak dieg cungj miz bingjhingz ganhyenz, gaenriengz wngqyungh yizhingz ganhyenz yizmyauz caeuq gaijcaenh gij fuengfap yiemzgek genjcaz yizhingz ganhyenz, yizhingz ganhyenz cugbouh ndaej gaemhanh, hoeng yiemzgek genjcaz gij gangdij binghdoeg bingjhingz ganhyenz, cijndaej fatyienh boux deng lahdawz bingjhingz ganhyenz 90%, ceiq noix miz 10% deng laeuh bae genjcaz, caemhcaiq mbouj ndaej youq geizcaeux fatyienh goekgyaeuj cienzlah, cawz le cigsoh genjcaz gij binghdoeg bingjhingz ganhyenz, hoeng gihcwngz veiswngh bumwnz youh mbouj ndaej haiguh gij fuengfap yungh diuz lienh cihozmeiz（PCR）daeuj genjcaz bingjhingz ganhyenz, ndigah bingjhingz ganhyenz aiq swng baenz binghdoeg ganhyenz ndawde aen vwndiz ceiq youqgaenj haenx.

Gij vunzlai yungzheih cienzlah bingjhingz ganhyenz de: Bingjhingz ganhyenz, gawq dwg gij bingh ginggvaq lwed cienzlah, youh dwg gij bingh doxgyau cienzlah, ndigah, de youq mbangj di vunz daegbied ndawde miz gij beijlwd riuzhengz gig sang.

（1）Boux cizyez gienlwed daegbied dwg boux cizyez gien lwedgiengh （aeu lwed seiz dawz aen sibauhhoengz dauq soengq hawj boux gien lwed cij louz lwedgiengh）de, miz gij yungyiemj bingjhingz ganhyenz riuzhengz ndumjyouq, neix mboujdan yingjyangj gij simndang cangqheiq boux gien lwed, caemhcaiq hix sienghaih daengz gij ancienz goeklwed caeuq doxgaiq lwed guhbaenz. Miz swhliu biujmingz, gij lwed boux cizyez gien lwed yinh haeuj de beij gij lwed boux yivu gien lwed de, gij beijlwd boux ciepsouh lwed miz bingjhingz ganhyenz de ceiq noix sang gvaq 10 boix.

（2）Gyoengqvunz gwndoeg daegbied dwg gyoengqvunz doenggvaq megcingmwz dajcim huqdoeg, aenvih dajcim huqdoeg caez yungh gij doxgaiq dajcim caeuq ciengzseiz luenh guh doxgyau, sawj bingjhingz ganhyenz youq ndaw gyoengq vunz gwndoeg riuzhengz cibfaen yiemzhaenq. Gaengawq baudauj, gyoengq vunz doenggvaq megcingmwz dajcim huqdoeg de gij beijlaeh bingjhingz ganhyenz gangdij yangzsing, youq Audili dwg 61. 9%, youq Sihbanhyaz dwg 70%, guek raeuz dwg 94. 9%. Miz vunz baudauj, daih'iek ciemq 2/3 boux megcingmwz dajcim huqdoeg youq 2 bi ndawde bingjhingz ganhyenz gangdij yangzsing, gwndoeg 8 bi cix cienzbouh yangzsing.

(3) Bouxbingh lwed daeuqsik、gi'gvanh senjnod caeuq boux lai baez aeu lwed roxnaeuz soengq haeuj gij doxgaiq aeu lwed guhbaenz caeuq boux vunzbingh aenvih rog deng sieng roxnaeuz soujsuz aeu soengq haeuj daihliengh lwed bouxwnq. Itbuen soengqlwed roxnaeuz soengq haeuj gij doxgaiq aeu lwed baezsoq yied lai, gij soqliengh soengqlwed haeuj ndaw ndang yied hung, gij seizgei lahdawz bingjhingz ganhyenz couh yied hung.

(4) Gyoengq vunz luenh doxgyau daegbied dwg bouxsai caeuq bouxsai guhyoux caeuq miz lai boux youx.

(5) Bouxgvan (baz) roxnaeuz baenz bingjhingz ganhyenz roxnaeuz raek miz gij binghdoeg bingjhingz ganhyenz.

Gij Fuengsik Cienzlah Caeuq Daegcwng Riuzhengz Dinghhhingz Ganhyenz

1. Gij Goekbingh Cienzlah

Gij goekbingh dinghhhingz ganhyenz dwg boux baenz bingh dinghhhingz ganhyenz daiq gij binghdoeg dinghhhingz ganhyenz gipsingq、dinghhhingz ganhyenz menhsingq. Aenvih gij binghdoeg dinghhhingz ganhyenz dwg gij binghdoeg mbouj gaeuq ndei, de lahdawz bietdingh aeu buenx miz gij binghdoeg yizhingz ganhyenz. Cungj lahdawz neix ndaej miz song cungj hingzsik: ①Doengzseiz lahdawz. Dwg ceij gij binghdoeg dinghhhingz ganhyenz caeuq gij binghdoeg yizhingz ganhyenz doengzseiz roxnaeuz ndaw seizgan doxgek haemq dinj lahdawz boux vunz ndeu; ②Doxdab lahdawz, dwg ceij boux baenz bingh yizhingz ganhyenz menhsingq roxnaeuz boux raek gij binghdoeg yizhingz ganhyenz menhsingq, youh lahdawz le gij binghdoeg dinghhhingz ganhyenz.

(1) Doengzseiz lahdawz: Gij binghdoeg dinghhhingz ganhyenz caeuq gij

binghdoeg yizhingz ganhyenz doengzseiz lahdawz boux vunz ndeu, ciengzseiz lumj dandog lahdawz gij binghdoeg yizhingz ganhyenz yinxhwnj yizhingz ganhyenz gipsingq, loih vunzbingh neix yawhlaeng haemq ndei, fazcanj baenz ganhyenz menhsingq mbouj daengz 5%, gig siujsoq vunzbingh binghyiengh gig vaiq fazcanj yungzheih baenz ganhyenz yiemzhaenq gipsingq.

（2）Doxdab lahdawz: Aenvih vunzbingh gaxgonq gaenq dwg boux vunzbingh baenz yizhingz ganhyenz menhsingq roxnaeuz gij raek binghdoeg yizhingz ganhyenz, ndaej mboujduenh gunghawj gij binghdoeg yizhingz gangyenz biujmienh hawj gij binghdoeg dinghhingz ganhyenz, sawj de swnghcanj、gyoebcang baenz gij binghdoeg dinghhingz ganhyenz caezcingj. Ndigah daih'iek 80% ~ 90.9% boux vunzbingh doxdab lahdawz haenx, biujyienh baenz dinghhingz ganhyenz menhsingq. Doxdab lahdawz le, cawzliux coisawj yizhingz ganhyenz bienq menhsingq caixvaih, lij coisawj baenz bingh ganhyenz menhsingq yiemzhaenq dem.

2. Gij Roenloh Cienzlah

Gij roenloh cienzlah dinghhingz ganhyenz caeuq yizhingz ganhyenz doxlumj, dan dwg mehlwg cienzlah beijlwd mbouj lumj yizhingz ganhyenz baenzhaenx sang.

（1）Rog saej cienzlah: Caeuq yizhingz ganhyenz doxlumj, couhdwg doenggvaq soengqlwed caeuq soengq haeuj gij doxgaiq aeu lwed guhbaenz、dajcim、fagcim mbouj seuqcingh cimcamx daengj cienzlah. Bouxbingh guh lwed daeuqsik caeuq boux baenz gij bingh wnq aeu lai baez soengqlwed、boux maij doenggvaq megcingmwz dajcim huqdoeg dwg gij vunzlai riuzhengz dinghhingz ganhyenzgig yungyiemj haenx.

（2）Vunz ndawranz maedcaed ciepcuk cienzlah: Cujyau doenggvaq gij raemxcing、myaiz、gij lwed dawzsaeg vunzbingh caeuq gizyawz lwedhanh gwnzndang roxnaeuz gij huq faenfat de daeuj cienzlah. Ndaw gyadingz cienzlah gij binghdoeg yinxhwnj lahdawz dinghhingz ganhyen lumj gij binghdoeg yizhingz ganhyenz nei, hix miz gyadingz conzgyonj faenbouh, couhdwg 1 hoh 2 laeh roxnaeuz 2 laeh doxhwnj boux lahdawz de ciemq beijlaeh haemq hung.

3. Gij Daegcwng Riuzhengz

Dinghhingz ganhyenz daengx seiqgyaiq faenbouh, hoeng riuzhengz giengzdoh gak dieg miz mingzyienj cabied, daihdaej ndaej faen guh sam loih.

（1）Fuengdieg riuzhengz：Dingzlai giz dieg yizhingz ganhyenz fatbingh beijlwd sang haenx ciengzseiz buenxriengz dinghhingz ganhyenz riuzhengz, ndawde daegbied dwg Bahwjgan Bandauj ginggvaq Dicunghhaij iet daengz Sihya、Cunghdungh digih Ahlahbwz guekgya haenx lahdawz dinghingz ganhyenz beijlwd sang. Youq Nanzfeih、Dunghnanzya mbangj guekgya yienznaeuz dwg giz dieg yizhingz ganhyenz cienzlah sang, hoeng gij binghdoeg dinghhingz ganhyenz lahdawz beijlwd mbouj sang, guek raeuz dwg giz dieg Dunghnanzya yizhingz ganhyenz riuzhengz sang ndawde aen ndeu, gij beijlwd lahdawz binghdoeg dinghhingz ganhyenz de cix haemq daemq.

（2）Giz dieg fwtfat riuzhengz：Raen youq doengh giz dieg ginghci mbouj gaeuq fatdad haenx, lumjbaenz fuengdieg diegdah Yamajsunhhoz Nanzmeijcouh baihbaek, youq ndaw lwgnyez caeuq bouxcoz nyezrauh fatseng gvaq lai baez dinghhingz ganhyenz fwtfat riuzhengz, de fatbingh gig vaiq、binghcingz gig rwix, lai yienh'ok gij bingh ganhyenz yiemzhaenq, bingh dai beijlwd gig sang.

（3）Giz dieg faensanq fatbingh：Cujyau raen youq doengh aen guekgya Sih'ouh、Bwzmeij、Aucouh daengj binghdoeg yizhingz ganhyenz lahdawz beijlwd daemq haenx. Youq ndaw doengh aen guekgya neix lahdawz binghdoeg dinghhingz ganhyenz cujyau faenbouh youq gyoengqvunz daegbied doenggvaq megcingmwz dajcim huqdoeg、boux guh lwed daeuqsik、lai baez soengqlwed caeuq ciengzseiz soengq gij doxgaiq aeu lwed guhbaenz haenx, gij beijlwd gyoengqvunz bingzciengz lahdawz binghdoeg dinghhingz ganhyenz gig daemq.

Gij Fuengsik Cienzlah Caeuq Daegcwng Riuzhengz Vuhingz Ganhyenz

1. Gij Goekbingh Cienzlah

Vuhingz ganhyenz cienzlah caeuq gyazhingz ganhyenz doxlumj, cujyau dwg boux lahdawz gij binghdoeg vuhingz ganhyenz daj mwh ndumjyouq daengz mwh fatbingh cogeiz, doenggvaq haexnyouh baizok gij binghdoeg vuhingz ganhyenz cienzlah boux yungzheih lahdawz haenx. De mbouj miz boux baenz menhsingq, itbuen hix mbouj miz boux raek gij binghdoeg menhsingq.

Vuhingz ganhyenz geizndumjyouq bingzyaenz dwg 40 ngoenz, youq fatbingh gaxgonq 1~4 ngoenz, genjcaz gij haexnyouh baizok boux baenz vuhingz ganhyenz cazok gij binghdoeg beijlwd de dwg 100%, fatbingh gvaqlaeng 1~3 ngoenz dwg 70%, fatbingh gvaqlaeng 4~6 ngoenz dwg 40%, fatbingh gvaqlaeng 7~9 ngoenz dwg 25%, fatbingh 10~12 ngoenz dwg 14.3%, fatbingh gvaqlaeng 13~24 ngoenz dwg 0. Ndigah nyinhnaeuz geiz lahdawz vuhingz ganhyenz dwg fatbingh gaxgonq 9 ngoenz daengz fatbingh gvaqlaeng 12 ngoenz.

Vuhingz ganhyenz itbuen baenzbingh 4~6 aen singhgiz, youq fatbingh ndaw aen singhgiz ndeu siu bae vuengzbiu, youq ndaw 4 aen singhgiz lwedsaw conjanhmeiz suijbingz bienq cingqciengz de, mbouj fazcanj baenz ganhyenz menhsingq, hoeng siujsoq vunzbingh daegbied dwg boux mehdaiqndang yungzheih bienq rwix baenz ganhyenz gipsingq yiemzhaenq, gij beijlwd mehdaiqndang bingh dai de sang daengz 10%~20%. Gij beijlwd vuhingz ganhyenz dai vunz de dwg 1%~2%, dwg gyazhingz ganhyenz 10 boix.

Boux baenz vuhingz ganhyenz daj fatbingh gvaqlaeng 3 ngoenz hwnj ndaej daj lwedsaw ndawde cazok vuhingz ganhyenz gangdij; fatbingh le 4 aen singhgiz daengz 8 aen singhgiz gij beijlwd gangdij yangzsing de dabdaengz geiz sang, doeklaeng cugciemh doekdaemq.

2. Gij Roenloh Cienzlah

Gij roenloh cienzlah vuhingz ganhyenz caeuq gyazhingz ganhyenz doxlumj, cujyau ginggvaq haex-bak cienzlah, gij fuengsik ciengzseiz raen haenx dwg ginggvaq raemx、gijgwn caeuq ngoenznaengz gwndaenj maedcaed ciepcuk cienzlah. Vunz lahdawz gij binghdoeg vuhingz ganhyenz le, gij geizhanh okyienh gij binghdoeg binghlwed de haemq raez, ndaej laebdaeb daengz fatbingh le 2 aen singhgiz, ndigah ginggvaq dajcim soengqlwed cienzlah vuhingz ganhyenz gij beijlwd de beij gyazhingz ganhyenz sang.

（1）Yienghraemx riuzhengz roxnaeuz fwtfat riuzhengz: Goekraemx deng haex daengj gij doxgaiq baizok haenx baez dog uqlah, gij bingh riuzhengz de ngamq lienzdaemh 3~4 aen singhgiz; danghnaeuz goekraemx

deng lienzdaemh uqlah, yienghhaenx binghcingz ndaej lienzdaemh 20 ndwen.
1986 nienz 9 nyied daengz 1988 nienz 4 nyied gungh 20 ndwen geizgan, youq
guek raeuz Sinhgyangh baihnamz Hozdenz、Gahsiz digih caeuq
Gwzswlwzsuh Gohwjgwzsw Swcicouh gungh 23 aen yienh si fatseng le
vuhingz ganhyenz 119280 laeh, ndawde gij beijlwd gij vunz youq ndaw dieg
Hozdenz baenzbingh de dwg 6.28％, gij beijlwd gij vunz Lozbuj Yen aen
digih neix baenzbingh sang daengz 14.93％. Ginggvaq diucaz, gij yienzaen
riuzhengz dwg dangdieg bouxguhnaz cungj gwn gij raemxboengz,
"raemxboengz" gizsaed dwg gij raemx cwkrom youq ndaw daemz mbouj
riuzlae haenx, youq mwh doek nae soengq bae daengz buenqroen caeuq mwh
sawjyungh, lienzdaemh mboujduenh deng haexnyouh caeuq doxgaiq gyuek
uqlah, cix cauxbaenz riuzhengz vuhingz ganhyenz. Dangdieg ganbu、
gunghcangj cizgungh daengj aenvih gwn raemxgoenj, cix gig noix fatseng
vuhingz ganhyenz.

Danghnaeuz gij goekraemx aen gvaengxlaengx deng uqlah, beijlumj
moux aen cingjraemx feuz uqlah, couh ndaej fatseng gij vunz gwn raemx aen
cingj neix, youq aen gvaengxlaengx fwtfat gij yienghraemx vuhingz
ganhyenz.

Gij daegdiemj riuzhengz bingyoz vuhingz ganhyenz fwtfat yienghraemx
riuzhengz caeuq gyazhingz ganhyenz doxlumj. Gij daegdiemj ceiq cujyau de
miz: ①Gij dieg faenbouh boux vunzbingh vuhingz ganhyenz caeuq gij
goekraemx deng uqlah haenx gung raemx fanveiz doxdoengz. ②Goekraemx
deng baez dog uqlah le, ngoenz fatbingh vuhingz ganhyenz liz ngoenz raemx
uqlah gek 18～62 ngoenz (dwg seiz ndumjyouq bingh vuhingz ganhyenz),
aen fatbingh geiz ceiq sang youq geiz ndojyouq bingzyaenz doxgek 40 ngoenz
baedauq. ③Miz gij baengzgawq goekraemx deng uqlah. ④Doengh boux
baenz bingh vuhingz ganhyenz yienghraemx riuzhengz roxnaeuz fwtfat
riuzhengz geiz ndumjyouq beij yiengh gijgwn fwtfat riuzhengz lai nanz,
binghcingz lai mbaeu, boux mbouj miz vuengzbiu beijlaeh daih, bingh dai
beijlwd haemq daemq. Neix aiq caeuq gij soqliengh binghdoeg youq mwh
gwn raemx beij gwn gijgwn noix mizgven. ⑤Mehdaiqndang baenzbingh
caeuq gij beijlwd bingh dai sang gvaq boux mehmbwk caeuq bouxsai nienzgeij
doxdoengz.

（2）Yiengh gijgwn fwtfat riuzhengz: Doenggvaq gijgwn deng uqlah haenx cienzlah vuhingz ganhyenz, itbuen youq gyoengq vunz fanveiz haemq iq lumjbaenz youq aen danhvei ndeu、aen gunghcangj ndeu、aen hagdangz ndeu daengj fatseng. Caeuq bingh gyazhingz ganhyenz doxlumj, cungj dwg hawsingz gihminz lai raen, gij daegdiemj de hix cabied mbouj hung.

（3）Ngoenznaengz gwndaenj maedcaed ciepcuk cienzlah: Caeuq gyazhingz ganhyenz doxlumj, vuhingz ganhyenz hix ndaej doenggvaq maedcaed ciepcuk daegbied dwg gyadingz ngoenznaengz gwndaenj ciepcuk cienzlah, biujyienh baenz miz seiz okyienh ndawranz gyonjcomz faenbouh. Hoeng gyonj daeuj yawj, gij singqcaet cienzlah vuhingz ganhyenz daemq gvaq gyazhingz ganhyenz.

3. Gij Daegdiemj Riuzhengz

（1）Deihfueng riuzhengz: Daengx seiqgyaiq gak guek ca mbouj lai cungj fatseng gvaq vuhingz ganhyenz, hoeng de riuzhengz dan youq Yacouh、Feihcouh caeuq Cunghmeijcouh mbangj aen guekgya cingq fazcanj haenx. Youq Yacouh daegbied dwg Nanzya swdalu Yindu、Bahgihswhdanj、Nizbwzwj、Cunghya digih、Feihcouh giz dieg Ahwjgizliya、Duznizswh、Aihsaingozbizya、Cunghmeijcouh Mwzsihgoh cungj dwg giz dieg riuzhengz vuhingz ganhyenz. Guek raeuz Sinhgyangh daegbied dwg dieg baihnamz dwg giz dieg deihfueng riuzhengz. Guek raeuz dieg baihnamz riuzhengz sang gvaq baihbaek.

（2）Gij daegdiemj gyoengqvunz faenbouh: Vuhingz ganhyenz ciengzseiz fatseng youq duenh nienzgeij boux vunzhung nienzoiq. Guek raeuz youq Sinhgyangh baihnamz vuhingz ganhyenz yienghraemx riuzhengz seiz, 15～44 bi duenh nienzgeij de ciemq sojmiz gij binghlaeh vuhingz ganhyenz 72.8%, gij beijlwd bouxsai fatbingh sang gvaq mehmbwk, hoeng gij beijlwd mehdaiqndang baenzbingh caeuq bingh dai cungj gig sang.

（3）Vuhingz ganhyenz riuzhengz caeuq gij veiswngh、vwnzva、gij suijbingz gwndaenj gyoengq gihminz dangdieg maedcaed doxgven, caeuq gij riuzhengz daegcwng gyazhingz ganhyenz doxlumj. Vuhingz ganhyenz cij youq doengh giz dieg ginghci、vwnzva veiswngh suijbingz daemq, ranzyouq diuzgen ca haenx riuzhengz, ndigah guek raeuz yienghraemx riuzhengz cij raen youq lajmbanj ginghci doeklaeng haenx, youq hawsingz hung ndawde aenvih gaenq miz yiengh caebcomz gungraemx sezsih, ndigah youq ndaw fanveiz iq fatseng gijgwn fwtfat riuzhengz caeuq sanqfat binghlaeh haemq lai. Youq yiengh deihfueng riuzhengz digih, danghnaeuz ginghci veiswngh canggvang itcig mbouj gaijndei, ciengzciengz gek geij bi caiq baez riuzhengz vuhingz ganhyenz.

Aen Sizyensiz Duenqbingh Binghdoegsingq Ganhyenz

1. Gij Linzcangz Eiqngeih Genjcwz Meiz

Aendaep vihmaz ndaej baenz aen cungsim lawhvuenh doxgaiq, cawz le cujciz gezgou daegbied caixvaih, caiq couhdwg gij meiz ndaw daep daegbied fungfouq. Ndigah, meizyoz genjniemh youq binghdaep duenqbingh、 gamqbied duenqbingh、 bingzguj ywbingh yaugoj caeuq yawhgeiz gvaqlaeng daengj fuengmienh yienh ndaej gij youqgaenj, beij gij gi'gvanh wnq ndaw dungx engqgya doedyienh, gij gyaciz de engq hung. Seizneix genjcwz meiz dingzlai dwg caekdingh gij hozsing meiz, cix mbouj dwg caekdingh gij hamzliengh de. Youq mwh caekdingh aenvih gak deihfueng gak aen sizyensiz genjcwz fuengfap mbouj cungj doxdoengz caez, gij soq cingqciengz de hix aiq mbouj doengz. Geiqsuenq soq cingqciengz dwg dawz gij daihliengh caekdingh soqgawq bouxvunz cingqciengz cawz bae gij soq ceiq sang caeuq gij soq ceiq daemq de suenq ndaej okdaeuj, de ndaej daibyauj gij cingzgvang daih dingzlai vunz cingqciengz, hoeng mbouj ndaej daibyauj cienzbouh, aenvih gak boux miz cabied, gij soq cingqciengz mbangj boux vunz mbouj youq ndaw gvaengh soq cingqciengz daih dingzlai vunz, ndigah seizneix dawz gij soq cingqciengz heuhguh cingqciengz soq camgauj, eiqsei dwg dan hawj camgauj sawjyungh. Aenvih gij yienzaen genjcwz fuengfap, caemh aen soq ndeu aiq daibyauj cingqciengz, hix aiq daibyauj mbouj cingqciengz. Yaek lijgaij gij soq cingqciengz mbouj ndaej gihgai、 cieddoiq bae yawj. Gij meiz ndaw daep miz haujlai cungj, hoeng gij ndaej caekdingh de ngamq miz cibgeij cungj. Gij hozsing meiz youq ndaw lwedsaw cingqciengz haenx haemq maenhdingh, hoeng youq binglij cingzgvang lajde, gij hozsing moux di meiz ndaw lwed ndaej fatseng gaijbienq yienhda. Gak cungj meiz youq gwnz linzcangz daibyauj gij eiqngeih de mbouj doxdoengz. Ndigah aeu gaengawq mbouj doengz linzcangz cingzgvang caeuq yaekaeu genj aeu mbouj doengz vaqniemh neiyungz.

（1）Conjanhmeiz：De dwg sibauh aendaep deng sonjhaih le ndaw lwedsaw sien ndaej genj ok aen cijbyauh mbouj cingqciengz ndawde aen ndeu, dwg gij meiz seizneix linzcangz ciengz yungh daeuj duenqbingh gyaciz ceiq sang. Conjanhmeiz miz lai cungj, gij linzcangz ciengz yungh de dan miz song cungj, couhdwg gij guzbingjconjanhmeiz（guzanhsonh bingjdungzsonh conjanhmeiz）caeuq guzcaujconjanhmeiz（guzanhsonhcaujsenh yizsonh conjanhmeiz）gyoengqvunz ciengz gangj heanx. Seizneix Seiqgyaiq Veiswngh Cujciz（WHO）doengjit yungh aen mingzcoh doxgaiq daej neix guh bingjanhsonh conjanhmeiz（ALT）caeuq denhmwnzdungh anhsonh conjanhmeiz（AST）. Yienghneix anmingz engqgya ndaej fanjyingj gij goengnaengz cingzgvang de. Seizneix gwnz dan vaqniemh lai sij ALT caeuq AST. Cingqciengz canhgaujciz：Meizfaz ALT iq gvaq 40 gozci danhvei/ swng, AST iq gvaq 40 gozci danhvei/swng. ALT youq ndaw giengh daepsibauh, lixyouq gij noengzdoh de sang gvaq lwedsaw 1000～5000 boix. Mwh daepsibauh deng sonjvaih, aenvih noengzdoh laedoh hungloet gig yungzheih cuengq haeuj ndaw lwed. Cijaeu miz 1% daepsibauh deng vaih roxnaeuz daep deng sieng mbaeu yinxhwnj daepsibauhmoz doengdaeuq demgya, couh ndaej hawj gij meiz ndaw lwedsaw demgya boix ndeu. Ndigah, Seiqgyaiq Veiswngh Cujciz doigawj aendaep goengnaengz sonjhaih conjanhmeiz dwg aen cijbyauh ceiq minjganj haenx, youq geizbyai ndumjyouq binghdoegsingq ganhyenz gipsingq couh ndaej gya sang. Miz vunz doxbeij gij lwedsaw boux baenz ganhyenz gipsingq ndawde 36 cungj meizyoz genjcaz, fatyienh gij lingzminj cingzdoh ALT ceiq sang, duenqbingh gyaciz ceiq lai. Youq gvaqbae geij bi ndawde, vunzraeuz ciengzseiz dawz ALT、 AST doengzseiz genjcwz, caemhcaiq gaengawq gij bijciz AST/ALT song yiengh neix guh duenhdingh caeuq bingzguj binghdaep dauqfuk cingzgvang. Vunz cingqciengz AST beij ALT sang, ndigah bijciz hung gvaq 1. Mwh baenz ganhyenz gipsingq cingqngamj doxfanj, mwh fukgeiz hix aeu AST sang gvaq ALT cij suenq hoizfuk caez. AST miz song cungj dungzgunghmeiz, cungj ndeu youq ndaw ganh sibauhciengh, cungj ndeu youq ndaw sienlizdij, cungj gonq heuhguh AST_s, daihgaiq ciemq cungjliengh 40%, cungj laeng heuhguh AST_m, ciemq meiz cungjliengh

60%. Ndaw cingqciengz lwedsaw cijmiz AST_s, dang AST_m demsang seiz, daezsingj aendaep sonjhaih youqgaenj. Mwh gipsingq daep in, aenvih AST cuengq ok soqliengh dan dwg gij sibauh aen daep hamzliengh 4%, hoeng ALT cuengq ok soqliengh dwg gij sibauh aen daep cuengq ok soqliengh 65%, song yiengh neix doxbeij dwg 0.56 baedauq. Youq mwh beijlaeh hung gvaq 1.2~2.26, dizsi bingh sonjsieng youqgaenj. Aenvih ALT caeuq AST cungj miz youq ndaw ndang haujlai cujciz, caemhcaiq hezcingh ndawde ALT caeuq AST demsang fukdoh caeuq daepsibauh sonjsieng cingzdoh bingq mbouj cungj dwg bingzbaiz, ndigah doiq doengh boux haemq mbaeu demgya sang hoeng mbouj baenz binghyiengh haenx, caeuq doengh boux meiz suijbingz cingqciengz roxnaeuz ngamq miz gij binghyiengh mbaeu haenx, mbouj ndaej seizbienh guh ok duenqbingh dwg mbouj dwg baenz ganhyenz. Linghvaih youq mwh baenz ganhyenz bingh naek, sibauh deng vaihdai, gij naengzlig cauhguh conjanhmeiz gig daemq, seizneix lwedsaw gak cungj conjanhmeiz dauqfanj mbouj sang, ndigah mbouj ndaej dan baengh baez ndeu vaqniemh, bietdingh aeu cunghab faensik caeuq dungdai cazyawj.

(2) Yujsonh dozginghmeiz (LDH): Gij meiz neix youq ndaw ndang faenbouh gig gvangq, doiq duenqbingh binghdaep daegbied mbouj doengz. Seizneix mbouj noix sizyensiz yungh gingzcihdangz denyungj genjcwz gij dungzgunghmeiz de. Gungh miz 5 diuz dungzgunghmeizdai, mwh aensim saekdai LDH_1、LDH_2 swng sang guhcawj, mwh baenz binghdaep LDH_4、LDH_5 swng sang yienhda, caemhcaiq LDH_5 sang gvaq LDH_4. Youq mwh duenqdingh binghdaep, lij ndaej caekdingh LDH raemx ndaw dungx, mizseiz engq sang gvaq lwedsaw.

(3) Genjsing linzsonhmeiz (ALP): Aen soq canhgauj cingqciengz lwgnding dwg 50~240 gozci danhvei/swngh, lwgnyez dwg 20~220 gozci danhvei/swngh, vunzhung dwg 20~110 gozci danhvei/swngh. lwedsaw ndawde ALP cungjhozliz swng sang dwg gij geiqhauh youqgaenj binghdaepmbei caeuq binghndok. Bouxbingh aenmbei cienzbouh saek haenx ndaej mauhgvaq cingqciengz 2.5 boix; mwh baenz daepsibauh vuengzbiu 90% swng sang, hoeng mbouj mauhgvaq 1.5 boix. Itbuen nyinhnaeuz fanzdwg boux mingzyienj dem sang de aenmbei cienzbouh deng saek fatseng daepsibauh vuengzbiu gojnwngzsing hung, boux haemq mbaeu swng sang de

gojnwngzsing hung. Gij binghyiengh lwed danjhungzsu sengcingz sang、 binghlwedhaw yungzhezsing sang de *ALP* cingqciengz; binghlaeh mbouj miz gij vuengzbiu cix lwedsaw *ALP* mingzyienj gya sang haenx wnggai ngeixnaemj ndaw daep ciemq vih binghbienq. *ALP* caemh miz 6 cungj dungzgunghmeiz, ndawde *ALP*$_2$ dwg cungjliuz cujciz, doiq cazdingh daep baenz aizcwng hoeng gyazdaih danbwz yaemsingq miz daegdingh eiqngeih.

（4）γ-guzanhconjdaimeiz（γ-*GT*）： γ-*GT* caeuq *ALP* ityiengh youq ndaw daepsibauh habbaenz, youq yenzcwng、raemxmbei cwk daengj gikcoi baihlaj habbaenz hoenghhwdhwd. Gij fukdoh de cungj youq aen soq cingqciengz 5 boix baedauq, caemhcaiq beij *ALT* lienzdaemh seizgan raez, ndaej dabdaengz 6 aen singhgiz, doiq duenqdingh gij binghdaep gipsingq dauqfuk geizhanh gig miz bangcoh. Menhsingq cenhyenzsing binghdaep dingzlai cingqciengz. Miz vunz nyinhnaeuz γ-*GT* hix miz cungj singqcaet lumj bingh'ngaiz danbwz, youq mwh daepsibauh nyig faenvaq, lwedsaw γ-*GT* mingzyienj swng sang. Wngdang louzsim dangzbizciz gizsu、ciujcingh caeuq mbangj ywsimdingh ndaej sawj γ-*GT* swng sang, dingz yw le 2～4 aen singhgiz ndaej fukdauq cingqciengz. γ-*GT* miz 4 diuz dungzgunghmeizdai, ndawde miz diuz ndeu doiq daepsibauh baenz ngaiz minjganj youq 80%～ 90%, gij daegbied de youq 95% baedauq, aenvih de caeuq gyazdaih danbwz mbouj miz doxgven, song yiengh neix giethab duenqbingh, ndaej daezsang gij beijlwd cazbingh daep baenz ngaiz.

（5）Guzgvanghganhdai-S-fanghyangh gih conjyizmeiz（*GST*）： Aenvih gij fwnhswjlieng de iq, ndigah engq yungzheih daeuq gvaq sibauhmoz, buenqnyieggeiz dinj, ngamq 37 aen cungdaeuz, ndigah youq aen daep sonjhaih seiz cuengq ok gig vaiq, hawj de youq ndaw lwedsaw vuedlig swng sang, daezsingj dwg geizcaeux daepsibauh deng vaihdai. Mwhneix *GST* caeuq *ALT* yienh'ok cingq doxgven, hix couhdwg *GST* caeuq *ALT* swnghwnj doxdoengz. Youh aenvih bouhfaenh *GST* caeuq *ALT* daj ndaw ndang aenmak baiz okdaeuj, ndigah daengz mwh aen geizhanh hoizfuk daih dingzlai vunz fukdauq cingqciengz, caemhcaiq beij *ALT* haemq vaiq. Menhsingq hozdungsing ganhyenz binghnaek seiz hix swng sang, ndigah doiq ganhyenz binghnaek yawhlaeng buenqduenh miz daegdingh eiqngeih.

（6）Lonjlinzcih-danjgucunz senhgihconjyizmeiz（*LCAT*）： Youz daep habbaenz, coivaq danjgucunz cijva, youq cihdanbwz lawhvuenh ndawde miz cozyung youqgaenj. Mwh gij goengnaengz daepsibauh gazngaih habbaenz gemjnoix, ndaw lwedsaw gij vuedlig meiz doekdaemq, gij noengzdoh de caeuq ndaw lwedsaw *ALT*、 danjhungzsu yienh'ok gvanhaeh doxfanj, couh dwg *ALT* yied sang, *LCAT* yied daemq, cix caeuq daep sonjhaih cingzdoh yienh'ok cingq doxgven. Boux vunz baenz binghdaeplauz *LCAT* hwnjsang miz daegdingh duenqbingh eiqngeih.

2. Caekdingh Danbwzciz

Aendaep dwg aen gi'gvanh youqgaenj habbaenz danbwzciz ndang vunz, mwh aendaep saedcaet deng buqvaih, roxnaeuz gij goengnaengz sibauh aen daep bienq nyieg, gij goengnaengz daep habbaenz caeuq gij goengnaengz cienjyinh daemq, lwedgiengh danbwzciz bietdingh yaek okyienh soqliengh caeuq caetliengh bienqvaq.

（1）Aeu lwedmok cungjdanbwz daeuj caekdingh: Cungj danbwz hix couhdwg gij cungjcwngheuh lwedmok ndawde sojmiz danbwzciz, aen soq camgauj cingqciengz dwg 60~80 gwz/swngh. Caekdingh cungjdanbwz doiq duenhdingh binghdaep yiemzhaenq cingzdoh caeuq gij yingzyangj canggvang bouxbingh miz eiqngeih hungnaek, cungjdanbwz youq 55 gwz/swngh doxroengz seiz, daezsingj aendaep saedcaet sonjhaih yienhda, yawhlaeng mbouj ndei. Seizneix yungh aen swnghva swdung yizgi faensik genjcwz, cungj aeu aen soq bwzdanbwz gya aen soq giuzdanbwz dangq gij fuengfap aen soq cungjdanbwz.

（2）Caekdingh bwzdanbwz: Daepsibauh dwg giz dandog habbaenz bwzdanbwz ndeu. Aen daep vunzhung moix ngoenz ndaej habbaenz 16~18 gwz bwzdanbwz. Mwh daepsibauh deng sonjsieng, bwzdanbwz habbaenz fatseng gazngaih, mwhneix faengaij lawhvuenh lij siengdoiq maenhdingh, yienghneix yinxhwnj bwzdanbwz gemjnoix. lwedsaw bwzdanbwz aen soq camgauj cingqciengz dwg 35~55 gwz/swngh. Aenvih lwedsaw ndawde bwz-danbwz hamzliengh lai、 buenqsainyieg seizgeiz raez daengj yienzaen, yungh caekdingh bwzdanbwz hamzliengh daeuj fanjyingj gij goengnaengz aendaep cix mbouj lingz. Gij binghdaep mwh bwzdanbwz daemq haenx binghcingz gaenq daengz le itdingh cingzdoh roxnaeuz gaenq ginggvaq seizgan maqhuz raez. Dang bwzdanbwz daemq gvaq 30 gwz/swngh seiz, yungzheih baenz dungxraemx.

(3) Giuzdanbwz: Aen soq camgauj cingqciengz 20～30 gwz/swngh. Giuzdanbwz baudaengz α_1-giuzdanbwz、 α_2-giuzdanbwz、 β-giuzdanbwz caeuq γ-giuzdanbwz. Sam yiengh gonq dwg daepsibauh habbaenz, yiengh laeng cujyau dwg gienghsibauh habbaenz. Cingqciengz bwzdanbwz caeuq giuzdanbwz bijciz (bwz/giuzbijciz) dwg 1.5 : 1～2.5 : 1. Binghdaep menhsingq seiz, aenvih gak cungj huqdoeg gikcoi sawj γ-giuzdanbwz mingzyienj gyalai, ciengzseiz cauxbaenz bwz/giuzbijciz iq gvaq 1, ndigah bwz/giuzbijciz dauqvenj youq itdingh cingzdoh hix fanjyingj le gij cingzdoh caeuq fanveiz aendaep deng sonjhaih.

(4) Cenzbwzdanbwz: Gij soq camgauj cingqciengz 0.1～0.35 gwz/swngh. Dengyungj seiz cenzbwzdanbwz youq bwzdanbwz gaxgonq. Mwh buenq sainyieg seizgei daih'iek dwg 1.9 ngoenz, hoeng bwzdanbwz daihgaiq dwg 17～21 ngoenz, ndigah cenz bwzdanbwz beij bwzdanbwz lingzminj. Miz 30% vunzbingh bwzdanbwz cingqciengz, hoeng cenzbwzdanbwz doekdaemq, 50% daepsibauh vaihdai le boux baenz daep bienq ndongj, caiqlij ndaej gyangqdaemq daengz 0. Dang daepsibauh vaihdai haemq noix, binghcingz cienjndei seiz, cenzbwzdanbwz ndaej gig vaiq hoizfuk daengz cingqciengz. Ndigah cenzbwzdanbwz ndaej dangguh aen cijbyauh haemq ndei daeuj fanjyingj binghdaep cingzdoh ndeu.

(5) Caekdingh caicihdanbwz: Gij lauz ndaw lwedgiengh cungj dwg caeuq danbwzciz giethab mizyouq, yienghneix doiq lauz youq ndaw lwed daehyinh mizleih, gij danbwzciz giethab haenx dingzlai dwg giuzdanbwz, cujyau youz daep habbaenz, heuhguh caicihdanbwz. Gwnz seiqgyaiq doiq caicihdanbwz guh yenzgiu youq 20 sigij 70 nienzdaih gaenq dabdaengz gauciuz, 20 sigij 80 nienzdaih engq fazcanj daengz fwnhswj suijbingz. Seizneix gaenq rox gij caicihdanbwz ouq ndaw lwedgiengh ndang vunz lixyouq haenx miz caicihdanbwz A_1、 caicihdanbwz A_2、 caicihdanbwz A_4 caeuq caicihdanbwz B、 caicihdanbwz B_{48}、 caicihdanbwz B_{100}、 caicihdanbwz C_1、 caicihdanbwz C_2、 caicihdanbwz C_3、 caicihdanbwz D、 caicihdanbwz E、 caicihdanbwz F、 caicihdanbwz G、 caicihdanbwz BCa daengj, caemhcaiq gaenq fatyienh le cihdanbwz cihmeiz soudij. Caicihdanbwz A_1 dwg gij cujyau gezgou danbwz danbwzciz maeddoh sang haenx, caicihdanbwz B_{100} dwg gij

cujyau gezgou danbwz ndaw cihdanbwz maeddoh daemq haenx. Dang gij goengnaengz aendaep deng sonjhaih, gij goengnaengz habbaenz danbwz doekdaemq seiz, caicihdanbwz cix gemjnoix. Caekdingh doeklaeng biujmingz, gij goengnaengz aendaep deng sonjhaih yiemzcungh cingzdoh caeuq gij fukdoh doekdaemq caicihdanbwz baenz cingqbeij. Aenvih caicihdanbwz dwg cihdanbwz aen bouhfaenh ceiq youqgaenj, gij suijbingz cihdanbwz caeuq doenghmeg couhyang giet ndongj gvanhaeh maedcaed, ndigah caekdingh caicihdanbwz hix ndaej yungh youq duenqbingh bingh simlwedguenj.

（6）Caekdingh anhgihsonh: Cujyau dwg caekdingh cihlen anhgihsonh caeuq fanghyanghcuz anhgihsonh nem gij beijciz song yiengh neix. Cihlen anhgihsonh baudaengz hezanhsonh、lieng'anhsonh、yizlieng'anhsonh, fanghyanghcuz anhgihsonh dwg ceij lozanhsonh、dan'anhsonh、bwnjbingj-anhsonh. Yienghgonq youz ndangnoh vuenhlawh, yienghlaeng youz aendaep vuenhlawh. Mwh aendaep deng sonjhaih, gij fanghyanghcuz anhgihsonh aenvih lawhvuenh deng laengz cix cwkrom, hoeng ndangnoh lawhmoq cingqciengz, doeklaeng cauhbaenz cihlen anhgihsonh caeuq fanghyanghcuz anhgihsonh bijciz doekdaemq. Linghvaih, ndangvunz youq cawzseuq anh seiz, hix aeu siuhauq cihlen anhgihsonh, ndigah binghdaep ciengzseiz biujyienh baenz cihlen/fanghyangh anhgihsonh mbouj doxdaengh. Caekdingh cilen/fanghyangh anhgihsonh bijciz mboujdan doiq duenqdingh gij cingzdoh yiemzcungh binghdaep miz bangcoh, caemhcaiq doiq yw binghdaep miz bangcoh.

（7）Caekdingh gyazdaihdanbwz（AFP）: Gyazdaihdanbwz dwg lwgndawdungx fatmaj geizcaeux cungj lwedsaw danbwz cujyau ndeu, youz seiz lwgndawdungx daepsibauh、lonjvangznangz caeuq dungxsaej lwgndawdungx habbaenz, doekseng le gij suijbingz de cugciemh doekdaemq. Daengz doekseng 300 ngoenz seiz, lwedsaw AFP daemq gvaq 10 veizgwz/swngh. Gij AFP vunzhung youz aendaep habbaenz, lwedsaw hamzliengh gig noix, daihgaiq 0.1～5.8 veizgwz/swngh. Daepsibauh baenz ngaiz seiz AFP demgya, youq baizcawz mizndang le, sang gvaq 20 veizgwz/swngh miz duenqdingh camgauj gyaciz, sang gvaq 400 veizgwz/swngh cix gig daezsingj aendaep baenz ngaiz. AFP seizneix ciuqyiengh lij dwg aen cijbyauh daih'it genjcaz aendaep duenqdingh baenzaiz. Hoeng, *AFP* demsang cix mbouj gaenjcij raen youq daepsibauh baenz ngaiz, gij binghdaep gizyawz hix ndaej demsang, mizseiz caiqlij ndaej sang daengz 500 veizgwz/swngh dem. Yiennaeuz dingzlai dwg swng sang haemq mbaeu, lienzdaemh seizgan mbouj nanz, caemhcaiq dingzlai miz conjanhmeiz swng sang. Hoeng gaengawq gijneix cix mbouj gaeuq gamqbied cazduenh. Gaenq baudauj aen laeh boux baenz bingh daep foeghenj, lwedsaw *AFP* sang daengz 2400 veizgwz/swngh. Gvej bae gijfoeg le *AFP* cienjbaenz cingqciengz. Neix couh gangjmingz *AFP* caekdingh yiennaeuz dwg gij cijbiuh daih'it aeu daeuj genjcaz duenqdingh daep baenz ngaiz, hoeng gij daegbied de mbouj giengz, lij miz 20%~40% boux binghdaep *AFP* dwg yaemsingq. Ndigah, bietdingh aeu yenzgiu ra gizyawz baenzfoeg cijbyauh daeuj duenhdingh binghdaep.

3. Caekdingh Danjhungzsu Caeuq Gij Eiqngeih Linzcangz De

Danjhungzsu dwg cungj saeksoq ndeu, youq mwh de sengbaenz caeuq lawhmoq fatseng gazngaih, couh yaek cauxbaenz dahenj (gungjmozvangz)、naengnoh henj beksingq soj gangj haenx, neix youq yihyoz fuengmienh heuhguh vuengzbiu.

Fatseng vuengzbiu caeuq gij danjhungzsu suijbingz ndaw lwedsaw maedcaed doxgven, hoeng gij cingzdoh yienghlaeng youh caeuq lwedhungzdanbwz buqvaih cingzdoh doxgven, caeuq gij goengnaengz daep sup aeu、giethab caeuq baizok danjhungzsu nem danjdau hidungj doengswnh cingzdoh mizgven. Caekdingh lwedsaw danjhungzsu doiq gamqbied duenqdingh vuengzbiu miz gyaciz youqgaenj, youq linzcangz fuengmienh dawz danjhungzsu faen guh cungjdanjhungzsu (*T-BIL*) caeuq cigsoh danjhungzsu (*D-BIL*), baihlaj raeuz faenbied yawjyawj gij eiqngeih caekdingh gyoengqde.

（1）Lwedsaw cungjdanjhungzsu（ *T-BIL*)：Ndaw lwedsaw boux cingqciengz gij noengzdoh cungjdanjhungzsu de dwg maenhdingh, gij soq cingqciengz de gaengawq moix aen yihyen soj yungh yizgi daeuj dingh gij byauhcunj de mbouj doengz, loq miz di cengca. Lwedsaw *T-BIL* mauhgvaq gij hanhdoh aen soq cingqciengz ceiq sang, hoeng seizneix gij gungjmoz caeuq naengnoh caengz roxnyinh daengz fat henj seiz heuhguh "gij bingh vuengzbiu ndomjyouq"；youq mwh lwedsaw *T-BIL* mingzyenj demsang yawj ndaej ok lwgda（gungjmoz）, cigdaengz naengnoh daengx ndang fat henj haenx heuhguh vuengzbiu. Lwedsaw *T-BIL* caekdingh miz gij eiqngeih linzcangz gig youqgaenj, de ndaej bang canghyw：①Cazrox vunzbingh miz mbouj miz vuengzbiu caeuq gij cingzgvang bienqdoengh yienjbienq de. ②*T-BIL* yienznaeuz mbouj dwg gij cijbyauh lingzminj fanjyingj daepsibauh deng sonjhaih, hoeng gij danjhungzsu boux baenz binghdaep mingzyienj gya sang, ciengzseiz fanjyingj miz daepsibauh deng sieng haemq youqgaenj. Vuenh coenz vah daeuj gangj, mwh gij goengnaengz aen daep miz sonjhaih haemq mbaeu, cix mbouj ndaej doenggvaq *T-BIL* bienqvaq fanjyingj okdaeuj, hoeng saeklaeuq *T-BIL* swng sang yienhda, cix daiqbiuj gij goengnaengz aen daep deng sonjhaih youqgaenj. ③Mbouj gaenjcij dwg daepsibauh sonjhaih caeuq aen danjdau saeklaengz seiz cij miz *T-BIL* swng sang. Youq mwh fatseng haujlai hungzsibauh deng buqvaih, hix ndaej sawj *T-BIL* swng sang, yihyoz fuengmienh heuhguh "yungzhezsing vuengzbiu", hoeng seizneix gij goengnaengz aen daep aiq dwg cingqciengz, mbei dwg doengswnh. Gyonj daeuj gangj, boux gij goengnaengz aen daep deng sonjhaih、boux baenz mbei gaz caeuq yungz lwed seiz cungj ndaej sawj *T-BIL* swng sang, neix aeu giethab linzcangz biujyienh daeuj gidij faensik. ④Mwh miz lwgnding baenz binghyungzhez, caekdingh *T-BIL* ndaej bangcoh liujgaij binghcingz yiemzhaenq cingzdoh daengj.

（2）Lwedsaw cigciep danjhungzsu（*D-BIL*）：Mwh guh lwedsaw danjhungzsu caekdingh, aeu danjhungzsu faen cung ndeu daibyauj aen soq cigsoh danjhungzsu（hix couhdwg giethab danjhungzsu）. Youq ndaw lwedsaw boux cingqciengz mbouj miz giethab danjhungzsu, hoeng ciengzseiz ndaej caekding ok siujliengh faen cung ndeu danjhungzsu, neix dwg aenvih youq ndaw lwedsaw cingqciengz miz sonhyenz raemxmbei、niusu、gijyenzsonh daengj lixyouq, sawj siujliengh mbouj dwg giethab danjhungzsu caeuq oujdansici cigsoh fanjying. Ndigah, youq mwh lwedsaw cingqciengz faen cung ndeu danjhungzsu gihbwnj mbouj daibyauj giethab danjhungzsu, hoeng youq mwh baenz vuengzbiu cix daihdaej fanjyingj gij suijbingz giethab danjhungzsu.

Youq mwh yungzhezsing vuengzbiu, faen cung ndeu danjhungzsu/cungjdanjhungzsu bijciz itbuen iq gvaq 20％; mwh miz gij bingh vuengzbiu saeklaengz, aen bijciz neix lai gvaq 40%; youq gij binghhvuengzbiu ndaw daepsibauh seiz, faen cung ndeu danjhungzsu caeuq cungjdanjhungzsu cungj hwnjsang, hoeng gij bijciz song yiengh neix aenvih binghbienq gocwngz mbouj doengz cix miz di bienqvaq, ndaej hung gvaq 20%, roxnaeuz iq gvaq 20%.

Itbuen daeuj gangj, lumj gij daep deng doeg sonjhaih aenvih baenz ganhyenz、daep bienq ndongj caeuq gij yw yinxhwnj haenx aiq caeuxbaenz *D-BTL* swng sang, gwnz linzcangz heuhguh daepsibauhsingq vuengzbiu; linghvaih youq mwh aenvih gak cungj yienzaen yinxhwnj diuzsaimbei iq ndaw daep saeklaengz, roxnaeuz diuzsaimbei hung rog daep saeklaengz cungj ndaej caeuxbaenz *D-BTL* swng sang, gwnz linzcangz heuhguh bingh vuengzbiu saeklaengz roxnaeuz bingh vuengzbiu saekmbei.

Caekdingh *T-BIL* caeuq *D-BIL* youq gwnz linzcangz ciengzseiz dwg doengzseiz bae guh, gij eiqngeih linzcangz de soj daibyauj haenx hix aeu giethab gij cingzgvang linzcang、dijcwngh cunghab bae buenqduenh.

4. Gij Genjcwz Hanghmoeg Aen Daep Bienq Senhveiz Caeuq Gij Eiqngeih Linzcangz De

Daep bienq ndongj dwg cungj bingh ciengzseiz raen, bikmwg gij ndangcangq vunzloih yiemzhaenq ndeu, dwg gij biujyienh haujlai binghdaep cigdaengz mbangj di bingh wnq doxdoengz. Daep bienq senhveiz dwg gij diuzgen bwhgonq daep bienq ndongj, mboujlwnh doiq canghyw roxnaeuz vunzbingh daeuj gangj, gibseiz liujgaij binghdaep fatseng、fazcanj canggvang dwg noix mbouj ndaej, mbouj hawj ganhyenz yiengq daep bienq senhveiz fazcanj dwg vunzlai cungj maqmuengh. Yienghhaenx youq linzcangz yihyoz fuengmienh baenzlawz cijndaej liujgaij gij canggvang binghdaep ne? Cazduenh aen daep bienq senhveiz daengz seizneix lij yungh gij fuengfap "camx daep" aeu daep hozdij cujciz guh genjcaz ceiq baenghndaej, hoeng de dwg cungj genjcaz sieng ndang ndeu, nanz ndaej ciuq yaekaeu doiq binghbienq guh bienqdoengh cazyawj, caemhcaiq mbongqcoeg biubonj soqliengh gig iq, mizseiz nanz ndaej fanjyingj gij cingzgvang daegnx aen daep. Gaenriengz gij cujciz giethab hwnjdaeuj haenx daegbied dwg doiq gyauhyenz lawhmoq guh yenzgiu mboujduenh haeujlaeg, gyoengqvunz gaenq ndaej doenggvaq genjcwz mbangj di cingzfaenh ndaw daep gezdi cujciz、doxgaiq lawhmoq roxnaeuz gij mizgven meiz youq ndaw lwed mizyouq haenx, bae ra cungj fuengfap gamcaek daep bienq senhveiz. Lajneix yiengq daihgya gaisau geij cungj genjcwz cijbyauh mizgven fuengmienh.

（1）Caekdingh ndaw lwedsaw mizgven gyauhyenz habbaenz caeuq faengaij meiz：Gij habbaenz caeuq gaijfaen gyauhyenz cungj dwg meiz coivaq fanjying, youh heuhguh meiz coi fanjying, neix couh lumj fat menbauh seiz aeu yaumuj ityiengh. Youq ndaw lwedsaw ndangvunz ndaej genjok gij meiz caeuq gyauhyenz habbaenz nem cekfaen mizgven haenx, cujyau miz geij cungj lajneix.

①Fujanhsonh ginghvameiz（PH）：PH dwg gyauhyenz habbaenz cungj meiz youqgaenj ndeu, youq gij ganhyenz menhsingq cenhyenzsing、ganhyenz menhsingq hozdungsing、daep bienq ndongj daengj bingh cungj ndaej demsang, aeu ganhyenz menhsingq hozdungsing caeuq ciujcinghsing daep deng sonjhaih gyasang daegbied yienhda. Dang boux baenz daep bienq ndongj、gij goengnaengz aendaep gig ca seiz PH hozsing ndaej gyangqdaemq.

②Laianhsenh yangjvameiz：Gwnz linzcangz cungj heuhguh danhgyauh yangjvameiz（MAO）, aenvih caekdingh nanzdoh hung, gwnz linzcangz cigsoh caekdingh laianhsenh yangjvameiz gig noix. Menhsingq hozdungsing ganhyenz caeuq boux baenz daep bienq ndongj cungj biujyienh baenz MAO gyasang, daegbied dwg yienghgonq. Saedniemh biujmingz, gak cungj binghdaep lwedsaw MAO bienqvaq caeuq gij senhveiz ndaw daep dem seng cingzdoh yienh'ok gij gvanhaeh bingzbaiz, de doiq duenqdingh aendaep bienq senhveiz geizcaeux miz daegdingh eiqngeih.

③Fujanhsonhdaimeiz（PLD）：PLD dwg cungj suijgaijmeiz ndeu, youq ganhyenz gipsingq、menhsingq hozdungsing ganhyenz caeuq boux baenz daep bienq ndongj cungj swng sang mingzyienj.

（2）Gij Hanghmoeg Genjcwz Caeuq Gyauhyenz Lawhmoq Mizgven Haenx：

① Lwedsaw Ⅲ yiengh cenzgyauhyenz mozdonhdai（P-Ⅲ-P）：Youq cauxbaenz daep bienq senhveiz ndawde miz cungj vuzciz ndeu heuhguh gyauhyenz, aen ndanggonq de couh heuhguh cenzgyauhyenz, doenggvaq caekdingh gij soqliengh P-Ⅲ-P ndaw lwedsaw ndaej caek rox gij cingzgvang

ndaw ndang gyauhyenz habbaenz, daengz seizneix ndaej linzcangz gvangq-
langh wngqyungh. Daep bienq senhveiz seiz P-$Ⅲ$-P demsang, menhsingq
hozdungsing ganhyenz seiz P-$Ⅲ$-P hix ndaej swng sang.

② $Ⅲ$ yiengh cenzgyauhyenz（Pc $Ⅲ$）：Gij hamzliengh youq ndaw
lwedsaw caeuq aen daep hozdij cujciz genjcaz aen daep bienq senhveiz
cingzdoh yienh'ok cingqbeij gvanhaeh, caeuq P-$Ⅲ$-P miz gij linzcangz
eiqngeih doxlumj, caemhcaiq doiq gij gyaciz duenqdingh aen daep bienq
senhveiz de ndei gvaq P-$Ⅲ$-P.

③ I yiengh caeuq $Ⅳ$ yiengh gyauhyenz：Cawz genjcwz $Ⅲ$ yiengh
gyauhyenz caixvaih, I yiengh caeuq $Ⅳ$ yiengh gyauhyenz hix cigsoh
fanjyingj le gij cingzdoh daep bienq senhveiz, mwh aendaep bienq senhveiz,
ndaw lwedsaw gak cungj gyauhyenz ndawde $Ⅳ$ yiengh gyauhyenz miz ok ceiq
caeux.

（3）Mbouj dwg gyauhyenz danbwz：Cauxbaenz aendaep bienq senhveiz
cawz caeuq gyauhyenz lawhmoq maedcaed doxgven caixvaih, lij caeuq cuj
ndeu heuhguh mbouj dwg gyauhyenz danbwz meizsibauh rog gihciz
cingzfaenh miz gvanhaeh.

①Banjcwngzsu（LN）：Mwh daep bienq ndongj gij soq banjcwngzsu
mingzyienj swng sang, duenqbingh minjganjsing dabdaengz 98%, gij
dwzyising 91%.

②Senhveiz gezhozsu（FN）：FN aeu song cungj hingzsik mizyouq, it
dwg gij FN ndaw lwedmok, lingh cungj dwg gij FN ndaw sibauh. Youq
binghdaep mbouj doengz seizgeiz lwedsaw FN hamzliengh bienqvaq haemq
daih, ganhyenz gipsingq ndaej mingzyenj bienq sang, hoeng daep bienq
senhveiz daegbied dwg daep bienq ndongj geizlaeng buenxriengz raemxdungx
couh doekdaemq haujlai.

③Cizsonh ronghcingx（HA）：Mwh daep bienq ndongj ndaej swng sang
mingzyienj, riengz ganhyenz fazcanj, ganhyenz gipsingq→ganhyenz menh-
singq hozdungsing→daep bienq ndongj, gij hamzliengh HA ndaw lwedsaw
cugbouh swng sang. Youq daep bienq ndongj seizcaeux, ciengzseiz buenx
miz hozdungsing daep senhveiz, lwedsaw Pc $Ⅲ$ ndaej mingzyienj swng sang,
hoeng seizneix daep sonjhaih lij mbouj youqgaenj, ndigah lwedsaw HA
mbouj itdingh cungj sang. Dauqfanj daengz geizlaeng, dingzlai gvihaeuj gij

senhveiz aen daep gaeuq, ciengzseiz miz daep reuqsuk, lwedsaw *Pc III* ndaej mbouj sang hoeng aendaep sonjhaih youqgaenj, lwedsaw *HA* ndaej swng sang yienhda, ndigah song yiengh lienzhab caekdingh ndaej doxbouj.

Baihgwnz gaisau le lai cungj cijbyauh duenqbingh daep bienq senhveiz, hoeng baenzlawz cungj mbouj ndaej gaengawq hangh cijbyauh dog gaijbienq ndeu couh duenqdingh daep bienq senhveiz, aeu giethab gij biujyienh linzcangz caeuq cunghab faensik gak hangh cijbyauh cij ndaej cingqdeng duenhdingh.

5. Caekdingh Lwedsaw

Youzlauz ndaw lwed (genjdanh heuhguh hezcih) cujyau baudaengz danjgucunz、ganhyouzsanhcij、linzcih daengj, de ciengzseiz aeu cungj hingzsik caeuq danbwz giethab haenx cienqhop youq ndaw lwed. Youq laj cingzgvang cingqciengz, hezcih youq ndaw lwed baujciz aen noengzdoh haemq onjdingh ndeu. Hezcih sangdaemq deng haujlai yinhsu yingjyangj, ndawde aenvih daep yingjyangj ceiq youqgaenj. Aen daep dwg aen ciengzdieg cungsim youzlauz ndang vunz habbaenz caeuq faengaij lawhmoq, ndigah hezcih sangdaemq caeuq aendaep maedcaed doxgven. Linghvaih, gij suijbingz hezcih lij deng gwndaenj fuengsik、gwnndoet yingzyangj、guhhong loihhingz daengj yingjyangj. Aenvih hezcih sang ciengzseiz caeuq doenghmeg giet ndongj caeuq binghgvanhsinhbing mizgven, caemhcaiq binghhezcih sang caeuq binghgvanhsinhbing miz aen seiqdaeuz bienq oiq, ndigah gyoengqvunz doiq hezcih ndaw lwedsaw sangdaemq suijbingz hainduj cugciemh gvansim hwnjdaeuj. Hezcih baudaengz miz lai cungj cingzfaenh mbouj doxdoengz, hoeng youh aeu danjgucunz caeuq ganhyouzsanhcij guhcawj, ndigah gyoengqvunz caekdingh hezcih seiz cujyau caekdingh song hangh neiyungz neix.

(1) Caekdingh cungjdanjhungzsu: Danjgucunz dwg gij cingzfaenh gap-baenz youqgaenj gapbaenz sibauhmoz caeuq sibauh ndawde gak cungj sibauhgi haenx, doengzseiz hix dwg gij doenghyiengh cenzdij danjcihsonh caeuq gij doenghyiengh cenzdij haujlai loihguzsunz gizsu. De doiq baujmaenh yiengh goengnaengz sengleix ndangvunz cingqciengz noix mbouj ndaej. Gij danjgucunz ndaw ndang bouxvunz ndaej daj gijgwn daeuj, lumjbaenz moix 100 gwz gijgwn noh daihgaiq hamz miz danjgucunz 100 hauzgwz, ndaw

dungx doenghduz moix 100 gwz hamz danjgucunz 300~500 hauzgwz，aen uk doenghduz hamz danjgucunz ceiq lai，moix 100 gwz daihgaiq hamz miz 2300~3100 hauzgwz. Gij danjgucunz ndaw hamzliengh gyaeqhenj ciepgaenh ukgyaeuj，nohbiz hamzliengh sang gvaq nohcing. Saejiq ndaej supsou gij danjgucunz cungjliengh gwn haeujbae haenx 1/3 baedauq. Bouxvunz gak cungj cujciz hix ndaej swhgeij habbaenz danjgucunz，ndawde daep caeuq saejiq dwg gizdieg youqgaenj gapbaenz danjgucunz，ndaej youq ndaw ndang gapbaenz danjgucunz cungjliengh 90%. Ndangvunz ndaej gag diuzcez danjgucunz hamzliengh，danghnaeuz gwn haeuj danjgucunz haenx haemq lai，yienghhaenx aen daep habbaenz danjgucunz soqliengh couh gemjnoix. Yungh meizfap caekdingh gij noengzdoh cungjdanjgucunz ndaw lwedsaw，aen soq cingqciengz camgauj（vunzhung）iq gvaq 5. 17mmol/L. Danjgucunz dem-sang ciengzseiz raen youq daihliengh gwn gijgwn danjgucunz sang，roxnaeuz raen youq mbangj di raemxmbei cwk baenz bingh roxnaeuz binghdaep menhsingq daengj. Bouxbiz hix ciengzseiz miz danjgucunz swng sang. Danjgucunz doekdaemq ciengzseiz dwg aenvih daep habbaenz naengzlig mbouj gaeuq，danghnaeuz bingh daep yiemzhaenq seiz，danjgucunz ciengzseiz mingzyienj doekdaemq. Yingzyangj mbouj ndei、dungxiek、gij goengnaengz gyazcangsen hwnghwnj daengj，hix ndaej hawj lwedsaw danjgucunz doekdaemq.

（2）Caekdingh ganhyouzsanhcij：Ganhyouzsanhcih dwg youzlauz ndaw lwed aen cingzfaenh ceiq cujyau de，ciemq cienzbouh hezcih 95%. Gij goengnaengz youqgaenj de dwg ok naengzliengh hawj sibauh. Youq ngamq gwn haeux sat daegbied dwg gwn donq haeux youzlauz sang ndeu le，ganhyouzsanhcij ndaw lwed ndaej gig vaiq swng sang，youq ndaw lwed comz baenz ndaek，heuhguh naedcijsaeq. Mwh ndaw lwed fouz miz daihliengh naedcijsaeq，lwedsaw couh bienq ndaej gig hoemz. Danghnaeuz seizneix genjcaz ganhyouzsanhcij，couh yaek mingzyienj mauhgvaq aen fanveiz cingqciengz haujlai boix. Aenvih aendaep boux vunz miz naengzlig bae cawqleix lauzhaj gig ak，ndigah itbuen youq ndaw seizgan gig dinj，aen daep couh dawz gij youzlauz youq ndaw lwed siubae，aen gocwngz neix heuhguh cawzseuq. Ndigah youq mwh vaqniemh hezcih iugouz haetromh hwnq congz le mbouj gwn haeux，yienzhaeuh aeu lwed vaqniemh，couhdwg vihliux hawj aen daep miz cukgaeuq seizgan bae cawz seuq naedcijsaeq ndaw lwedsaw, mienxndaej yingjyangj vaqniemh gezgoj. Ganhyouzsanhcij ndaw lwedsaw aen soq camgauj cingqciengz dwg 0. 22～1. 09mmol/L. Ganhyouzsanhcij swng sang mbouj doengz bingzciengz raen youq boux baenz lwed hezcih sang.

（3）Caekdingh lwedsaw danjcihsonh: Danhcihsonj dwg gij doxgaiq danjgucunz youq ndaw daep baizok haenx, ndigah de sengbaenz lawhmoq nem caeuq aen daep maedcaed doxgven. Danjcihsonh dwg aen cijbyauh youqgaenj fanjyingj aendaep deng saedcaet sonjhaih, mwh aen daep sonjhaih gya naek, danhcihsonh couh aiq swng sang. Gij binghganhyenz haemq naek haenx gij danhcijsonh de swng sang mauhgvaq binghganhyenz mbaeu, gij danjcihsonh boux baenz daep bienq ndongj ca mbouj geijlai cienzbouh swng sang. Vihneix, caekdingh danjcihsonh doiq duenqdingh aen daep sonjhaih cingzdoh miz bangcoh.

6. Hezdangz Caeuq Dangz Naihliengh Nem Gij Eiqngeih Linzcangz

Vunz aeu lix couh aeu miz naengzliengh, hoeng naengzliengh youh cujyau youz buzdauzdangz gunghawj. Aen daep youq ndaw dangz lawhmoq miz cozyung youqgaenj, de miz gij goengnaengz diuzcez cwkrom caeuq faenbouh gij dangz ndang vunz. Youq mwh dungxbyouq, gij buzdauzdangz aendaep cuengq okdaeuj haenx dwg gij lailoh dandog hezdangz.

Youq mwh baenz binghdaep, dangz lawhmoq hix bietyienz yaek fatseng gaijbienq doxwngq, hoeng aenvih daep doiq dangz lawhmoq miz gij naengzlig diuzcez lawhmoq maqhuz hung, ndigah youq mwh baenz binghdaep mbaeu roxnaeuz baenz binghdaep sonjhaih cingzdoh cungdaengj, cix mbouj miz hezdangz mingzyienj gaijbienq. Daep bienq ndongj caemhcaiq baenz bingh-nyouhdangz roxnaeuz binghlwedsaek yienzfat ndaej okyienh hezdangz gya sang; youq mwh gij binghganhyenz sawqmwh fatseng yiemzcungh roxnaeuz gij daepbaenzngaiz yienzfat gvangqlangh, ndaej okyienh hezdangz daemq. Youq mbangj di ganhyenz menhsingq hozdungsing roxnaeuz boux baenz daep bienq ndongj ndaej miz gij biujyienh dangz naihliengh gemjdaemq. Youq ndaw sawqniemh genjcaz gij bingh ganhyenz dangz lawhmoq haenx miz buenq yujdangz naihliengh sawqniemh caeuq buzdauzdangz naihliengh sawqniemh.

（1）Buenq yujdangz naihliengh sawqniemh: Ndangvunz cujciz mbouj ndaej cigsoh leihyungh buenq yujdangz daj rog daeuj haenx, itdingh aeu ginggvaq daep linzsonhva cienjbienq baenz 1-linzsonh buenq yujdangz, yienzhaeuh cienjbienq baenz buzdauzdangz cijndaej leihyungh. Mwh daep fatseng binghbienq, cungj cienjbienq neix caeuq gij naengzlig cawzseuq buenq yujdangz de gemjdoiq, ndaw lwed buenq yujdangz siusaet couh deng doilaeng, gij buenq yujdangz caengz deng aendaep leihyungh haenx cungj aeu doenggvaq aenmak baiz ok rog bae, gij hamzliengh buenq yujdangz ndaw nyouh couh yaek demlai.

(2) Gij sawqniemh buzdauzdangz naihliengh: Gij dajcim megcingmwz roxnaeuz gwn buzdauzdangz le, faenbied youq 30 faen cung、 60 faen cung、 90 faencung caeuq 120 faencung aeu lwed daeuj caek hezdangz. Bouxcingqciengz youq 60 faencung roxnaeuz 120 faencung hezdangz fukdauq cingqciengz. Aen daep miz sonjhaih seiz ndaej doilaeng fukdauq. Aen sawqniemh neix doiq duenqdingh binghdaep mbouj miz eiqngeih daegbied, hoeng ndaej dangguh aen fuengfap liujgaij aendaep fatbingh seiz dangz lawhmoq gazngaih ndeu.

Duenqbingh Gij Singqcaet Daegbied Gyazhingz Ganhyenz

Gyazhingz ganhyenz dwg aenvih gwn le gij doxgaiq、 gwn gij raemx deng binghdoeg gyazhingz ganhyenz (HAV) uqlah cij fatbingh. Itbuen lahdawz le gij binghdoeg gyazhingz ganhyenz gvaqlaeng ndaw lwed boux vunzbingh daih 12 ngoenz couh ndaej okyienh binghdoeg, hoeng youq vunzbingh ok vuengzbiu roxnaeuz conjanhmeiz swng sang le geij ngoenz couh daj ndaw lwed siusaet bae.

Gij binghdoeg gyazhingz ganhyenz cujyau youq ndaw daepsibauh sengsanj, yienzhaeuh gyoebcomz haeuj ndaw mbei bae, caiq baiz haeuj ndaw saej bae riengz haex baizok rog ndang. Danghnaeuz aeu gij haex nyouh hamz miz binghdoeg gyazhingz ganhyenz dwk bwnh youh gwn gij byaek ndip gva lwgmak caengz swiq seuq siudoeg haenx, roxnaeuz bouxvunz veiswngh sibgvenq mbouj ndei, roxnaeuz youq gwnz gai gwn gijgwn baizdangj, couh yungzheih deng lahdawz. Guek raeuz baihnamz mbangj giz dieg haengj gwn gij mauzganh yungh raemxgoenj log yaep ndeu haenx, danghnaeuz mauzganh cingqngamj youq mwh daehyinh deng uqlah, couh aiq yinxhwnj gyazhingz ganhyenz riuzhengz.

Itbuen youq vuengzbiu okyienh le roxnaeuz lwedsaw conjanhmeiz swng sang daengz geiz ceiq sang seiz, gij binghdoeg gyazhingz ganhyenz daj haex nyouh baizok hainduj gemjnoix, mwhneix gij singqcaet cienzlah hix cugciemh gemj daemq, dingzlai youq fatbingh gvaqlaeng 2～3 aen singhgiz couh dingzcij baiz doeg lo, ndigah, gig nanz youq ndaw lwedsaw caeuq haexnyouh genjok naed binghdoeg gyazhingz ganhyenz caeuq gyazhingz ganhyenz gangyenz, ndigah seizneix gij fuengfap yungh daeuj duenqdingh gyazhingz ganhyenz haenx dwg genjcwz gij gyazhingz ganhyenz gangdij ndaw lwedsaw.

Gij fuzhau gyazhingz ganhyenz gangdij dwg "gang-*HAV*", aen fuzhau neix dwg daibyauj gyazhingz ganhyenz cungj gangdij, hoeng cungjgangdij youh ndaej faen baenz song aen bouhfaenh. Aen ndeu heuhguh "gang-*HAV IgM* ", danghnaeuz yangzsing couh ndaej gangjmingz vunzbingh youq gaenhgeiz lahdawz le gij binghdoeg gyazhingz ganhyenz, danghnaeuz buenx miz conjanhmeiz swng sang couh ndaej duenqbingh baenz gyazhingz ganhyenz gipsingq. Itbuen gangj gang-*HAV IgM* youq fatbingh gvaqlaeng 2～3 aen singhgiz ndaej daengz geiz ceiq sang, fatbingh gvaqlaeng 1～2 ndwen gig vaiq doekdaemq, 3 ndwen gvaqlaeng daihdaej siusaet. Ndigah genjcwz gang-*HAV IgM* deng yungh daeuj guh duenqbingh boux baenz gyazhingz ganhyenz gipsingq roxnaeuz lahdawz le gij binghdoeg gyazhingz ganhyenz geizcaeux.

Lingh aen bouhfaenh gyazhingz ganhyenz gangdij, fuzhau dwg "gang-*HAV IgG*", youq lahdawz gij binghdoeg gyazhingz ganhyenz gvaqlaeng 3～12 aen singhgiz youq ndaw lwedsaw couh ndaej okyienh, gvaqlaeng ndikdoh cugciemh swng sang, 6 ndwen seiz dabdaengz geiz ceiq sang, yienzhaeuh menhmenh doekdaemq, youq ndaw lwedsaw ndaej lienzdaemh mizyouq cibgeij bi engqdaengz baenzciuh.

Gyazhingz ganhyenz cungjgangdij ndawde gang-*HAV IgG* ciemq le daih dingzlai, ndigah genjcwz gyazhingz ganhyenz cungjgangdij hix cujyau daibyauj le gij suijbingz gang-*HAV IgG*. Aenvih guek raeuz dwg aen guek ganhyenz fatbingh gig lai ndawde aen ndeu, youh aenvih gang-*HAV IgG* youq ndaw lwedsaw ndang vunz ndaej ciengzgeiz mizyouq, ndigah gyoengq vunzhung guek raeuz ndawde daih dingzlai gang-*HAV IgG* cungj dwg yangzsing, gangjmingz doenghbaez gaenq lahdawz gvaq gij binghdoeg gyazhingz ganhyenz, mbouj fatbingh roxnaeuz fatbingh gaenq cienj ndei miz le menjyizliz.

Genjcwz gang-*HAV* cujyau yungh daeuj diucaz guek raeuz mbouj doengz digih、mbouj doengz vunzlai ndaw lwedsaw gang-*HAV* yangzsing beijlwd caeuq gij suijbingz de, dwg cujyau cijbyauh duenhdingh gij giengzdoh ndaw gyoengqvunz swyenz lahdawz gij binghdoeg gyazhingz ganhyenz roxnaeuz dajcim gyazhingz ganhyenz yizmyauz le cazyawj gij yaugoj de.

Duenqbingh Gij Singqcaet Daegbied Yizhingz Ganhyenz

"Ndaek daeuz coih hung" yinxhwnj yizhingz ganhyenz, couhdwg gij binghdoeg yizhingz ganhyenz（genjdanh heuhguh *HBV*）, aenvih gij binghdoeg yizhingz ganhyenz gezgou fukcab, ndigah ndang vunz lahdawz gij binghdoeg yizhingz ganhyenz le yinxhwnj ndangdaej fanjwngq hix haemq fukcab.

Gij hanghmoeg genjcwz yizhingz ganhyenz gig lai, yienghhaenx moix hangh genjcaz gangjmingz gijmaz vwndiz? Dwg mbouj dwg moix baez cungj aeu cienzbouh genjcaz? Neix dwg aen vwndiz raeuz wnggai louzsim haenx. Itbuen genjcwz ceiq lai dwg yizhingz ganhyenz "song doiq buenq" roxnaeuz "yizganh haj hangh".

1. Yizhingz Ganhyenz Biujmienh Gangyenz Caeuq Biujmienh Gangdij

Yizhingz ganhyenz biujmmienh gangyenz hix couhdwg "Augang" itbuen vunz gangj haenx, neix dwg aenvih youq 1963 nienz boux Meijgoz yozcej ndeu soujsien youq ndaw lwedsaw vunz bonjdeih Audaliya fatyienh cungj gangyenz neix, ndigah couh anmingz guh "Audaliya Gangyenz"（genjdanh heuhguh Augang）, gvaqlaeng cingqsik heuhguh yizhingz ganhyenz biujmienh gangyenz（*HBsAg*）, de caeuq yizhingz ganhyenz biujmienh gangdij（gang-*HBs*）gapbaenz yizhingz ganhyenz "song doiq buenq" ndawde doiq daih'it.

Danghnaeuz boux vunz cingqciengz coengzlaiz mbouj lahdawz gvaq gij binghdoeg yizhingz ganhyenz, yienghhaenx gij yizhingz ganhyenz biujmienh gangyenz、biujmienh gangdij gyoengqde cungj wnggai dwg yaemsingq. Yizhingz ganhyenz gangyenz yangzsing miz geij cungj gojnaengz lajneix:

①Doenghbaez baenz gvaq yizhingz ganhyenz hoeng gaenq hoizfuk, gij goengnaengz aendaep gaenq cingqciengz, cijmiz aen yizhingz ganhyenz biujmienh gangyenz lij caengz cienj yaemsingq. ②Gij goengnaengz aendaep itcig cungj cingqciengz gaenjcij dwg yizhingz ganhyenz biujmienh gangdij dwg yangzsing, heuhguh "bouxraekdaiq" gij binghdoeg yizhingz ganhyenz, gwnz mbawdan vaqniemh baugau *HBsAg* yangzsing. ③Boux baenz yizhingz ganhyenz roxnaeuz gizyawz boux baenz binghdaep *HBsAg* yangzsing.

Caiq gangj yizhingz ganhyenz biujmienh gangdij, mbawdan vaqniemh baugau gwnzde itbuen sijmingz gang-*HBs* yangzsing. Gang-*HBs* yangzsing aiq miz geij aen yienzaen lajneix: ①Doenghbaez lahdawz gvaq gij binghdoeg yizhingz ganhyenz, ciengzgeiz、siujliengh、lai baez ciepcuk gij vunz mbouj fatbingh cix okyienh gang-*HBs* haenx, guek raeuz dwg aen guekgya yizhingz ganhyenz fatbingh lai ndawde aen ndeu, vunz cingqciengz ndawde miz 40% baedauq gang-*HBs* dwg yangzsing. ②Gaxgonq gaenq baenz yizhingz ganhyenz, daegbied dwg yizhingz ganhyenz gipsingq dauqfuk gvaqlaeng, biujmienh gangyenz gaenq cingcawz hoeng ndaw lwedsaw gang-*HBs* yangzsing. ③Dajcim gij yizhingz ganhyenz yizmyauz roxnaeuz yauqgyaq sang daegbiedsingq menjyiz giuzdanbwz gvaqlaeng canjseng gij yaugoj menjyiz.

Gang-*HBs* dwg gij gangdij baujhohsingq, gij muzdiz dajcim yizhingz ganhyenz yizmyauz, couh dwg coisawj ndangdaej ndaej miz ok gang-*HBs*. Gang-*HBs* yauqgyaq yied sang, yawhfuengz cozyung yied giengz. Danghnaeuz mbawdan vaqniemh gwnzde genjcwz gij soq gang-*HBs* youq 10 doxroengz cix gij cozyung yawhfuengz gemjnyieg engqlij mbouj miz gij cozyung yawhfuengz, mwhneix ndaej dajcim yizhingz ganhyenz yizmyauz coisawj gij soq gang-*HBs* swng sang. Dangyienz lwedsaw swyenz okyienh gang-*HB* gij soq sang, doiq gij binghdoeg yizhingz ganhyenz doengzyiengh miz gij cozyung baujhoh, danghnaeuz gang-*HBs* soqliengh daemq gvaq 10 doxroengz, hix ndaej doengzyiengh gyagiengz dajcim yizhingz ganhyenz yizmyauz.

2. Yizhingz Ganhyenz *e* Gangyenz（*HBeAg*）Caeuq *e* Gangdij（Gang-*HBe*）

Boux cingqciengz danghnaeuz coengzlaiz caengz lahdawz gvaq gij binghdoeg yizhingz ganhyenz, *HBeAg*、gang-*HBe* couh wngdang dwg yaemsingq. Danghnaeuz lwedsaw *HBeAg* dwg yangzsing, cix gangjmingz gij binghdoeg yizhingz ganhyenz ndaw ndang lij cingqcaih fukceiq, gij rengz cienzlah de hix ak, gij siujliengh lwed *HBeAg* yangzsing haenx couh ndaej cauhbaenz banhlah.

Gang-*HBe* siengdoiq daeuj gangj cienzlah naengzlig gig daemq, hoeng gang-*HBe* cix mbouj lumj gang-*HBs* yienghhaenx, de mbouj dwg baujhoh gangdij, hix couhdwg naeuz, couhcinj gang-*HBe* yangzsing hix mbouj ndaej yawhfuengz gij binghdoeg yizhingz ganhyenz caiq lahdawz caeuq fukceiq, caemhcaiq couhcinj dwg *HBeAg* yaemsingq、gang-*HBe* yangzsing hix mbouj dwg mbouj cieddoiq cienzlah. Ndigah doiq gak hangh vaqniemh gezgoj aeu gaengawq mbouj doengz cingzgvang、mbouj doengz seizgeiz guh cienzmienh faensik cij ndaej guh duenqdingh cingqdeng.

HBeAg、gang-*HBe* dwg "song doiq buenq" ndawde doiq daihngeih. Mwh *HBeAg* yangzsing, itbuen mbouj okyienh gang-*HBe* hix yangzsing, cijmiz youq mwh *HBeAg* cienjyaem seiz gang-*HBe* cij ndaej okyienh. *HBeAg* caeuq *HBsAg* doengzseiz mizyouq, hix couhdwg naeuz mwh *HBeAg* yangzsing, *HBsAg* daih bouhfaenh dwg yangzsing; hoeng mwh *HBsAg* yangzsing *HBeAg* mbouj itdingh yangzsing, seizneix aiq dwg gang-*HBe* yangzsing, roxnaeuz dwg *HBeAg*、gang-*HBe* cungj dwg yaemsingq.

3. Yizhingz Ganhyenz Haedsim Gangyenz、Haedsim Gangdij

Boux cingqciengz lwedsaw ndawde haedsim gangyenz（*HBcA*）、haedsim gangdij（gang-*HBc*）cungj wnggai dwg yaemsingq, deng lahdawz gij binghdoeg yizhingz ganhyenz le, *HBcAg* couh youq ndaw daep sibauhhwz deng lahdawz haenx "an'gya" caemhcaiq sengmaj sanjmaj, yienzhaeuh daj ndaw daep sibauhhwz okdaeuj, daengz ndaw giengh daepsibauh dingz youq.

Yizhingz ganhyenz biujmienh gangyenz dwg youq ndaw giengh daepsibauh "an'gya" caemhcaiq sengmaj sanjmaj, dang haedsim gangyenz haeuj ndaw giengh daepsibauh bae le, biujmienh gangyenz couh lumj geu "buh" ndeu duk youq baihrog haedsim gangyenz, lumj hawj haedsim gangyenz daenj geu buh ndeu, cungj haedsim gangyenz daenj le gij "buh" biujmienh gangyenz neix couhdwg gij binghdoeg yizhingz ganhyenz caezcingj lo. Gij binghdoeg caezcingj de caiq youz ndaw giengh daepsibauh cuengq lwed. Danghnaeuz haedsim gangyenz noix, biujmienh gangyenz lai, hix couhdwg naeuz "buh" lai, baenzneix lwedsaw ndawde couh miz daihliengh biujmienh gangyenz caeuq haedsim gangyenz daenj le "buh", mbouj miz gij haedsim gangyenz mbouj daenj "buh" cix lohlangh, mwhneix yungh itbuen fuengfap youq ndaw lwedsaw couh genjcwz mbouj ok haedsim gangyenz, cij dan ndaej genjcwz haedsim gangdij.

Haedsim gangyenz、haedsim gangdij dwg "song doiq buenq" ndawde doiq daihsam, hoeng aenvih itbuen cij genjcwz haedsim gangdij, ndigah doiq neix ngamq lw dingz ndeu lo, caeuq baihnaj gaisau song doiq itheij cauxbaenz le "song doiq buenq" riuzcienz haenx. Soj gangj "song doiq buenq" gij vah cinjdeng de couhdwg ceij yizhingz ganhyenz biujmienh gangyenz (*HBsAg*)、biujmienh gangdij (gang-*HBs*) doiq ndeu; yizhingz ganhyenz *e* gangyenz (*HBeAg*) caeuq *e* gangdij (gang-*HBe*) doiq daihngeih; gij haedsim gangdij yizhingz ganhyenz (gang-*HBc*) buenq doiq. Gya hwnjdaeuj couhdwg "song doiq buenq", hix miz vunz heuhguh "yizganh haj hangh".

Gij lwedsaw yizhingz ganhyenz haedsim gangyenz boux cingqciengz wnggai dwg yaemsingq, youq mwh haedsim gangyenz yangzsing biujmingz gaenq lahdawz le binghdoeg yizhingz ganhyenz, caemhcaiq binghdoeg gaenq youq ndaw ndang fatmaj、fukceiq. Haedsim gangyenz ndaej cigciep fanjyingj naed binghdoeg yizhingz ganhyenz ndawde miz geijlai, gij naengzlig lahdawz giengz nyieg daengj, ndigah doiq duenqdingh gij bingh fazcanj caeuq cienzboq cungj miz eiqngeih youqgaenj. Youq mwh yizhingz ganhyenz gipsingq fatbingh geizcaeux, yizhingz ganhyenz biujmienh gangyenz camhseiz yaemsingq roxnaeuz hamzliengh daemq lai, yungh itbuen fuengfap lij genj mbouj okdaeuj seiz, genjcwz gij haedsim gangyenz ndaw lwedsaw cij engq miz eiqngeih, ndaej bangcoh duenqbingh yizhingz ganhyenz.

Aen haedsim gangdij yizhingz ganhyenz mbouj dwg aen baujhoh gangdij ndeu, de mizyouq mbouj ndaej gangjmingz ndangdaej doiq gij binghdoeg yizhingz ganhyenz gaenq miz rengzdingj roxnaeuz miz cozyung yawhfuengz, cij dwg gij cijbyauh youqgaenj fanjyingj lahdawz binghdoeg yizhingz ganhyenz. Caekdingh yizhingz ganhyenz haedsim gangdij ndaej genjcwz ok lahdawz gij binghdoeg yizhingz ganhyenz, dandan genjcwz biujmienh gangyenz、biujmienh gangdij hidungj mbouj ndaej fatyienh haenx. Haedsim gangdij ndaej youq lwedsaw cunggeiz ciengzgeiz mizyouq （geij bi daengz geijcib bi）, dang gizyawz vaqniemh gezgoj cienzbouh cienjyaem gvaqlaeng, haedsim gangdij lij dwg yangzsing.

Haedsim gangdij gawqyienz mbouj dwg aen gangdij baujhoh ndeu, de mizyouq cix mbouj ndaej yawhfuengz lahdawz gij binghdoeg yizhingz ganhyenz, de ndaej ciengzgeiz youq lahdawz gij binghdoeg yizhingz ganhyenz gvaqlaeng youq ndaw lwedsaw ndangvunz mizyouq, baenzneix dawz de genjcaz okdaeuj caeuq gij binghdoeg yizhingz ganhyenz miz maz gvanhaeh? Youq baihlaj yiengh cingzgvang lawz bae genjcwz haedsim gangdij cij engq miz eiqngeih? Itbuen gangj dang biujmienh gangyenz yaemsingq hoeng youh ngeizvaeg dwg yizhingz ganhyenz seiz, ndaej genjcwz haedsim gangdij. Gij ndikdoh haedsim gangdij yied sang, ndaw ndang yied aiq miz gij binghdoeg yizhingz ganhyenz sengsanj、 fukceiq roxnaeuz binghcingz vunzbingh cingqcaih vueddoengh; hoeng haedsim gangdij yienznaeuz yangzsing cix ndikdoh gig daemq, cix gangjmingz doenghbaez lahdawz gvaq gij binghdoeg yizhingz ganhyenz hoeng seizneix gaenq hoizfuk, gizyawz gangyenz gaenq cingcawz, dan haedsim gangdij vanzlij dwg yangzsing.

Baihnaj gaenq dwen daengz, haedsim gangdij baudaengz gang-*HBc IgM* caeuq gang-*HBc IgG*. Mwh fatseng yizhingz ganhyenz gipsingq, gang-*HBc IgM* ca mbouj geijlai 100% yangzsing caemhcaiq ndikdoh cungj gig sang, gij bingh boux baenz yizhingz ganhyenz gipsingq bienq ndei、 hoizfuk, gang-*HBc IgM* lai youq fatbingh 4 ndwen dauqndaw cienj yaem. Hoeng youq mwh gang-*HBc IgM* ciengzgeiz mbouj cienjyaem caemhcaiq veizciz youq aen suijbingz sang ndeu, cix daezsingj aiq cienj baenz yizhingz ganhyenz menhsingq roxnaeuz binghcingz miz di fazcanj、 binghdoeg fanfoek lahdawz fukceiq.

Raeuz gaenq rox gijmaz dwg "yizganh song doiq buenq" roxnaeuz "yizganh haj hangh", hix couh wnggai mingzbeg mbouj miz bizyau doengh mbouj doengh couh caz "song doiq buenq" roxnaeuz "yizganh haj hangh", yienghneix gawq sai goengrengz sai ngaenz, hix hawj vunzbingh roxnaeuz guekgya demgya ginghci rapdawz, doiq vunzbingh bonjfaenh hix mbouj miz eiqngeih engq daih. Sawq siengj danghnaeuz biujmienh gangyenz dwg yaemsingq, lij miz bizyau caiq caz yizhingz ganhyenz *e* gangyenz、 *e* gangdij lwi? Miz muzdiz bae guh genjcaz cij dwg aen banhfap ceiq ndei.

Dangyienz gij hanghmoeg genjcaz yizhingz ganhyenz lij miz gig lai, hoeng gij caencingq ciengz yungh de vanzlij dwg "song doiq buenq", gizyawz lai yungh youq linzcangz yenzgiu, cazyawj yaugoj ywbingh, gijyw yiemzgek genj yungh daengj, youq gizneix couh mbouj cug diuz gaisau lo.

4. Dajcim Yawhfuengz Yizhingz Ganhyenz Yizmyauz Gonqlaeng Genjcaz

(1) Laengzduenh mehlwg cienzlah: Yienznaeuz seizneix lwgnding youq guek raeuz gaenq doihengz yizhingz ganhyenz yizmyauz giva menjyiz, hix couhdwg naeuz lwgnding doekseng le cungj wngdang dajcim yizhingz ganhyenz yizmyauz, hoeng gaengawq gij gezgoj genjcwz lwedsaw daxmeh de ndaej caijyungh gij menjyiz fueng'anq mbouj doengz, sawj de ndaej miz gij yawhfuengz yaugoj ceiq habhoz. Ndigah, moix boux mehdaiqndang youq mwh yaek senglwg gaxgonq cungj wngdang sien genjcaz yizhingz ganhyenz biujmienh gangyenz, lumjbaenz dwg yaemsingq, cix mbouj yungh caiq guh genjcaz, lwgnding okseng le, ciuq cangzgveih yawhfuengz ciepndaem yizhingz ganhyenz yizmyauz couh ndaej lo. Danghnaeuz genjcwz yizhingz ganhyenz biujmienh gangyenz dwg yangzsing, cix caenh'itbouh genjcaz yizhingz ganhyenz e gangyenz caeuq e gangdij, baenzneix bae duenhdingh daxmeh cienzlah cingzdoh, baenzneix couh genjaeu aen fueng'anq doiq lwgnding dajcim yizhingz ganhyenz yizmyauz.

(2) Gyoengqvunz yungzheih lahdawz: Boux lwgnding lwgnyez caengz daengz nienzgeij doegsaw caeuq boux canghyw ciengzseiz ciepcuk gij lwedsaw boux baenz yizhingz ganhyenz, gij doxgaiq baizok haenx; gij vunzcaen caeuq boux baenz yizhingz ganhyenz nem boux daiq binghdoeg yizhingz ganhyenz doengzcaez gwndaenj haenx, caeuq gizyawz gij vunz comzyouq (budui, hagdangz, dijyuz cizyindui daengj) haenx, youq mwh dajcim yizhingz ganhyenz yizmyauz gaxgonq, wngdang genjcaz lwedsaw yizhingz ganhyenz biujmienh gangyenz caeuq yizhingz ganhyenz biujmienh gangdij, danghnaeuz biujmienh gangyenz yangzsing gangjmingz gaenq lahdawz gij binghdoeg yizhingz ganhyenz, mbouj wngdang caiq dajcim yizhingz ganhyenz yizmyauz daeuj yawhfuengz. Danghnaeuz biujmienh gangyenz, biujmienh gangdij cungj dwg yaemsingq, roxnaeuz yizganh biujmienh gangdij yienznaeuz dwg yangzsing hoeng lij caengz dabdaengz yawhfuengz cozyung gig sang seiz,

cungj ndaej dajcim yizmyauz.

Haedsim gangdij gij hanghmoeg mbouj dwg dajcim yizhingz ganhyenz yizmyauz gaxgonq bietdingh aeu genjcwz haenx, hix mbouj iugouz youq dajcim yizhingz ganhyenz yizmyauz gaxgonq cienzbouh genjcaz "song doiq buenq". Hoeng youq baihnaj soj gangj, gak cungj gij vunz habcik dajcim yizmyauz haenx youq dajcim yizhingz ganhyenz yizmyauz gaxgonq, lij wngdang genjcwz lwedsaw conjanhmeiz, doeklaeng boux cingqciengz de cij ndaej dajcim.

（3）Gezvwnh gaxgonq genjcaz：Saimbwk song fueng cawz wngdang genjcwz conjanhmeiz daengj caixvaih, lij wngdang genjcwz yizhingz ganhyenz biujmienh gangyenz、biujmienh gangdij, danghnaeuz fueng ndeu biujmienh gangyenz dwg yangzsing, lingh fueng cix ndaej gaengawq biujmienh gangdij dwg mbouj dwg yangzsing roxnaeuz yangzsing sang daemq, cij gietdingh dwg mbouj dwg ciepndaem yizhingz ganhyenz yizmyauz.

Daengx aen gocwngz dajcim sam cim yizmyauz sat le 1~2 ndwen le, wngdang genjcwz yizhingz ganhyenz biujmienh gangdij, danghnaeuz biujmienh gangdij yaemsingq roxnaeuz yienznaeuz dwg yangzsing hoeng caengz dabdaengz gij dohsang aen soq baujhoh, wnggai caiq gyagiengz dajcim yizmyauz, cigdaengz biujmienh gangdij okyienh caemhcaiq dabdaengz iugouz. 3~4 bi gvaqlaeng, ndaej moix bi caiq genjcwz biujmienh gangdij, yawhbienh gietdingh dwg mbouj dwg aeu gyagiengz dajcim yizhingz ganhyenz yizmyauz.

（4）Gij hanghmoeg genjcwz yindungyenz comzlienh gaxgonq：Yindungyenz dwg gyoengqvunz daegbied ndeu, cizdij gwndaenj caeuq yinhlienh ndawde yungzheih deng sieng cauhbaenz naengnoh deng sonjsieng, yindungyenz youh daj seiq mienh bet fueng daeuj, miz mbangj daj gizdieg ciengzseiz fatseng yizhingz ganhyenz daeuj, engqlij miz mbangj gaenq lahdawz le gij binghdoeg yizhingz ganhyenz caemhcaiq biujmienh gangyenz yangzsing, ndigah youq comzlienh gaxgonq wngdang genjcwz biujmienh gangyenz、biujmienh gangdij caeuq conjanhmeiz, gaengawq gij gezgoj de ngeixnaemj dwg mbouj dwg comzlienh caeuq comzlienh gvaqlaeng gij cosih fuengzre、yinhlienh de.

5. Bouxbingh Haeuj Yihyen Le Guh Genjcaz

Boux vunzbingh guh soujsuz bingzciengz, youq mwh caengz guh soujsuz, wngdang bae genjcaz yizhingz ganhyenz biujmienh gangyenz caeuq conjanhmeiz, mbouj yungh bae cienzbouh genjcaz "song doiq buenq", youq mwh biujmienh gangyenz dwg yangzsing, ndaej caiq caenh'itbouh genjcwz *e* gangyenz, *e* gangdij. Gizyawz doengh boux mbouj guh soujsuz haenx, youq mwh bae yihyen youq gaxgonq roxnaeuz yw bingh gaxgonq, gaenjcij caz yizhingz ganhyenz biujmienh gangyenz couh ndaej lo.

6. Baizcaz Bouxgienlwed

Baizcaz bouxgienlwed doiq gamhanh gij bingh ginggvaq lwed cienzlah haenx miz eiqngeih gig youqgaenj, ndigah, youq gien lwed gaxgonq cawz le wnggai yiemzgek genjcaz gak hangh hanghmoeg gvidingh aiq doenggvaq lwed cienzlah caixvaih, wnggai yungh cungj fuengfap ceiq minjganj, cungj sici ceiq saenq ndaej gvaq de bae genjcwz yizhingz ganhyenz biujmienh gangyenz, bietdingh aeu guh seiz gya niemh gang-HBc IgM daeuj baujcwng gij caetliengh goeklwed, gaemhanh cienzlah binghdoeg yizhingz ganhyenz.

Duenqbingh Gij Singqcaet Daegbied Bingjhingz Ganhyenz

1989 nienz Meijgoz yozcej baez daih'it youq gohyoz cazci gwnzde fatbiuj le aen baugau gvendaengz gij binghdoeg bingjhingz ganhyenz *cDNA* faenliz baenzgoeng, caemhcaiq laebhwnj le daih daih'it bingjhingz ganhyenz niemhdingh sici, gyoengqde youq cungj cingzgvang caengz raen daengz gij naed binghdoeg bingjhingz ganhyenz caezcingj haenx, yungh 3 bi lai seizgan, yungh gij gisuz ceiq moq fwnhswj swnghvuzyoz, doekdingh le cungj binghdoeg moq caengz rox ndeu, caemhcaiq mingzbeg doekdingh cungj binghdoeg neix dwg cungj ganhyenz binghdoeg, youq ndaw binghdoeg mbouj dwg gyazhingz mbouj dwg yizhingz ganhyenz haenx ginggvaq lwed cienzlah, youq gwnz gozci dawz gij mingzcoh de heuhguh binghdoeg bingjhingz ganhyenz.

Seizneix gij fuengfap genjcaz aen sizyensiz yungh youq duenqbingh bingjhingz ganhyenz cujyau miz song cungj, couhdwg genjcwz lahdawz binghdoeg bingjhingz ganhyenz le, gij gangdij daegbied ndangvunz canjseng mizyouq ndaw lwed haenx—gang-*HCV*, caeuq yungh gij fuengfap diuz lienh cizhozmeiz fanjying （PCR） genjcwz binghdoeg *RNA* （*HCV RNA*）.

1. Genjcwz Gang-*HCV*

Sici daih daih'it duenqbingh: Gij cisi daih'it yungh daeuj genjcwz gij binghdoeg bingjhingz ganhyenz haenx dwg *C*100-3 gangyenz Meijgoz *Cheiron Gunghswh*. 1990 nienz 5 nyied Meijgoz *FDA* cingqsik baecinj le cauhguh cungj sici neix, seiqgyaiq gak dieg bujben yungh cungj sici neix bae baizcaz bouxgienlwed, vih gemjnoix yinh lwed le fatseng bingjhingz ganhyenz fazveih le cozyung youqgaenj. Hoeng aenvih gij binghdoeg bingjhingz ganhyenz gihyinhcuj bienmax de danbwzciz cienzbouh raez miz 3010 aen anhgihsonh, hoeng aen gangyenz bouhfaenh （couhdwg *C*100-3） codaeuz gwzlungz daengz haenx ngamq miz 363 aen anhgihsonh, daih'iek ciemq gihyinhcuj cienzbouh raez 1/10. Gij binghdoeg gangdij aeu cungj gangyenz neix niemhdingh haenx soj cw daengz doxwngq daiq iq, ndigah gij lingzsingj cingzdoh hab sici mbouj gaeuq, cauxbaenz le haujlai yaemsingq gyaj. Caiq gangj, *C*100-3 dwg dauqcungz gyoebhab gangyenz, de hamz miz gij *SOD* （cauhyangjva vuzcizvameiz） saejhung ganjgin mizok haenx cix cawz mbouj bae. Aenvih ndaw lwed bouxvunz hix hamz miz loih gangyenz doxwngq neix, ndigah youh cauhbaenz haujlai yangzsing gyaj cungj gezgoj neix. Caiq gyahwnj ndangvunz youq lahdawz *HCV* gvaqlaeng mizok gangdij doxwngq seizgan haemq nguh, ndigah gang-*HCV* mbouj ndaej dangguh aen cijbyauh duenqbingh geizcaeux bingjhingz ganhyenz ndeu. Sici daih daih'it sawjyungh mbouj daengz 2 bi seizgan, gij faenzcieng doiq de daezok ngeizvaeg haenx couh miz 200 lai bien, ndigah gig vaiq couh deng baizcawz bae lo.

Sici daih daihngeih duenqbingh: Riengzdwk gohyoz gisuz fazcanj, baudaengz bujgiz wngqyungh gwzlungz biujdap gisuz caeuq haiguh vunzgoeng habbaenz dohdai gisuz, gyoengqvunz gig vaiq youh yenzgiu cauh'ok sici daih daihngeih duenqbingh bingjhingz ganhyenz. Dawz gij benqduenq ndaej gya lai ndaw binghdoeg bingjhingz ganhyenz gihyinh, lumjbaenz gizdieg haedsim binghdoeg （dieg *C*）、giz dieg mbouj dwg gezgou 1~5 gih （NS_1~NS_5 gih） daengj, yungh gij fuengfap hozcwngzdai roxnaeuz gihyinh gunghcwngz ndaej daengz gangyenz binghdoeg, yienzhaeuh cauh'ok aen hab cisi meizbyauh gang-*HCV*. Gyahaeuj gangyenz benqduenq yied lai, gij lingzminz cingzdoh sici yied sang. Gaijcaenh fuengfap cauhguh le, sawj ndaw sici mbouj caiq hamz miz *SOD*, ndigah gemjnoix le gij gezgoj yangzsing gyaj, sawj sici daih daihngeih beij daih daih'it miz ndeicawq mingzyienj, seizneix ndaw guek rog guek gvangqlangh wngqyungh haenx couhdwg loih sici neix, doiq baizcaz bouxgienlwed caeuq duenqbingh ywbingh bingjhingz ganhyenz miz cozyung cibfaen youqgaenj.

2. Dauqcungz Gyoebhab Menjyiz Yaenqriz Sawqniemh

Mboujlwnh dwg gij sici daih daih'it roxnaeuz dwg gij sici daih daihngeih, cungj mienx mbouj ndaej yaek miz mbangj di gyaj yangzsing fanjwngq mbouj dwg daegbied haenx. Meijgoz *Cheiron* Gunghswh vihliux fuengzre gij fanjwngq mbouj dwg daegbied de, sezgi le cungj sawqniemh nyinhdingh ndeu, couhdwg dauqcungz gyoebhab menjyiz yaenqriz sawqniemh. Gij fuengfap dedwg dawz gij sici daih daih'it roxnaeuz daih daihngeih ndawde gij cujyau gangyenz benqduenq de faenbied diemj youq gwnz siuhsonh senhveiz bozmoz, yienzhaeuh gya gij lwedsaw, doeklaeng gya gij doxgaiq daej de yienh saek okdaeuj, cazyawj gij diuzsai yangzsing de dwg mbouj dwg cienzbouh hab gij benqduenq gangyenz biujvih soj caekdingh haenx. Danghnaeuz okyienh gij diuzdai mbouj dwg daegbied, couh gangjmingz mbouj doekdingh. Gij cingzgvang daegbied dauqcungz gyoebhab menjyiz yaenqriz sawqniemh haenx gig sang, hoeng minjganj haemq yaez, yungh youq ndaw moux di binghlaeh mbouj daih haengjdingh aeu nyinhdingh haenx, mbouj ndaej yungh youq cangzgveih genjcwz roxnaeuz baizcaz fuengmienh. Gij cingzbonj cungj genjcwz neix gig sang, ndaw guek lij mbouj miz canjbinj.

3. Niemhdingh Binghdoeg Hwzsonh（*HCV RNA*）Bingjhingz Ganhyenz

Lwedsaw gangdij（gang-*HCV*）yangzsing dan ndaej daibyauj gaenq lahdawz gvaq *HCV*, cix mbouj ndaej gangjmingz vunzbingh seizneix dwg mbouj dwg lij miz lahdawz、miz mbouj miz gij singqcaet cienzlah caeuq binghdoeg dwg mbouj dwg lij youq ndaw ndang fukceiq daengj, caemhcaiq seizneix lij caengz miz banhfap ndaej genjcwz daengz gij gangyenz binghdoeg bingjhingz ganhyenz. Youq cogeiz lahdawz binghdoeg bingjhingz ganhyenz, binghdoeg gaenq youq ndaw ndang fukceiq, hoeng lwedsaw ndawde lij caengz okyienh gang-*HCV*, geiz neix heuhguh "geiz conghcueng", youq geiz neix mbouj ndaej cazok gang-*HCV*. Hix miz mbangj vunzbingh aenvih gij goengnaengz menjyiz haemq daemq, youq lahdawz *HCV* le haujlai ndwen, mizseiz lij lai bi mbouj okyienh niemhdingh gang-*HCV*. Baihgwnz gak cungj cingzgvang daezsingj gang-*HCV* youq gwnz linzcangz miz haujlai hanhhaed. Vihliux dienzbouj gij mbouj cuk gwnzneix, gyoengq gohyozgyah wngqyungh gij fuengfap ceiq senhcin fwnhswj swnghvuzyoz, laebhwnj le lingh cungj fuengfap niemhdingh *HCV*, couhdwg gij fuengfap *HCV RNA PCR*. Gij gihbwnj yienzleix de dwg dawz gij veizliengh binghdoeg ndaw lwed mizyouq haenx, youq rogndang yungh gij fuengfap *PCR* gya lai geijcib fanh boix, yienzhaeuh caiq doenggvaq gij fuengfap denyungj genjcwz binghdoeg dwg mbouj dwg mizyouq. Cungj fuengfap neix gig minjganj, ndaej niemhdingh gij binghdoeg gig noix de, gij singqcaet daegbied de hix gig sang. Youq geizcaeux lahdawz *HCV* couh ndaej genj ok *HCV RNA*, hix couhdwg naeuz cijaeu miz gij binghdoeg bingjhingz ganhyenz lixyouq, couh wnggai dwg *HCV RNA* yangzsing. Ndigah, *HCV RNA* dwg gij cijbyauh caensaed buenqdingh boux baenz bingjhingz ganhyenz, gij gyaciz duenqbingh de aeu mauhgvaq aen cijbyauh gang-*HCV*. Gij fuengfap *HCV RNA* （*PCR*） mboujdan ndaej yungh youq lwedsaw, hix ndaej yungh youq cujciz caeuq biubonj lwedhanh gizyawz, baudaengz gij biubonj ginggvaq Fuzwjmajlinz maenhdingh caeuq sizlaz dukhaem haenx. Youq mwh yw bingh bingjhingz ganhyenz, lij ndaej yungh gij fuengfap genjcwz *HCV RNA* daeuj cazyawj gij yaugoj ywbingh, danghnaeuz *HCV RNA* cienj yaem, gangjmingz ndaw lwed gaenq cawzseuq le gij binghdoeg bingjhingz ganhyenz; danghnaeuz ciengzgeiz *HCV RNA* yaemsingq, gangjmingz bingjhingz ganhyenz aiq gaenq ndaej yw ndei. Hoeng aenvih *PCR* gisuz haemq fukcab, doiq gij suijbingz sizyensiz caeuq gisuz yinzyenz iugouz haemq sang, loq mbouj siujsim couh yaek okyienh gij gezgoj yangzsing gyaj roxnaeuz yaemsingq gyaj. Ndigah, doiq bingjhingz ganhyenz duenqbingh aeu siujsim nyinhcaen, gaej gaengawq baez ndeu roxnaeuz hangh gezgoj ndeu couh doekdingh duenqbingh, doiq moix boux vunzbingh moix hangh gezgoj cungj aeu sijsaeq faensik.

Gaenh geij bi neix, aen fuengfap *HCV RNA* （*PCR*） youh miz le cincanj moq, couhdwg gij fuengfap dinghliengh *PCR*, yienghneix couh ndaej engqgya cinjdeng bae caekdingh gij hamzliengh *HCV RNA*, doiq duenqdingh vunzbingh baenz binghlweddoeg sangdaemq, caeuq cazyawj gij bienqvaq mwh yw bingh bingjhingz ganhyenz gij hamzliengh binghdoeg de, cungj miz gyaciz youqgaenj.

Duenqbingh Gij Singqcaet Daegbied Dinghhingz Ganhyenz

Dinghhingz ganhyenz dwg lahdawz le gij binghdoeg dinghhingz ganhyenz (genjdanh heuhguh *HDV*) yinxhwnj. *HDV* couh lumj boux lwgnyez mbouj ndaej doglaeb gwndaenj ndeu, bietdingh aeu miz bohmeh baujhoh cij ndaej hungmaj ityiengh, de bietdingh aeu youq cungj cingzgvang gij binghdoeg yizhingz ganhyenz mizyouq haenx bae fukceiq, ndigah gij binghdoeg dinghhingz ganhyenz ciengzseiz youq gwnz giekdaej lahdawz binghdoeg yizhingz ganhyenz doxgyau cienzlah, gaenjcij raen youq ndaw daepsibauh caeuq lwedsaw boux vunzbingh yizhingz ganhhyenz biujmienh gangyenz yangzsing haenx. Lahdawz gij binghdoeg dinghhingz ganhyenz ndaej miz song cungj loihhingz: ①Gij binghdoeg dinghhingz ganhyenz caeuq gij binghdoeg yizhingz ganhyenz doengzseiz lahdawz, roxnaeuz heuhguh lienzhab lahdawz. ②Youq gwnz giekdaej lahdawz gij binghdoeg yizhingz ganhyenz, caiq lahdawz gij binghdoeg dinghhingz ganhyenz, roxnaeuz heuhguh doxdab lahdawz, ciengzseiz fatseng youq bouxlahdawz menhsingq.

Lahdawz binghdoeg dinghhingz ganhyenz ndaej doenggvaq genjcwz gij dinghhingz ganhyenz gangyenz (*HDAg*) lwedsaw daep cujciz bouxbingh caeuq dinghhingz ganhyenz gangdij (gang-*HD*) daeuj doekdingh duenqbingh, hoeng aenvih dinghingz ganhyenz gangyenz youq ndaw lwedsaw mizyouq seizgan haemq dinj, caemhcaiq niemhdingh fuengfap hix haemq fukcab, lai yungh daeuj yenzgiu ndwi, ndigah seizneix cujyau genjcwz gij dinghhingz ganhyenz gangdij ndaw lwedsaw bouxbingh.

Dinghhingz ganhyenz gangdij hix caeuq gizyawz ganhyenz ityiengh, faen baenz *IgM*、*IgG* song yiengh, couhdwg gang-*HDV IgM*、gang-*HDV IgG*.

Lahdawz gij binghdoeg dinghhingz ganhyenz 2 aen singhgiz le, couh ndaej genjcwz ok dinghhingz ganhyenz gangdij, hoeng aeu gang-*HDV IgM* guh cawj, gang-*HDV IgM* yangzsing ndaej bangcoh duenqbingh seizgyawj lahdawz le gij binghdoeg dinghingz ganhyenz, roxnaeuz gaenq lahdawz le dinghhingz ganhyenz gipsingq. Gang-*HDV IgM* lienzdaemh yangzsing yawjok lahdawz binghdoeg dinghhingz ganhyenz gipsingq le byaijcoh menhsingq fazcanj, hoeng gang-*HDV IgM* lienzdaemh yangzsing roxnaeuz gang-*HDV IgM* ndikdoh sang haenx dwg gij daegcwng youqgaenj genjcwz lwedsaw dinghhingz ganhyenz menhsingq daegbied.

Dinghhingz ganhyenz lingh aen gangdij ndeu, gang-*HDV IgG* youq lahdawz gij binghdoeg dinghhingz ganhyenz le 3 daengz 8 aen singhgiz couh ndaej genjcaz okdaeuj, seizneix gang-*HDV IgM* ndaej riengz binghcingz hoizfuk cix gig vaiq doekdaemq roxnaeuz cienj yaemsingq, hoeng gang-*HDV IgG* cix ndaej lienzdaemh mizyouq geij bi, ndikdoh cix mbouj sang. Danghnaeuz binghcingz haemq menhsingq, yienghneix gang-*HDV IgG* ndaej lienzdaemh mizyouq caemhcaiq ndikdoh haemq sang, hoeng seizneix gang-*HDV IgM* hix ndaej lienzdaemh mizyouq.

Dinghhingz ganhyenz gangdij mbouj dwg gij gangdij miz baujhoh cozyung, de mizyouq cix mbouj dwg naeuz ndangdaej doiq binghdoeg dinghhingz ganhyenz gaenq miz rengzdingj lo, hix mbouj dwg biujmingz dinghhingz ganhyenz gaenq cienj ndei roxnaeuz hoizfuk.

Duenqbingh Gij Singqcaet Daegbied Vuhingz Ganhyenz

Binghdoeg vuhingz ganhyenz (genjdanh heuhguh *HEV*) lahdawz ndang vunz le, ndaej yinxhwnj vuhingz ganhyenz. Duenqbingh vuhingz ganhyenz cujyau dwg niemhdingh lwedsaw vuhingz ganhyenz gangdij (gang-*HEV*). Vuhingz ganhyenz gangdij hix faen baenz song bouhfaenh, cungj ndeu dwg gang-*HEV IgM*, lingh cungj dwg gang-*HEV IgG*.

Caeuq gizyawz binghdoegsingq ganhyenz ityiengh, youq ndaw lwedsaw genjcaz ok gij gang-*HEV IgM* fanjyingj gaenhgeiz lahdawz binghdoeg vuzhingz ganhyenz gipsingq. Gang-*HEV IgM* fatbingh 2 ngoenz couh aiq youq lwedsaw ndawde genjcaz okdaeuj, daengz 5~6 ndwen le daih dingzlai cienj yaemsingq. Gyonj daeuj gangj, geiz gipsingq ndaej yienh'ok 80%~ 100% gang-*HEV IgM* yangzsing.

Duenqbingh Gij Singqcaet Binghdoegsingq Ganhyenz Mbouj Dwg Daegbied Menjyiz

1. Gij Cijbyauh Duenqbingh Mbouj Dwg Daegbied Menjyiz

Baihnaj raeuz gaenq dwen daengz gij menjyiz hidungj ndang vunz baudaengz menjyiz gi'gvanh、menjyiz sibauh caeuq menjyiz fwnhswj, ndawde menjyiz sibauh dwg gij gihbwnj danhvei caephengz menjyiz goengnaengz, ndigah doiq ndangdaej menjyiz sibauh guh caekdingh ndaej daihdaej fanjyingj gij menjyiz canggvang ndangvunz.

Menjyiz hidungj dwg aen vangjloz hidungj camca fukcab ndeu, aeu gak aen "bouhmonz" menjyiz hidungj bae hezdiuz, miz saek ngoenz cungj vangjloz bingzyaenx neix deng buqvaih, couh yaek okyienh binghyiengh. Gvendaengz gij gvanhaeh mbouj dwg daegbied menjyiz caeuq daegbied menjyiz, youq cekgej menjyiz aen swz neix seiz gaenq gangj daengz. Vihliux fuengbienh lijgaij, raeuz youq gizneix genjdanh lwnhgangj gij gvanhaeh linzbah sibauh (T sibauh) caeuq B linzbah sibauh (B sibauh). T sibauh caeuq B sibauh dwg gij sibauh youqgaenj caeuqfaenh menjyiz fanjwngq, neix couh lumj ginhdui raeuz faenbaenz gij binghcungj mbouj doengz ityiengh, haijginh ginhyau gungganq ok gij haijginh haenx fucwz fuengzsienq gwnzhaij, gunghginh cix cawjguenj gij lingjyiz gwnzmbwn raeuz. T sibauh cujyau dwg youq gwnz aek sendij laifat faenvaq, gij biujmienh de ndaej miz gij doxgaiq caeuq gij sibauh hoengz yiengzmienz dox giethab haenx; hoeng gij sibauh B cujyau dwg youq ndokngviz faenvaq cingzsug, gwnz biujmienh de miz menjyiz giuzdanbwz IgG Fc duenh giethab soudij. Linghvaih, song cungj sibauh youq gwnz biujmienh de lij miz gij gangyenz hidungj daegbied gag miz haenx, gij goengnaengz song yiengh neix hix mbouj doengz. T sibauh cujyau caeuqfaenh sibauh menjyiz, B sibauh cix caeuqfaenh gangdij gaidauj dijyez menjyiz fanjying.

Mwh goekbingh ciemqfamh aenndang, sien miz gij gazngaih naengnoh nemmuek. Haeuj daengz ndaw ndang le, youh miz gij cozyung gyan haeuj sibauh caeuq gij doxgaiq youq ndaw ndang cingqciengz gaj sigin haenx, doengzseiz, gij menjyiz fanjwngq T sibauh、B sibauh gaidauj haenx hix hainduj lo. Neix cujyau dwg gij gisiz sibauh aen sinzlozsau neix dawz gij saenqsik doengh boux vunzdig daeuj famh haenx cienzsoengq hawj T sibauh、 B sibauh, T sibauh、 B sibauh rox gij saenqsik gangyenz boux ciemqhaeuj le, sikhaek ciucomz bingmax, guh cansuz faengoeng, fatseng faenvaq sengsanj. It fuengmienh dawz gij daegdiemj vunzdig geiq roengzdaeuj, yawhbienh caiq bungzdaengz gij vunzdig ciemqhaeuj haenx, ndaej sikhaek cinjdeng bae nyinhrox gij yienghceij vunzdig; lingh fuengmienh cix cuengq ok daihliengh vujgi miz cimdoiq haenx, couhdwg lai cungj linzbah yinhswj caeuq gangdij. Gij menjyiz fanjwngq youz mbouj doengz binghhyienzdaej soj yinxyaeuh okdaeuj haenx ciengzseiz aeu cungj ndeu guhcawj, lumjbaenz sigin vaiduzsu aeu miz gij gangduzsu daegbied haenx caeuq de cunghhuz, ndigah aeu dijyez menjyiz guhcawj. Gezhwzganjgin、 mazfungh ganjgin daengj dwg gij sigin ndaw sibauh, gangdij mbouj ndaej haeujbae, yaekaeu baengh sibauh menjyiz daeuj gaj dai. Youq mwh lahdawz binghhdoeg, ciengzciengz dwg dijyez gangdij laengzlanz gij lwed binghdoeg banhsanq, daengzdaej siumied aeu sibauh menjyiz. Gij yaekaeu ceijok de dwg, daih dingzlai doenghyiengh gangyenz youq ndaw gocwngz coisawj B sibauh cauxbaenz gangdij, aeu miz T sibauh daeuj bangcoh, hoeng T_4 sibauh couhdwg T sibauh yaginz bangcoh B sibauh mizok gangdij. Mizok gangdij cix mbouj dwg yied lai yied ndei, youq moux cungj cingzdoh gwnzde de youh deng T sibauh (couhdwg T_8 yaginz) miz hanhhaed singqcaet haenx gaemhanh, youq mwh B sibauh saetbae cungj gaemhanh neix, cix biujyienh baenz goengnaengz hwnghoengh baenaj, mizok daihliengh gangdij bonjndang, ndaej yinxhwnj gak cungj bingh bonjfaenh miz menjyiz singqcaet haenx, lumjbaenz hidungjsing hungzbanh langzcangh、 menhsingq hozdung ganhyenz daengj. Ndigah doiq T_4 sibauh yaginz、 T_8 sibauh yaginz、 NK sibauh hozsing caeuq gak loih menjyiz giuzdanbwz hamzliengh mbouj dwg daegbied singqcaet haenx guh caekdingh, cungj miz itdingh eiqngeih. Lajneix genjdanh gaisau genjcwz gij fuengfap caeuq linzcangz eiqngeih doengh gij hanghmoeg.

2. Caekdingh T_4 Sibauh、 T_8 Sibauh Yaginz Caeuq Gij Linzcang Eiqngeih De

    Gij yienzleix caekdingh T_4 Sibauh、 T_8 sibauh Yaginz, cujyau dwg gaengawq gwnz biujmienh gangyenz hidungj mbouj doengz song aen sibauh yaginz neix. Mwh gij T sibauh bouxvunz deng dajcim haeuj ndaw ndang duznou roxnaeuz duzdouq hung bae, aenvih gij T sibauh bouxvunz doiq noulwg roxnaeuz duzdouq hau daeuj gangj, dwg gij doxgaiq gangyenz "mbouj dwg gij bonjfaenh", ndigah doenghgij doenghduz neix couh ndaej mizok aen gangdij daeuj gang gij T sibauh bouxvunz. Cungj gangdij neix ndaej caeuq gij T sibauh bouxvunz miz daegbied singqcaet de dox giethab, ndigah yungh di doenghyiengh dangguh "cijsici" ndeu, lumjbaenz doenghyiengh yingzgvangh, meiz daengj geiqhauh doengh gij gangdij neix, youq mwh T_4 sibauh roxnaeuz T_8 sibauh mizyouq, couh ndaej caeuq doengh gij gangdij geiqhauh miz cijsici biu haenx fanjying, yienzhaeuh yungh yingzgvangh yenjveizging, liuzsiz sibauh yiz, gvanghyoz yenjveizging daengj yizgi genjcwz caemhcaiq geiq soq gij sibauh ndaej fatok yingzgvangh roxnaeuz gij sibauh ndaej coisawj meiz dijvuz cienjvaq haenx, geiqsuenq ok gak cungj sibauh yaginz soj ciemq bakfaenhbeij, couh ndaej liujgaij gij soqliengh T_4 sibauh、T_8 sibauh yaginz. Doiq boux baenz binghdoegsingq ganhyenz, caekdingh T_4 sibauh、T_8 sibauh yaginz ndaej liujgaij vunzbingh itbuen menjyiz canggvang, caemhcaiq doiq yenzgiu gij gihci fatbingh ganhyenz miz eiqngeih gig youqgaenj.

3. Caekdingh Gij Hozsing Sibauh *NK* Caeuq Gij Eiqngeih Linzcangz De

NK sibauh couhdwg gij genjcwngh swyenz gaj sieng sibauh (*natural killer cell*). De dwg gij linzbah sibauh boux vunz caeuq gizyawz doenghduz ndaw ndang sengcingz miz gij naengzlig gag rox gaj sieng haenx. Cungj naengzlig sibauh gag rox gaj sieng neix, mbouj yungh saek yiengh doxgaiq yawhsien cauxbaenz gominj, cingq lumj bouxbing henhoh singzbauj nei, doiq sojmiz boux ciemqhaeuj daj baihrog daeuj haenx cungj gaj dai mbouj gangj, baenzlawz cungj mbouj rox sim sienh fwngz unq. Gij sibauh *NK* mbouj miz gij geiqhauh T sibauh、B sibauh, de caeuqfaenh cauxbaenz diuz fuengzsienq daih'it ndangvunz dingjdangj cungjliuz sengmaj caeuq dingjdangj lahdawz binghdoeg, caemhcaiq doiq gamqyawj gij menhyiz ndaw ndangvunz miz itdingh cozyung.

Gij fuengfap caekdingh gij hozsing *NK* sibauh de gig lai, gij yienzleix de cungj dwg leihyungh *NK* sibauh gij naengzlig gag gaj sieng de. Aeu cungjliuz sibauh (lumjbaenz K_{562} sibauh) dangguh aen bajsibauh *NK* sibauh gaj sieng haenx, yungh dungzveisu lumjbaenz ^{51}Cr roxnaeuz yingzgvangh yenjliu biugeiq bajsibauh, dang *NK* sibauh caeuq aen bajsibauh doengzcaez gungganq seiz, *NK* sibauh couh yaek gaj sieng bajsibauh, gij bajsibauh deng gaj dai haenx buqleg cuengq ok dungzveisu roxnaeuz yingzgvangh, genjcwz gij soqliengh dungzveizsu roxnaeuz gij soqliengh yingzgvangh, couh ndaej fanjyingj gij hozsing *NK* sibauh. Hix ndaej cigsoh yungh gij soq yenjliu nyumx saek haenx geiqsuenq gij soq bajsibauh deng gaj dai haenx, geiqsuenq gaj sieng bakfaenbeij daeuj fanjyingj *NK* sibauh gij hozsing gaj sieng.

Boux baenz binghdoegsingq gipsingq ganhyenz seiqhenz *NK* sibauh demlai, seizgan hoizfuk bienqbaenz cingqciengz, menhsingq ganhyenz cenhyenzsing *NK* sibauh doekdaemq, menhsingq hozdungsing ganhyenz couh ndaej swng sang. Dangqnaj nyinhnaeuz vunzbingh baenz baenzfoeg yakdoeg *NK* sibauh hozsing gyangqdaemq aiq dwg cungyau cijcwngh fatseng caeuq fazcanj baenz baenzfoeg ndawde yiengh ndeu. Boux baenz daep bienq ndongj、daep sibauh baenz ngaizcwng *NK* sibauh hozsing cungj daemq gvaq boux cingqciengz, hoeng daep bienq ndongj daemq gvaq menhsingq hozdungsing ganhyenz, hoeng cix sang gvaq daepsibauh baenz binghngaizcwng, daezsingj bouxbingh gij goengnaengz *NK* sibauh menjyiz gamyawj deng sonjhaih, aiq fazcanj baenz daepsibauh baenz binghngaizcwng.

4. Gij Eiqngeih Linzcangz Caekdingh *IgG*、*IgA*、*IgM*、*IgE*

Ig dwg gij suksij menjyiz giuzdanbwz（*immunoglobulin*）. Youq ndangvunz deng gij doxgaiq gangyenz yingjyangj le, couh yaek mizok gij doenghyiengh ndaej caeuq gangyenz giethab haenx, hix couhdwg gangdij, gij bonjcaet gangdij couhdwg menjyiz giuzdanbwz. Daihgya cungj rox danbwz dwg youz dohdai gapbaenz, menjyiz giuzdanbwz hix mbouj laehvaih, de dwg youz song diuz lienh mbaeu、diuz lienh naek ndeu gapbaenz, gaengawq diuz lienh naek mbouj doengz, youh ndaej dawz menjyiz giuzdanbwz faen baenz *IgG*、*IgA*、*IgM*、*IgE*. Geij cungj menjyiz giuzdanbwz neix youq ndaw ndang okyienh seizgan、veizciz seizgan caeuq gij hamzliengh cungj mbouj doxdoengz.

Mwh binghdoeg ganhyenz ciemqhaeuj ndangvunz bae, ndangdaej caemh yaek mizok gij menjyiz giuzdanbwz ndaej caeuq de giethab haenx. Youq mwh binghdoeg ciemqhaeuj geizcaeux, menjyiz giuzdanbwz aen ndang mizok haenx cujyau dwg *IgM*. Lumjbaenz youq mwh geizcaeux gyazhingz

ganhyenz、vujhingz ganhyenz, gij fuengfap haemq fuengbienh youh cinjdeng
bae duenqbingh cijbyauh, couhdwg genjcwz ndaw lwed bouxbingh miz
mbouj miz gij gangdij IgM cimdoiq binghdoeg gyazhingz ganhyenz、vuhingz
ganhyenz. Yizhingz ganhyenz、bingjhingz ganhyenz gipsingq fatbingh seiz
hix ndaej genjcaz ok gij IgM cimdoiq gij binghdoeg yizhingz ganhyenz、gij
binghdoeg bingjhingz ganhyenz. IgG okyienh haemq laeng, hoeng
lienzdaemh seizgan raez, cozyung giengz youh dingj ndaej nanz. Danghnaeuz
youq mwh gyoengqvunz lahdawz le gyazhingz ganhyenz roxnaeuz vuzhingz
ganyenz, gaenq yw ndei le, ndaw lwed ciengzseiz couh miz IgG dingjdangj
gij binghdoeg gyazhingz ganhyenz、gij binghdoeg vuhingz ganhyenz. Cungj
IgG neix ndaej daiq baenz ciuhvunz bae, baujhoh gyoengqvunz mbouj caiq
souhdaengz gij binghdoeg gyazhingz ganhyenz、gij binghdoeg vuhingz
ganhyenz ciemqfamh baez daihngeih. Sojgangj ciuhvunz menjyiz couhdwg
aen eiqsei neix. Dangyienz, gij menjyiz baenz seiqvunz menjyiz mbouj
dandan baengh IgG, lij miz mbangj di menjyiz sibauh daegbied. IgA cujyau
okyienh youq mbangj di raemxmig ndawde, doiq dingjdangj deng
saidiemheiq、saej siuvaq miz cozyung youqgaenj.

Gak cungj boux baenz binghdoegsingq ganhyenz gipsingq yw ndei le
itbuen cungj ndaej mizok gangdij IgG, baujhoh gyoengqvunz mienx deng
lahdawz baez daihngeih. Rox aen dauhleix neix le, gyoengqvunz couh
roengzrengz yenzgiu cauhguh gak cungj ganhyenz yizmyauz, hawj ndang
vunz dajcim le, sawj vunz ndaej miz IgG gangdij doxwngq, baujhoh
gyoengqvunz mbouj baenz binghdoegsingq ganhyenz. Linghvaih,
gyoengqvunz vanzlij dawz dajcim yizmyauz gvaqlaeng ndaej mbouj ndaej miz
gij gangdij doxwngq de dangguh aen cijbyauh dagrau yizmyauz dwg mbouj
dwg mizyauq ndeu. Lumjbaenz youq dajcim yizhingz ganhyenz yizmyauz
gvaqlaeng, danghnaeuz ndaw lwed ndaej genjcaz ok gang yizhingz ganhyenz
biujmienh gangdij (cujyau dwg IgG), cix gangjmingz gaenq miz
rengzbaujhoh lo.

Gij cingzgvang menhsingq ganhyenz (baudaengz menhsingq yizhingz、
bingjhingz、dinghhingz ganhyenz daengj) cingzgvang haemq fukcab.
Fanzdwg boux baenz ganhyenz menhsingq, aen menjyiz hidungj de dingzlai
cungj miz moux cungj mbouj gaeuq ndei, mbouj ndaej mbat dog dawz gij

binghdoeg ciemqhaeuj haenx cienzbouh siumied caeuq cawzseuq bae, gij binghdoeg canzlw haenx youh laebdaeb sanjfaj, yienghneix gij menjyiz hidungj caeuq binghdoeg ndaw ndang doxhoenx, mbouj dingz mbouj duenh ciengzseiz hoenxciengq haujlai nanz, cauhbaenz le gij daepsibauh lienzdaemh sienghaih. Ndaw ndang boux baenz bingh ganhyenz menhsingq, hix miz haujlai menjyiz giuzdanbwz, caiqlix aenvih binghdoeg ciengzgeiz lienzdaemh mizyouq, gikcoi gij menyiz hidungj ndangvunz, cauhbaenz haujlai menjyiz giuzdanbwz. Gij hojsik de dwg, doenghgij soqliengh menjyiz giuzdanbwz neix yiennaeuz lai, hoeng mbouj gvihaeuj gij gangdij miz baujhoh cozyung caeuq miz gij rengz doxhoenx de, gyoengqde mboujdanh mbouj ndaej dawz binghdoeg cawzseuq caez bae, dauqfanj aenvih dingjdangj binghdoeg menjyiz fanjying lienzdaemh fatseng haenx, cauhbaenz daihliengh daepsibauh deng lahdawz haenx deng sonjsieng caiqlij dai bae. Aenvih gij yienzleix gwnzneix, hoeng boux baenz ganhyenz dingzlai cungj miz menjyiz giuzdanbwz swngsang, caeuq baenz bingh yiemzcungh cingzdoh yienh'ok bingzhingz gvanhaeh. Youq menhsingq ganhyenz geizgyang geizlaeng caeuq duenhmbaek aendaep bienq ndongj, menjyiz giuzdanbwz ciengzseiz mingzyienj gya sang, engqlij mauhgvaq aen soq cingqciengz boix ndeu doxhwnj. Cungj menjyiz giuzdanbwz swng sang neix cujyau dwg IgG, hoeng IgM、IgA、IgE hix miz mbouj doengz cingzdoh swng sang. Menhsingq ganhyenz miz hangh cijbiuh vaqniemh ndeu heuhguh A/G, couhdwg bwzdanbwz caeuq giuzdanbwz bijciz. Menhsingq ganhyenz roxnaeuz aendaep bienq ndongj seiz, gij goengnaengz aen daep gemjdoiq, bwzdanbwz habbaenz gemjnoix, yinxhwnj A/G bijciz doekdaemq, hoeng gij menjyiz giuzdanbwz gwnzneix gangj haenx swng sang, hix ndaej yinxhwnj A/G bijciz doekdaemq. Saedsaeh, gij A/G bijciz baenz menhsingq binghdaep doekdaemq, ciengzseiz dwg song cungj yinhsu caez youq. Danghnaeuz hawj habdangq yw bingh, sawj ganhyenz daj geiz hozdung cienj baenz geiz dinghcaem, yienghneix menjyiz giuzdanbwz couh cugciemh doekdaemq, caemhcaiq sawj A/G hoizfuk daengz gij suijbingz cingqciengz.

5. Gij Eiqngeih Niemhdingh Ganghwz Gangdij（ANA）Caeuq Gang Bingzvazgih Gangdij（SMA）

　　Aenvih boux baenz ganhyenz hozdungsing menhsingq ciengz miz aen vangjloz menjyiz mbouj doxdaengh, ndaej cauxbaenz mizok gij biujyienh lumjbaenz gij bingh menjyiz bonjndang, ndaej genjok *ANA* yangzsing. Youq ndaw bingh ganhyenz gipsingq *SMA* yangzsing beijlwd haemq sang. Hoeng gangdij ndikdoh haemq daemq, geiz hoizfuk cugciemh siusaet. Youq boux baenz bingh ganhyenz hozdungsing menhsingq *SMA* yangzsing beijlwd ndaej dabdaengz 66.6% baedauq, caemhcaiq ndikdoh haemq sang, caemhcaiq lienzdaemh yangzsing.

6. Gij Eiqngeih Linzcangz Niemhdingh Ganhyaujsu

Binghdoeg ciemqhaeuj ndangvunz bae le, ndangvunz mizok cungj doxgaiq doiq daih dingzlai binghdoeg cungj miz cozyungh dingj binghdoeg ndeu, couhdwg ganhyaujsu. De dwg youz gij sibauh mbouj doengz haenx canjseng, gaengawq gij sibauh mizok ganhyaujsu mbouj doengz, ganhyaujsu ndaej faen baenz α、β、γ sam cungj. Gij laizloh gyoengqde mbouj doengz, goengnaengz hix mbouj doxdoengz caez. Lumjbaenz gyoengqde cungj ndaej naenxhaed binghdoeg sanjmaj, sawj gij soqliengh binghdoeg gemjnoix, caemhcaiq gemjmbaeu gij sibauh deng binghdoeg sienghaih, doengzseiz ganhyaujsu vanzlij miz gij cozyung diuzcez menjyiz. Hoeng α-ganhyaujsu、β-ganhyaujsu gij cozyung dingj binghdoeg de haemq giengz, hoeng γ-ganhyaujsu gij cozyung diuzcez menjyiz de haemq giengz. Ganhyaujsu doiq binghdoeg gij cozyung de mbouj dwg youz ganhyaujsu cigciep gaj mied binghdoeg daeuj guhbaenz, cix dwg yinxson ok baenzroix ganhyaujsu yauqwngq danbwz, yienzhaeuh caiq youz doenghgij yauqwngq danbwz neix doiq binghdoeg saedhengz gij cozyung gaj sieng roxnaeuz gauxca. Linghvaih, ganhyaujsu gij cozyung diuzcez menjyizsing ndaej sawj gij goengnaengz menjyiz demgiengz, sawj gij sibauh seiqhenz binghcauq mbouj deng binghdoeg ciemqfamh haenx miz gij naengzlig dingj binghdoeg, caemhcaiq diuhdoengh menjyiz hidungj gak aen gapbaenz bouhfaenh gaenxmaenx hengzdoengh hwnjdaeuj, doengzcaez gaj dai binghdoeg. Doiq vunzbingh baenz ganhyenz binghdoeg, genjcwz ganhyaujsu hozsing hix miz itdingh linzcangz eiqngeih. Boux baenz ganhyenz menhsingq cenhyenzsing caeuq boux baenz ganhyenz menhsingq hodungsing, gij naengzlig mizok α-ganhyaujsu de cungj daemq gvaq boux ndangcangq, caemhcaiq caeuq binghcingz dem yawhlaeng miz gvanhaeh maedcaed. Youq mwh binghcingz yienjbienq baenz ganhyenz fwtfat riuzhengz, gij suijbingz ganhyaujsu ciengzseiz gig daemq cix nanz genjcwz okdaeuj. Ndaw ndang ganhyaujsu giepnoix, aiq dwg aen yinhsu ganhyenz gipsingq cienjbienq baenz ganhyenz menhsingq ndawde aen ndeu. Linghvaih, gij suijbingz ganhyaujsu boux baenz daep bienq ndongj、boux daepsibauh baenz ngaiz haenx, hix mingzyienj daemq gvaq boux cingqciengz. Cingq dwg aenvih gij binghdoeg yizhingz ganhyenz yinxhwnj ganhyaujsu yaeuhseng gazngaih aen saehsaed neix, cij youq gwnz linzcangz yungh gij fuengfap boujcung vaiyenzsing ganhyaujsu daeuj yw yizhingz ganhyenz.

7. Gij Eiqngeih Linzcangz Caekdingh Gij Hozsing 2′, 5′-Gvajsen'ganhsonh Hozcwngzmeiz

α-ganhyaujsu dwg gij yw seizneix yw ganhyenz binghdoegsingq haemq mizyauq haenx. Baihnaj raeuz gaenq dwen daengz gvaq, gij cozyung dingj binghdoeg ganhyaujsu ganciep fazveih, cungj cozyung neix cujyau dwg baengh α-ganhyaujsu yaeuh gyoengq sibauh de sengbaenz sam cungj meiz daeuj guhbaenz, couhdwg danbwzgizmeiz、2′, 5′-gvajsen'ganhsonh hozcwngzmeiz (2′,5′-AS) caeuq linzsonh'wcijmeiz. Gyoengqvunz doengciengz leihyungh genjcwz gij hozsing doengh gij meiz neix, bae ganciep fanjyingj gij yaugoj ywbingh ndangvunz doiq ganhyaujsu fanjying, ndawde aeu niemhdingh 2′,5′-AS hozsing ceiq lai raen. Niemhdingh 2′,5′-AS miz lajneix song aen eiqngeih.

(1) Doiq gij yunghliengh、fueng'anq ganhyaujsu yw bingh haenx miz gij eiqngeih cijdauj: Doxbeij ganhyaujsu yw bingh gonq laeng gij lwedsaw boux baenz ganhyenz binghdoeg menhsingq caeuq lwed baihrog danhhwz sibauh (*PBMC*) ndawde 2′, 5′-AS hozsing bienqvaq, fatyienh yw bingh gaxgonq gij hozsing aen meiz neix caeuq cujdoiqciuq (vunz cingqciengz) mbouj miz mingzyienj cengca, deq wngqyungh ganhyaujsu le yaek rim 3 aen cungdaeuz, 2′, 5′-AS hainduj swng sang, aen cungdaeuz ndeu daengz geiz ceiq sang, riengzlaeng couh doekdaemq. Youq seiz yw bingh, lwedsaw caeuq *PBMC* cunghmeiz suijbingz bingzyaenz beij cogeiz demgya 2~50 boix. Yw bingh geizgan 2′,5′-AS swng sang seiz, gij hamzliengh binghdoeg ndaw lwedsaw doekdaemq. Dingzyungh ganhyaujsu yw bingh, 2′,5′-AS hozsing gyangqdaemq, gij binghdoeg boux fukfat de cugciemh swng sang.

(2) $2',5'$-AS bienqvaq ndaej cijsi gij bienqvaq lahdawz binghdoeg: Daih dingzlai boux baenz ganhyenz binghdoegsingq gipsingq $2',5'$-AS swng sang, riengz binghcingz hoizfuk cix doekdaemq. Aen meiz neix lienzdaemh hwnjsang cix mbouj biujmingz dwg cungj geiqhauh bienq menhsingq ndeu, hoeng danghnaeuz doengzseiz buenx miz gizyawz meizhi mbouj cingqciengz, couh daezsingj yawhlaeng mbouj ndei. Boux baenz ganhyenz binghdoegsingq menhsingq $2',5'$-AS bienqvaq mbouj doengz, meiz mbouj dwg geiz hodung gij hozsing de mbouj sang, hoeng youq mwh geiz hozdung riengz ALT swng sang cix buenx miz gij suijbingz $2',5'$-AS gya sang.

8. Gij Eiqngeih Linzcang Gang -EBV IgM、IgG Caeuq Gang-CMV IgM、IgG

Baihnaj raeuz gaenq gangj daengz gvaq, ndangvunz doiq sojmiz "gij doxgaiq daj rog daeuj" haenx moix cungj fanjwngq cungj miz itdingh gonqlaeng, doiq ndangdaej mizok dingjdaej daeuj gangj, itbuen dwg IgM okyienh ceiq caeux, youq mwh IgM ciepgaenh siusaet, IgG dabdaengz duenhmbaek soq ceiq sang, caemhcaiq youq lwed lae ndawde veizciz seizgan haemq raez. Ndigah gangj IgM okyienh itbuen daezsingj ngamq deng lahdawz, hoeng IgG okyienh cij ndaej daezsingj doenghbaez deng lahdawz. Ndigah danghnaeuz caekdingh okdaeuj gang-EBV IgM roxnaeuz gang-CMV IgM yangzsing, couh daezsingj de ngamq deng lahdawz EBV roxnaeuz CMV, hoeng doxwngq IgG swng sang dan daezsingj doenghbaez deng lahdawz.

Gij Eiqsei Genjcwz Ganhyenz Fwnhswj Swnghvuzyoz

1. Diuzlienh Cihozmeiz Fanjwngq (PCR)

Haujlai boux baenz binghdaep aiq rox youq gwnz mbawdan vaqniemh canghyw hai haenx ciengzseiz miz hangh ndeu dwg HBV DNA PCR roxnaeuz HCV RNA PCR. HBV DNA caeuq HCV RNA faenbied daibyauj gij binghdoeg yizhingz ganhyenz caeuq gij binghdoeg bingjhingz ganhyenz, baenzneix "PCR" dwg gijmaz eiqsei ne? "PCR" dwg aen suzyij ndaw fwnhswj swnghvuzyoz, dwg cungj fuengfap genjcwz binghdoeg dwg mbouj dwg mizyouq ndaw ndang ndeu. "PCR" daj cihsaw Yinghvwnz cih daeuz suksij, hoiz baenz Sawgun heuhguh "diuzlienh cihozmeiz fanjwngq". Yawj mingz rox gij eiqseiq *PCR* dwg gij lienhsik fanjwngq youz cihozmeiz coivaq haenx, aen gisuz neix dwg 20 sigij 90 nienzdaih fwnhswj swnghvuzyoz lingjyiz hangh gwzmingsing cungbyoengq ndeu, yienznaeuz de okseiq mbouj geij nanz, hoeng gig vaiq yungh youq gak aen lingjyiz sengmingh gohyoz, gaenq dauqcawq yungh youq duenqbingh gij bingh yizconz mwh daiqndang, gig vaiq duenqbingh gij bingh cienzlah, fazyih gamqdingh daengj gak aen lingjyiz yenzgiu.

Baenzneix gij yienzleix *PCR* dwg gaengawq gijmaz ne? Saedsaeh dwg cungj gihyinh cuengqhung gisuz ndeu, de dwg aen gocwngz buenq baujlouz fukceiq ndeu, ciuqguh sibauh ndaw ndang vunz faenbek, doenggvaq dawz binghdoeg hwzsonh guh gauhvwnh deksoengq → gyangqdaemq dohraeuj fuksingq→ ietraez aen gocwngz fanfoek cienqhop neix, sawj gij hwzsonh yienzlaiz gig noix haenx ndaej cuengq hung gya daengz geij fanh boix, geijcib fanh boix, baenzneix couh muenxcuk duenqbingh caeuq yenzgiu aeuyungh.

Aenvih *PCR* miz gij ndeicawq lingzsingj cingzdoh sang, gij daegbied de giengz, mbaetyungh seizgan daengj ndeicawq, gaenq yied daeuj yied lai wngqyungh youq yawjbingh, cazyawj yaugoj ywbingh daengj, hoeng miz haujlai yinhsu ndaej yingjyangj daengz gij gezgoj de cinjdeng, lumjbaenz gij diuzgen saedniemh, gij suciz boux cauhcoz caeuq gij suglienh cingzdoh, gij ndei yaez habsici daengj. Ndigah mwh yungh gij fuengfap *PCR* genjcwz wngdang guh cienzmienh faensik.

2. Yienzvih Cabgyau Sawqniemh

Yienzvih cabgyau dwg hangh gisuz dawz fwnhswj cabgyau caeuq cujciz vayoz dox giethab ndeu, de yungh *DNA* roxnaeuz *RNA* daiq miz doxgaiq geiqhauh dangguh damqcim caekdingh gij binghdoeg *DNA* ndaw daepsibauh roxnaeuz gizyawz cujciz roxnaeuz *RNA* soj youq haenx. Aenvih yienzvih cabgyau ndaej cigciep fanjyingj gij dieg gihyinh (binghdoeg, sigin daengj) youq ndaw cujciz roxnaeuz sibauh, ndigah ndaej yungh youq linzcangz genjcwz, lumjbaenz doiq boux baenz ganhyenz guh "camxdaep" guh yienzvih cabgyau genjcwz binghdoeg, couh ndaej liujgaij gij bingh fatseng, fazcanj, daegbied dwg doiq gij bingh mbouj cingcuj yienzaen engq miz eiqngeih.

3. Yienzvih Diuzlienh Cihozmeiz Fanjwngq

Baihnaj gaenq gaisau gvaq *PCR* caeuq yienzvih cabgyau song cungj fuengfap, yienznaeuz *PCR* miz gij daegdiemj gig minjganj, hoeng cijndaej caekdingh gij binghdoeg hwzsonh ndaw lwedsaw daengj yizdij, mbouj ndaej dinghvih sawj gij wngqyungh de miz itdingh gughanh. Gij fuengfap yienzvih cabgyau yienznaeuz ndaej dinghvih hoeng minjganj cingzdoh youh mboujyawx *PCR* sang, youq cujciz ndawde binghdoeg hwzsonh haemq daemq seiz mbouj yungzheih caekok. Naemj daengz gij ndei caeuq gezdenj song cungj fuengfap gwnzneix, 1990 nienz Meijgoz yozcej youh laebhwnj le cungj fuengfap moq ndeu, couhdwg yienzvih diuzlienh cihozmeiz fanjwngq, hix heuhguh yienzvih *PCR*. De dwg gij doxgaiq yienzlaiz cabgyau caeuq *PCR* dox giethab baenz, gij hamzeiq de dwg youq gwnz giekdaej baujciz sibauh hingzdai caeuq gezgou, doenggvaq gij fuengfap *PCR* doiq gij binghdoeg gihyinh deng genjcwz haenx gyahung, couh hawj gij gihyinhh binghdoeg soqliengh gig noix de demgya haujlai, youh mbouj gaijbienq gij dinghvih de. Ndigah de cawzliux miz gij minjganj cingzdoh sang caeuq gij singqcaet daegbied mbouj doengz caixvaih, lij miz gijndei mbouj buqvaih cujciz hingzdai gezgou caeuq cinjdeng dwk dinghvih aen gihyinh binghdoeg, daejyienh le gijndei *PCR* caeuq yienzvih cabgyau genjcwz fuengfap.

Gij Cijcwngh Caeuq Gij Eiqngeih Linzcangz *B* Cauh、 *CT* Genjcaz

Ciengzgeiz doxdaeuj, gyoengqvunz cauxbaenz le cungj sibgvenq ndeu, haenx couhdwg gig saenq gij lwgda swhgeij, dan saenq gij doxgaiq lwgda swhgeij yawjraen haenx, sojgangj "da raen saedsaeh" couhdwg aen eiqsei neix. Dang miz vunz baenz binghdaep le, canghyw couh naemj, ndaej mbouj ndaej caenda yawjyawj ndaw daep dauqdaej ok gijmaz saeh? Aendaep bienq ndongj dwg baenzlawz yiengh? Ndaw daep miz mbouj miz baezfoeg? Youq gizlawz? Vihliux muenxcuk aen simmuengh neix, gyoengqvunz couh fazmingz le lai cungj fuengfap bae saeddeih cazyawj aendaep bienqvaq. Buqcek caeuq soujsuz dangyienz dwg gij fuengfap ceiq cigciep, daengx aen daep youq baihlaj lwgda yawjraen liux. Danghnaeuz ndaej youq gwnz daep ronq geij mbat, baenzneix gij gezgou ndaw daep hix ndaej mbat yawj couh cingcuj lo. Fuengfap yienznaeuz genjdanh cingcuj, hoeng cix gig nanz ndaej daengz gyoengqvunz ciepsouh, aenvih ciepsouh soujsuz dauqdaej dwg gienh

saeh gig hawj vunz sim'in、ak mbouj ndaej cij guh ndeu，saenq daih dingzlai
boux baenz binghdaep mbouj nyienh guh soujsuz. Hoeng gyoengqvunz youh
cingqcaen gig siengj liujgaij gij saehcingz baihndaw aendaep，ndigah
gyoengqvunz coengmingz haenx couh fazmingz le haujlai fuengfap，
yawhbienh sawj gyoengqvunz gawq ndaej cingcuj yawjraen gij binghbienq
cingzgvang aendaep，youh mbouj hawj vunzbingh gyalai indot. Cungj
genjcaz fuengfap neix youq rog ndang cazyawj yienghsiengq caeuq baihndaw
gezgou aendaep haenx，couhdwg gij yingjsieng'yoz genjcaz aendaep.
Dangqnaj gij ceiq ciengz yungh de couhdwg B Cauh genjcaz caeuq CT
genjcaz. Raeuz couh cujyau gaisau song cungj fuengfap neix.

1. B Cauh Genjcaz

　　Youq mwh doxgaiq fatseng saenqdoengh ndaej fatok swnghboh. Rwz
bouxvunz ndaej faen ok saenqdoengh binzliz dwg $20 \sim 20000Hz$ swnghboh，
lumjbaenz vunz gangjvah ciengqgo、roeg ciuz、ma raeuq doenghgij neix，
cungj dwg gij sing'yaem rwz bouxvunz faen ndaej cingcuj. Youq mwh
saenqdoengh binzliz mauhgvaq $20000Hz$，rwz vunz couh mbouj ndaej
faenbied，roxnaeuz dingq mbouj ndaej nyi. Cungj swnghboh binzliz
mauhgvaq $20000Hz$ neix couhdwg cauhswnghboh. Dangqnaj mwh doiq gij
gi'gvanh ndaw dungx guh cauhswnghboh genjcaz，sawjyungh gij cauh-
swnghboh binzliz haenx ciengzseiz dwg $3M \sim 4MHz$（$1MHz = 1000000Hz$）.
Aen damqgyaeuj cauhswnghboh gihgi ndaej fatok gij swnghboh gudingh
haenx，youq mwh aen cauhswnghboh ndonj gvaq ndangvunz，gij gi'gvanh、
gij cujciz mbouj doengz doiq cauhswnghboh mizok gij fazse cingzdoh mbouj
doengz，doenghgij saenqhauh cauhswnghboh youq mbouj doengz cujciz
gyaiqmienh fanjse dauqma neix，caiq youz damqgyaeuj ciepsou，ginggvaq
cauhswnghboh gihgi cuengqhung、genjboh caeuq dozsiengq cawqleix，
doeklaeng youq gwnz sibohbingz（genhsigi）guhbaenz le dozsiengq rongh
laepamq mbouj doengz，neix couhdwg aen yienzleix B Cauh genjcaz，
ndawde gij cihmeh Yinghvwnz B couhdwg gij Yinghvwnz dohrongh（hix
heuhguh dohlwenq，*brightness*）suksij. Cauhswnghboh doiq ndangvunz
mbouj miz haih，ndaej fanfoek lai baez roxnaeuz seizgan raez bae damqcaz，
caemhcaiq cauhswnghboh genjcaz ciengz youq rog ndang bae guh，mbouj
yungh haidungx buq dungx，ndigah deng heuhguh gij genjcaz mbouj miz

sieng、mbouj miz in，seizneix dauqcawq cungj yungh youq linzcangz yihyoz gak aen lingjyiz.

Aendaep dwg gij gi'gvanh miz saedcaet ceiq hung ndaw ndang bouxvunz，hix dwg gij doxgaiq ceiq hab guh *B* Cauh genjcaz ndawde aen ndeu. Aen *B* Cauh gihgi seizneix mboujdan ndaej youq rog ndang cingcuj yawjraen aen gvaengxgaq aendaep，caemhcaiq ndaej yawjraen gij gezgou saeqset ndaw daep，lumjbaenz sailwed、danjgvanj、baenzfoeg、gietrin daengj. Aen *B* Cauh gihgi moq vih canghyw daezhawj mbawdoz yienghceij aendaep ca mbouj lai dwg ndei caezcup，caemhcaiq haujlai binghbienq vunzbingh lij caengz roxnyinh daengz、canghyw caengz ngeix daengz，lumjbaenz gij baezfoeg iq geizcaeux，cungj ndaej deng *B* Cauh genjcaz gig cinj yienh okdaeuj. Ndigah，*B* cauh genjcaz gig daih muenxcuk le gij simmuengh gyoengqvunz yungh lwgda cazyawj aendaep.

Cauhswnghboh genjcaz ndaej raen aendaep miz maz binghbienq ne? Cungjdaej daeuj gangj miz song loih hung：①Gij binghbienq gyuemluemz de lumj ganhyenz、daep bienq ndongj、binghdaeplauz daengj. ②Gij binghbienq hanhhaedsingq lumj baenzfoeg、gietrin daengj. Lajneix faenbied lwnhgangj.

（1）Binghbienq gyuemluemz：Couhdwg gij binghbienq yinz doxdoengz fatseng youq ndaw daep gak aen bouhfaenh. Cujyau baudaengz ganhyenz、ganhyenz menhsingq、daep bienq ndongj、binghdaeplauz daengj.

Bingh ganhyenz gipsingq haemq dinj，gij yienghceij aendaep ciengzseiz lij mbouj caengz fatseng bienqvaq yienhda，ndigah，*B* Cauh genjcaz mbouj ndaej gunghawj saenqsik daiq lai，hoeng ndaej yawjraen daep bienqfoeg，caeuq baihndaw aendaep gyuemluemz fatyenz yinxhwnj singhap ndaw daep demgiengz. Mwh aendaep gaenjgip、yagipsingq vaihdai，ndaej raen aendaep sukiq，yienghceij mbouj cingqciengz.

Menhsingq ganhyenz bingh haemq nanz，daepsibauh fanfoek fatseng bienqyiengh dai bae，senhveiz cujciz dem seng，gij hingzyiengh gezgou baihndaw aendaep gaijbienq，yinxhwnj gij hingzyiengh aendaep fatseng gaijbienq cingzdoh mbouj doengz，youq *B* Cauh baihlaj cauxbaenz gij dozyiengh daegcwng haemq denjhingz. Riengz ganhyenz fazcanj baenaj，aendaep bienqvaq hix couh yied daeuj yied mingzyienj. Cujyau biujyienh baenz ganhyenz geizcaeux bienqfoeg，henzbien luenzlu，daj baihndaw boed

ok rog bae， beimoz aendaep daj wenj cugciemh bienq ndaej mbouj wenj，
engqlij gumzgamz mbouj bingz yienghceij lumj diuzheuj gawq. Daengz
mboengq daep bienq ndongj couhdwg aendaep dingzlai sukiq， caemhcaiq saet
bae gij hingzdai cingqciengz aendaep， mbaw gvaz sukreuq， bienq ndaej youh
iq youh ndongj， biujmienh miz haujlai baenz hoh iq doed hwnjdaeuj.
Linghvaih， baenz nyup cauhswnghboh ginggvaq baihndaw saedcaet aen daep
seiz， hix yaek fatseng mbangj di gaijbienq gig miz daegcwng. Baenz
menhsingq ganhyenz seiz， aenvih sibauh mboujduenh fatseng bienqsingq
vaihdai caeuq caiqseng， caemhcaiq buenx miz gij senhveiz cujciz cingzdoh
mbouj doengz haenx demlai， cauhbaenz gij cauhswnghboh fanjse ndaw daep
mbouj caiq yinz. Gij senhveiz cujciz ndaw daep demgya haenx doiq
cauhswnghboh miz fanjse haemq giengz， ndigah ndaw daep couh miz haujlai
singhap roxnaeuz diemjraiz sanq youq. Daengz mwh daep bienq ndongj，
cungj singhap diemjraiz neix couh engq lai、engq hung、engq mbouj yinz.
Caiq gya gij yienghceij baihrog aendaep denjhingz gaijbienq， sawj B Cauh
ndaej cinjdeng duenqbingh daep bienq ndongj. Youq menhsingq ganhyenz
roxnaeuz daep bienq ndongj seiz， sailwed ndaw daep hix ciengzseiz bienq
mbouj cingcuj， megcingmwz cix riengz megmwnzmwz atlig gya sang cix
cugciemh bienq gvangq. Ndiga， B Cauh doiq gij cingzdoh bingh ganhyenz
menhsingq caeuq miz mbouj miz fatseng daep bienq ndongj miz gij gyaciz
duenqbingh gig sang， hoeng aenvih de mbouj miz indot、mbouj miz
sienghaih、gyaqcienz cienh， engqgya yungzheih hawj vunzbingh ciepsouh.

    Ceiq gaenh cibgeij bi， gyoengqvunz gwndaenj suijbingz daezsang lo，
nohbya nohbit nohgaeq baenz le gij byaek gwnz daiz gwn haeux bietdingh aeu
miz haenx. Gyoengq vunz ngamq daj ndaw gungzhoj byaij okdaeuj haenx
siengj gwn imq， moix ngoenz gwn haujlai nohbiz、nohcing、gyaeqgaeq，
caiq gya laeujbiciuj、laeujhau、hamzdangz yinjliu daengj， simcingz
vaiqvued， ndangdaej swhyienz ciemhciemh bienqbiz. Hoeng saedceij nanz le
cix fatyienh， vunz biz lai hix mbouj ndei. Neix couh yinxhwnj gwnz daep
youh gya miz mauzbingh moq——binghdaeplauz. Gaengawq gujsuenq， guek
raeuz ndaw singz hung gyoengq vunz swyenz（vunzhung）ndawde，
daepgietlauz fatbingh beijlwd ceiqnoix youq 20% doxhwnj， caemhcaiq
dingzlai dwg aenvih fatbiz yinxhwnj. Soj gangj binghdaeplauz couhdwg gij

lauzhaj gvaqbouh haenx, youq ndaw daep cwk hwnjdaeuj, naenx aen daepsibauh cingqciengz, caemhcaiq dawz daepsibauh cingqciengz de cienjvaq baenz sibauhlauz. Seizgan nanz lo, gij soqmoeg daepsibauh couh cugciemh gemjnoix lo, gij goengnaengz aendaep swhyienz couh gemjnoix lo. Aendaep dwg aen diegciengz cungsim faengej、 habbaenz caeuq cienjyinh youzlauz, mwh gwn lauzhaj daiq lai, daep rapdawz naek lai, couh yaek mbouj guhhong. Gij lauzhaj habbaenz haenx yinh mbouj okbae cix daenz youq ndaw daep, baenz binghdaeplauz bizbwd. Baenz menhsingq ganhyenz seiz, gij goengnaengz daepsibauh deng sonjhaih, couh lumj boux vunzbingh ndeu ndang rengz mbouj gaeuq, cingqciengz guhhong lij guh mbouj ndaej baenz, engq mbouj yungh gangj aeu gyaban gyadiemj lo, ndigah hix cauhbaenz youzlauz habbaenz、 cienjyinh gazngaih, baenz binghdaeplauz ganhyenz. Gaxgonq duenqbingh binghdaeplauz, cujyau baengh daep hozgenj, hix couhdwg yungh diuz cim ndeu baek haeuj ndaw daep bae, aeu cujciz iq aen daep ndeu okdaeuj, youq laj yenjveizging bae yawjyawj, dwg mbouj dwg baenz binghdaeplauz. Cungj fuengfap genjcaz neix ceiq cinjdeng, hoeng dwg gij genjcaz miz sieng, haujlai vunzbingh mbouj nyienh ciepsouh. Doeklaeng gyoengqvunz fatyienh binghdaeplauz youq B Cauh lajde miz gij biujyienh gig daegbied, cujyau daegdiemj dwg: Aendaep miz singhhap sang yinzyub saeqmaed, hawj vunz roxnyinh aendaep bienq ndaej "hau youh rongh", hoeng giz laeg aendaep cix cugciemh bienq ndaem, mizseiz lij mbouj miz saekdi singhhap cauhswnghboh, neix heuhguh "gizlaeg bienq nyieg". Aendaep ndaej foeg hung, hix ndaej hung iq cingqciengz, biujmienh daih dingzlai wenj. Aenvih cungj gaijbienq neix gig miz daegdiemj, ndigah doenggvaq B Cauh cinjdeng duenqdingh binghdaeplauz ca mbouj lai dabdaengz bak faenh cih bak. Aenvih B Cauh guh genjcaz mbouj miz in mbouj miz sieng, genjdanh fuengbienh, ndigah B Cauh guh genjcaz, seizneix gaenq baenz aen soujduenh ceiq youqgaenj ndaej duenqdingh binghdaeplauz haenx. Gij aeu gangjmingz de dwg, danghnaeuz B Cauh mbouj fatyienh binghdaeplauz, yienghhaenx hix mbouj ndaej baizcawz aiq baenz binghdaeplauz, aen banhfap ceiq baengh ndaej de ciuqyiengh lij dwg camx aeu daep hozgenj.

（2）Hanhhaedsingq Cujciz Binghbienq: B Cauh genjcaz cawz doiq aendaep mumjgyumjsingq binghbienq miz eiqngeih duenqbingh gig youqgaenj caixvaih, doiq aendaep gij binghbienq hanhhaedsingq de hix miz gij gyaciz duenqbingh engq sang. Lumjbaenz ndaw daep miz baenzfoeg, *B* Cauh ciengzseiz youq mwh vunzbingh caeuq canghyw cungj mbouj caengz roxnyinh daengz caeux couh fatyienh okdaeuj, caemhcaiq gig cinjdeng dwk naeuz canghyw nyi gij hung iq, soqliengh, diegvih, singqcaet daengj. Danghnaeuz dwg liengzsing, ndaej dinghsim yawj de fazcanj, danghnaeuz binghcingz yakrwix, boux canghyw vaigoh ndaej gaengawq gij rizsienq *B* Cauh daezhawj haenx, ceiqdingh aen soujsuz fueng'anq cinjdeng youh hableix, mbat cax ndeu dawz aen baez heh bae.

Gij baenzfoeg aendaep ceiq ciengzseiz raen haenx miz: ①Daepfoeg; ②Hezgvanjliuz; ③Daep baenz ngaiz yienzfat; ④Gij bingh ganhngaiz ndaej senjnod. Ndawde daepfoeg caeuq hezgvanjliuz dwg binghbienq liengzsingq, baenzngaiz swhyienz dwg binghbienq yakrwix.

Daepbop fatbingh beijlwd gig sang, dingzlai vunz baenz daepbop cix mbouj miz saekdi binghyiengh, mbouj roxnyinh saekdi, cigdaengz mwh laehhengz dijgenj cij ndaej rox baenz daepbop. Daepbop couh lumj ndaw daep hwnj aen bopraemx iq ndeu, lai yienjok baenzluenz roxnaeuz loq luenz, baihndaw daepbop dwg gij doxgaiq fat raemx ndeu, aenvih cauhswnghboh doenggvaq yizdij seiz couh sikhaek roemx haeujbae, ca mbouj geijlai mbouj miz saekdi nyieggemj caeuq fangse, ndigah, daep maj bop youq laj *B* Cauh yienh'ok gizdieg mbouj miz singhap ndaemnat loq luenz, bien'gyaiq seiqhenz gig cingcuj. Gij yienzaen baenz daepbop mbouj cingcuj, hoeng maj menh, de lixyouq itbuen mbouj yingjyangj gij goengnaengz aendaep. Hoeng miz mbangj vunzbingh, ndaw daep miz haujlai aenbop hunghung iqiq, fouzfap geiqsoq, daengx aen daep couh lumj baenzroix makit nei, aendaep gizsaed daih bouhfaenh deng gij bop ciemq bae, ndigah deng heuhguh daeplaibop. Gij goengnaengz aen daep cungj vunzbingh neix ciengzseiz couh haemq yaez lo, caiqlix cungj vunzbingh neix aenmak lij buenx miz lai aen bop, hix couhdwg lwgmak hix deng gij bop hung iq haenx dauqcawq cang rim. Daepbop yienznaeuz dwg binghbienq liengzsingq, hoeng miz siujsoq bop hix aiq fatseng bienqvaq gig rwix, mwhneix gij bop couh sawqmwh maj ndaej gyavaiq, gij vunqsik singhap de hix caeuq gij foeg bingzciengz mbouj doengz.

Ndigah, itbuen nyinhnaeuz, yienznaeuz gij bop dingzlai dwg lauxsaed, hoeng hix wnggai dinghgeiz bae guh *B* Cauh roxnaeuz *CT* fukcaz, saeklaeuq raen gij bop mboengqdinj ndawde gig vaiq majhung, couh wngdang sikhaek guh soujsuz heh bae.

Daephezgvanjliuz hix dwg cungj binghbienq ndei ndeu, gij saedcaet de dwg diuz sailwed iqet mbouj gveihcwz、doxheux. De sengmaj hix gig menh. Hezgvanjliuz youq *B* Cauh baihlaj biujyienh lai cungj lai yiengh, gig yungzheih faenbied, baez yawj couh rox, hix miz di yienghsiengq haemq yakdoeg, gig lumj baenzfoeg yakrwix. Seizneix couhcinj bouxcanghyw gig miz gingniemh guh *B* Cauh hix nanz ndaej doekdingh gij ndei rwix de. Hoeng hezgvanjliuz itbuen mbouj cinjhawj guh camxdaep hozgenj, mienxndaej daep ok lwed. Mwhneix couh aeu guh gizyawz genjcaz, lumjbaenz *CT*、 swzgungcin (*MRI*)、daep hezgvanj cauhyingj daengj. Doenghgij genjcaz neix doiq aendaep hezgvanjliuz miz duenqbingh gyaciz engq sang. Doeklaeng lij aeu gangj de dwg, daephezgvanjliuz hix aeu dinghgeiz fukcaz, cazyawj gij bienqvaq de, geizdinj ndawde sengmaj gig vaiq lauheiq couh mbouj dwg ciudouz ndei, aeu gibseiz bae cam canghyw.

Gij ganhngaiz yienzfat caeuq gij ganhngaiz senjnod haenx youq *B* Cauh baihlaj miz gij doxlumj haenx, hix gig miz daegcwng. Daih dingzlai daep baenz ngaiz roxnaeuz cienjbaenz bingh'ngaiz ndaej cinjdeng duenhdingh. Seizneix aen *B* Cauh gihgi lingzsingj cingzdoh gig sang, ceiq iq ndaej cazok baenzfoeg iq cizging lizmij ndeu baedauq, ndigah aenvih *B* Cauh miz gij daegdiemj lingzsingj sang、mbouj miz sieng、cauhcoz fuengbienh daengj, seizneix daih dingzlai daep baenz ngaiz cungj youz *B* Cauh ceiq caeux fatyienh. *B* Cauh gaenq baenz aen fuengfap genjcaz daepngaiz ceiq cujyau caeuq soujsien genjaeu ndeu. Aenvih daepngaiz dingzlai dwg youq gwnz giekdaej binghdaep menhsingq、daep bienq ndongj fatseng, ndigah genyi boux baenz binghdaep menhsingq lai bi haenx, aeu dinghgeiz (3～6 ndwen) guh baez *B* Cauh ndeu, neix doiq geizcaeux fatyienh、geizcaeux yw baenzfoeg yakrwix, daezsang gij beijlwd senglix bouxbingh miz eiqngeih gig daih.

2. *CT* Genjcaz

CT doiq binghdaep miz gij gyaciz duenqbingh gig sang, mboujlwnh dwg baenz binghdaep gyuemxluenx roxnaeuz dwg baenz binghdaep hanhhaed, *CT* cungj ndaej daezhawj gij rizsienq duenqbingh gig miz gyaciz, hoeng gij ceiq miz eiqngeih de lij dwg doiq bingh hanhhaed hix couhdwg aendaep baenzfoeg guh duenqbingh. Lajneix genjdanh lwnhgangj *CT* doiq gij binghdaep ciengzseiz raen haenx guh duenqbingh.

（1）Binghdaeplauz：Biujyienh baenz daep maeddoh doekdaemq, daemqgvaq aenmamx caeuq sailwed ndaw daep. Miz mbangj vunzbingh miz lauzhaj mbouj yinz cimqnyinh, lumj baenzfoeg gaijbienq, hoeng doenggvaq sijsaeq cazyawj gij yienghceij caeuq gezgou baihndaw de, caeuq guh cauhyingj genjcaz le dingzlai vunz ndaej gamqbied.

（2）Daep bienq ndongj：*CT* biujyienh baenz daep maeddoh doekdaemq, gak mbaw daep hung iq beijlaeh mbouj doxdaengh, yienghceij baihrog gaijbienq, aenmamx bienq hung, daep caeuq seiqhenz aen dungx megcingmwz bienqgoz, ndaej fatyienh raemxdungx.

（3）Hezgvanjliuz：*CT* doiq hezgvanjliuz miz gij gyaciz yawjduenh gig sang haenx, biujyienh baenz sajmyauz seiz aen binghcauq loq luenz maeddoh daemq, bien'gyaiq cingcuj. Dajcim raemxcauhyingj le, gij hezgvanjliuz aencau maeddoh daemq henzbien okyienh aen binghcauq faensanq maeddoh sang demgiengz haenx, riengz seizgan gyaraez, aencauq demgiengz cugciemh yungzhab.

（4）Ganhngaiz：*CT* doiq yienzfat caeuq cienjnod daep baenzngaiz cungj miz lingzminj cingzdoh gig sang, doekdingh gyaciz gig sang. Aenvih gij yienghceij caeuq biujyienh lai yiengh, mbouj caiq cug aen bae bingzgangj.

CT yienznaeuz dwg cungj genjcaz gig lingzsingj、gig cinjdeng ndeu, hoeng aenvih youq mwh guh genjcaz, vunzbingh aeu ciepsouh itdingh soqliengh diuz sienq *X*, ndigah doiq ndangdaej miz itdingh sonjhaih. Linghvaih, *CT* genjcaz gyaqcienz gig bengz, itbuen mbouj hab dangguh bujcaz roxnaeuz baizcaz vunzbingh sawjyungh. Lumjbaenz binghdaeplauz yinzrwd、daep bienq ndongj daengj bingh, *B* Cauh couh ndaej gig mingzbeg duenqbingh, ndigah couh mbouj yungh caiq guh *CT* genjcaz. Vihliux daezsang gij yauqlwd duenqbingh, gemjnoix gij ndangdaej vunzbingh deng sonjhaih, caemhcaiq mbaetyungh cienzngaenz, dangqnaj *CT* genjcaz binghdaep cujyau yungh guh doekdingh daep baenzngaiz, couhdwg sien yungh *B* Cauh genjcaz, baez fatyienh ngeizvaeg miz binghbienq ciemqvih hoeng *B* Cauh youh mbouj miz banhfap doekdingh gij singqcaet de seiz, roxnaeuz vihliux siujsim, aeu yungh *CT* caiq cingqsaed, ndaej gya guh

CT genjcaz.

Gyonj daeuj gangj, *B* Cauh caeuq *CT* dwg seizneix genjcaz fuengfap song cungj yingjsien'gyoz ceiq ciengzseiz yungh daeuj genjcaz binghdaep haenx, song cungj neix gak miz daegdiemj, dox bangbouj, doiq gak cungj binghdaep cungj miz gij gyaciz duenqbingh gig sang haenx. Habdangq genjyungh song cungj fuengfap neix, yaek vih canghyw daezhawj gij baengzgawq duenqbingh gig miz gyaciz. Linghvaih, gaenh geij bi neix youq *B* Cauh dazyinx baihaj daeuj guh cimsaeq camxdaep hozgenj, dwg *B* Cauh gisuz aen fazcanj ndeu, de doiq daih dingzlai binghdaep ndaej daezhawj binglijyoz swhliu miz caensaed eiqngeih. Ndigah, *CT* caeuq daep hozgenj giethab hwnjdaeuj, yaek doiq duenqbingh gak cungj binghdaep daezhawj gij baengzgawq ceiq ndaej hawj vunz saenqfug.

Baenzlawz Miz Cimdoiq Miz Muzdiz Bae Genjaeu Gak Hangh Genjcwz Cijbyauh

Aendaep dwg aen gi'gvanh miz lai cungj goengnaengz lawhmoq ndeu, hoeng gij hanghmoeg genjcaz fanjyingj gak cungj goengnaengz lawhmoq haenx gig lai, fukcab. Vunzbingh mbouj wnggai baez yawj bingh couh iugouz vanq muengx hung gijmaz cungj caz, aenvih yienghneix guh mbouj miz bizyau. Linghvaih aeu rox gij yizgi, sici, gij sezbei diuzgen ndaw sizyensiz mwh genjcwz soj yungh haenx, gij suciz boux guhhong daengj cungj yaek miz di cabied, ndigah genjcwz gezgoj hix mienx mbouj ndaej miz cengca, ndigah doiq vaqniemh gezgoj aeu giethab binghcingz cienzmienh faensik buenqduenh. Youq mwh genjaeu genjcwz hanghmoeg seiz wngdang ciuqei gij bouhloh lajneix, couhdwg: ① Itbuen genjcaz, lumjbaenz boux vunzbingh youq yihyen gaxgonq, soujsuz gaxgonq guh baizcaz daengj; ②Miz muzdiz bae guh genjcaz, couhdwg gaengawq gij gezgoj itbuen baizcaz, nyinhnaeuz moux fuengmienh bietdingh aeu caenh'itbouh genjcaz, couh ndaej sukiq fanveiz, caebcomz youq moux fuengmienh genjcaz; ③ Ciuq bouhloh cugciemh guh, cungdenj guh haeujlaeg, yungh gak cungj soujduenh bangcoh duenqbingh, roxnaeuz dinghgeiz genjcaz, yawhbienh bienqdoengh cazyawj binghcingz fazcanj.

1. Itbuen Genjcaz

（1） Bouxgienlwed baizcaz: Gienlwed gaxgonq wngdang genjcaz conjanhmeiz、yizhingz ganhyenz biujmienh gangyenz、yizhingz ganhyenz haedsim gangdij、bingjhingz ganhyenz gangdij.

（2）Youq mwh caengz gezvwnh guh genjcaz: Aeu lwed caz conjanhmeiz caeuq yizhingz ganhyenz biujmienh gangyenz.

（3）Bouxvunzbingh youq yihyen gaxgonq、mwh caengz guh soujsuz sien genjcwz conjanhmeiz、yizhingz ganhyenz gangyenz，mwh bietdingh aeu guh de lij ndaej caekdingh bingjhingz ganhyenz gangdij.

Danghnaeuz fatyienh miz saek hangh mbouj cingqciengz，couh ndaej gaengawq gidij cingzgvang bae caenh'itbouh genjcaz.

2. Caenh'itbouh Miz Muzdiz Bae Guh Genjcaz

Boux raek gij binghdoeg yizhingz ganhyenz （baudaengz mehdaiqndang），gij goengnaengz aendaep caeuq conjanhmeiz gizyawz cungj cingqciengz，dan yizhingz ganhyenz biujmienh gangyenz yangzsing，ndaej caenh'itbouh genjcwz lwedsaw e gangyenz、e gangdij daengj，daeuj cazyawj de cienzlah hung iq caeuq buenqduenh binghcingz fazcanj，caemhcaiq ceiqdingh aen fueng'anq yawhfuengz cosih caeuq dajcim yizmyauz. Danghnaeuz siengj liujgaij dwg gaenhgeiz lahdawz roxnaeuz caeux couh deng lahdawz，ndaej caenh'itbouh genjcaz gij IgM （gang-HBc IgM） caeuq IgG （gang-HBc IgG）.

Gak cungj ganhyenz，gaengawq mbouj doengz cingzgvang ndaej guh gij genjcaz lajneix:

（1）Boux fatbingh gipsingq de，cungj wnggai genjcwz gij goengnaengz aendaep （lumjbaenz conjanhmeiz、danjhungzsu、danjcizsonh daengj） daeuj caekdingh.

（2）Doekdingh gij yienzaen、hingzbied ganhyenz，gaengawq fatbingh cingzgvang wnggai genj gij hanghmoeg lajneix，yienghneix daeuj doekdingh dwg mbouj dwg binghdoegsingq ganhyenz caeuq dwg cungj binghdoegsingq ganhyenz lawz.

Gyazhingz ganhyenz: Genjcwz gyazhingz ganhyenz gangdij （gang-HAV IgM、gang-HAV IgG）.

Yizhingz ganhyenz: Ndaej genjcwz $HBsAg$、gang-HBs、$HBeAg$，gang-HBe daengj.

Bingjhingz ganhyenz: Ndaej genjcwz gang-*HCV*、 *HCV RNA*.

Dinghhingz ganhyenz: Ndaej genjcwz dinghhingz ganhyenz gangdij (gang-*HDV*).

Vuhingz ganhyenz: Ndaej genjcwz vuhingz ganhyenz gangdij (gang-*HEV IgM*、 gang-*HEV IgG*).

Gwnghhingz ganhyenz: Ndaej genjcwz binghdoeg Gwnghhingz ganhyenz *RNA* (*HGV RNA*).

Danghnaeuz gij hanghmoeg baihgwnz daegbied genjcwz haenx cienzbouh yaemsingq hoeng conjanhmeiz mbouj cingqciengz seiz, vihliux baizcawz lahdawz gizyawz binghdoeg, ndaej genjcwz *EB* binghdoeg gangdij (gang-*EBV IgM*、 gang-*EBV IgG*) caeuq daih sibauh binghdoeg gangdij (gang-*CMV IgM*、 gang-*CMV IgG*).

(3) Ganhyenz menhsingq: Vihliux cazyawj gij binghcingz ganhyenz menhsingq fazcanj, cawz gij genjcwz gwnzneix, lij ndaej gya caekdingh lwedsaw cungjdanbwz、 bwzdanbwz caeuq *A/G*、 danbwz denyungj daengj, caemhcaiq wngdang dinghgeiz cazyawj.

(4) Binghdaeplauz: Danghnaeuz ngeiz miz binghdaeplauz、 ciujcinghsing ganhyenz, ndaej gya caekdingh danjgucunz、 ganhyouzsanhcij daengj. Danghnaeuz youq gwnz giekdaej binghdoegsingq ganhyenz cauxbaenz haenx, couh aeu gya caekdingh mizgven binghdoeg hanghmoeg.

(5) Boux daep bienq ndongj: Boux baenz daep bienq ndongj gaenq miz gij lizsij lahdawz binghdoeg yizhingz ganhyenz roxnaeuz binghdoeg bingjhingz ganhyenz, youq mwh cazyawj binghcingz cincanj cingzgvang, cawz genjcwz gij hanghmoeg binghdoeg baihgwnz caeuq gij goengnaengz aendaep caixvaih, lij aeu caekdingh mizgven sawqniemh hanghmoeg fanjyingj aendaep haenx.

(6) Yienzfat daep baenz ngaiz: Doengzyiengh ndaej miz gij lizsij lahdawz gvaq gij binghdoeg yizhingz ganhyenz、 gij binghdoeg bingjhingz ganhyenz roxnaeuz gij lizsij baenz yizhingz ganhyenz、 bingjhingz ganhyenz, cawzbae genjcwz itbuen aendaep goengnaengz sawqniemh caeuq mizgven binghdoeg hanghmoeg, lij aeu gya caekdingh gyazdaih danbwz、 genjsing linzsonhmeiz、 conjdaimeiz daengj.

3. Gaengawq Yaekaeu Guh Cungdenj Genjcaz

(1) Cauhswnghboh duenqbingh: Itbuen dwg *B* Cauh, ndaej bang

duenqbingh aendaep binghbienq、 gietrin、 miz mbouj miz binghdaeplauz caeuq geizcaeux fatyienh daep iq baenz ngaiz daengj.

（2）CT genjcaz：De caeuq cauhswnghboh duenqbingh ndaej doxbouj doxbang, doiq doengh giz deng ndoksej cwgoemq haenx, roxnaeuz buenx miz gij raemxdungx miz daengjliengh doxhwnj haenx, guh CT saujmyauz ciengzseiz beij cauhswnghboh duenqbingh engqgya habhoz.

（3）Daep hozdij cujciz genjcaz：Itbuen vunz doiq camxdaep guh hozdij genjcaz cungj miz yieplau, lau ok lwed daengj. Gizsaed guh camxdaep lij dwg ancienz, hix mbouj miz gijmaz indot, de ndaej cigciep cazyawj gij bingh aendaep gaijbienq, doiq gij cujciz aendaep guh hozgenj, doenggvaq gij gisuz fwnhswj swnghvuzyoz ndaej doekdingh yienzaen caeuq binghdoeg youq ndaw daep fukceiq cingzgvang. Daegbied dwg youq cauhswnghboh、 CT dazyinx baihlaj guh daep hozdij cujciz genjcaz, gij yangzsing beijlwd de ndaej dabdaengz 90%～99%.

Gak cungj yingjsieng genjcaz cungj miz gijndei de, hoeng youq yenzcwz fuengmienh wnggai sien genj aeu cungj fuengfap gawq ndaej gaijgez vwndiz, youh cauhcoz genjbienh、 cienzngaenz noix neix, daegbied dwg miz mbangj genjcaz lumj CT saujmyauz caeuq swzgungcin genjcaz, gawq fukcab caemhcaiq gig bengz, wnggai ngeixnaemj siujsim yungh. Lumjbaenz doiq gij binghbienq bouhfaenh aendaep, guh cauhswnghboh duenqbingh, CT saujmyauz caeuq swzgungcin genjcwz cungj miz rengzlig duenqbingh haemq sang, CT caeuq cauhswnghboh cungj ndaej genj ok aendaep iq baenzngaiz 1. 5 lizmij doxhwnj, yienghneix genjaeu cauhswnghboh duenqbingh couh beij CT saujmyauz gawq genjdanh youh mbaetcienz. Hoeng duenqbingh caen dwg daep baenzngaiz, lij wnggai baengh cauhswnghboh dazyinx baihlaj guh daep cujciz hozgenj bae guh binghleix genjcaz. Doengzyiengh dwg aendaep bienq ndongj ok raemx、 aen daep giet lauz caeuq ganhyenz menhsingq, ndaej guh cauhswnghboh genjcaz, danghnaeuz lij mbouj ndaej mingzbeg saemjdingh, couh ndaej caenh'itbouh guh CT saujmyauz. Doiq gij bingh daep bienq ndongj baenz hot hung buenx miz aendaep binghbienq guemluemz, CT ndaej yienh'ok gij gvaengxgvangq aendaep caeuq hung iq. Gij CT soqcih binghdaeplauz caeuq lauzhaj doxdoengz, ndigah hix mbouj miz gij gyaciz duenqbingh daegbied.

Cieng Daih 8
Gekliz Caeuq Siudoeg Boux Baenz Binghganhyenz

Goekcienzlah、Gekliz Caeuq Siudoeg

Binghlah dwg cungj bingh youz gij veizswnghvuz baenz bingh haenx (baudaengz sigin、binghdoeg) roxnaeuz nongeiqseng soj yinxhwnj caemhcaiq miz gij singqcaet ndaej cienzlah haenx. Gij gocwngz moix cungj binghlah riuzhengz de cungj gag miz gij daegdiemj bonjfaenh, song mbiengj mbouj doxdoengz, hoeng sam aen hothoh binghlah riuzhengz bietdingh aeu bwhmiz、noix saek yiengh cungj mbouj ndaej de, couhdwg cienzlah、roenloh cienzlah caeuq gyoengqvunz yungzheih deng lahdawz.

Goekcienz dwg ceij boux vunzbingh miz gij daegdiemj cienzlah roxnaeuz boux raekdawz gij veizswnghvuz baenz bingh haenx. Gyoengqvunz yungzheih deng lahdawz, dwg ceij doengh boux vunz doiq cungj bingh neix mbouj miz gij rengzlig menjyiz, yungzheih deng lahdawz baenz gij bingh doengzyiengh de. Gij roenloh cienzlah dwg ceij gij roenloh binghyienzdaej daj goekcienzlah baiz okdaeuj le, ginggvaq daegdingh fuengsik caiq ciemqhaeuj gizyawz gihdij haenx.

Goekcienzlah、roenloh cienzlah caeuq gij vunz yungzheih deng lahdawz haenx, sam aen hothoh noix yiengh ndeu cungj noix mbouj ndaej. Youq ndaw gocwngz laengzlanz gij bingh cienzlah, leihyungh aen daegdiemj neix, daj guenjleix ndei goekcienzlah、gatduenh gij roenloh cienzlah caeuq baujhoh gij vunz yungzheih deng lahdawz roengzfwngz daeuj guh cungbyoengq, aen hothoh lawz ndei guh, diuzgen bwh ndei, yungzheih doeksaed, couh cungdenj ca aen hothoh lawz, daj aen hothoh lawz cungbyoengq. Dangyienz doiq linghvaih song aen hothoh hix aeu guenj, yienghneix aeundaej yaugoj couh engq vaiq.

Gekliz dwg ceij dawz boux baenz binghlah cuengq youq aen vanzging mbouj ndaej yiengq baihrog banhlah ndawde, fuengzre binghyienzdaej yiengq baihrog banhsanq, doengzseiz habdangq yw bingh, ndaej miz gij cozyung siumied goekbingh banhlah. Mwh geizcaeux gekliz vunzbingh, dwg hangh cosih youqgaenj bae gaemhanh binghlah riuzhengz ndeu. Gij cungjloih binghlah mbouj doengz, gij daegdiemj fatseng caeuq fazcanj de hix yaek mbouj doengz, ndigah doiq gekliz iugouz hix mbouj doengz. Ndaej gaengawq gidij cingzgvang, yungh gij fuengsik gekliz mbouj doengz, lumjbaenz youq yihyen gekliz、 aen rug laemzseiz gekliz roxnaeuz youq ndawranz gekliz. Gij geizhanh gekliz daj ngoenz fat bingh daengz mwh cienzlah siusaet bae. Gak cungj binghlah gij geizhanh gekliz mbouj doxdoengz, geijlai nanz youz gij seizgan riuzhengz cungj binghlah neix daeuj gietdingh, hix ndaej camgauj gij binghyenzyoz genjcwz gezgoj de daeuj gietdingh.

Siudoeg dwg gij soujduenh youqgaenj gatgoenq roenloh cienzlah, doenggvaq gij fuengfap vuzlij、 vayoz cigdaengz swnghvuzyoz, siumied binghyienzdaej caeuq doenghduz non nem duznou dangguh meizgai binghcienzlah, siucawz gij yinhsu cienzlah rog vanzging, sawj de bienq mbouj miz haih.

Cungj Vunzbingh Lawz Aeu Gekliz

Boux baenz binghdaep mbouj dwg binghlah mbouj yungh gekliz. Lumjbaenz boux baenz binghdaep gwn yw、 ciujcinghsing ganhyenz、 binghdaep rangjlwg、 binghdaep simdaeuz daengj bingh, dwg aenvih vayoz、 vuzlij caeuq baizok daengj lai cungj yinhsu cauhbaenz aen daep yienzfat roxnaeuz lienzdaemh sonjhaih, dwg bouxbingh swhgeij deng souh haemzhoj cix mbouj rox cienzlah hawj bouxwnq, boux baenz binghdaep neix mbouj yungh youq gij diuzgen gekliz lajde bae ywbingh.

Gij binghdaep nonsuplwed ndaw binghlah, caemh mbouj yungh gekliz vunzbingh, aenvih boux baenz bingh nonsuplwed yienznaeuz dwg giz goeklah, hoeng cungj bingh neix mbouj dwg youz vunz cigciep bae banhlah hawj vunz, itdingh aeu ginggvaq lwgsae aen hothoh suzcuj cungqgyang neix（aengyaeq nonsuplwed → nonmizbwn → nonlwg → nonmizrieng→baenz non seiz, gij nonmizbwn bienqbaenz nonmizrieng, dwg youq ndaw ndang lwgsae guhbaenz ）, mboujnex, nonmizbwn nonsuplwed bienq mbouj baenz nonmizrieng, hix couh mbouj ndaej haeuj ndangvunz bae, mbouj ndaej yinxfat bingh nonsuplwed. Ndigah, saekgoenq bingh nonsuplwed banhlah, aeu guenj ndei gij haexnyouh vunzbingh, siumied gij lwgsae doxgven, gatduenh gij roenloh cienzlah de guhcawj, mbouj yungh dawz vunzbingh gekliz hwnjdaeuj.

Boux baenz binghdoegsingq ganhyenz mbouj dwg mwh cienzlah de hix mbouj yungh gekliz ywbingh, cijmiz boux baenz ganhyenz caeuq boux raek binghdoeg youq mboengq cienzlah aeu gekliz ywbingh. Daj neix yawj ndaej ok, mbouj dwg baenz binghdoegsingq ganhyenz couh deng naenghlauz mbouj miz geizhanh, baenz seiqvunz deng gyaeng gekliz. Caiqlix gekliz mbouj dwg dawz vunz gyaeng hwnjdaeuj, cix dwg doiq de guh yihyoz gamduk, fuengzre binghdoeg boqsanq. Itbuen daeuj gangj, boux baenz binghdoegsingq ganhyenz miz cienzlah haenx ndei guenjleix, hoeng boux raek gij binghdoeg ganhyenz banhlah haenx mbouj ndei guenjleix. Gij youqgaenj de dwg cungj vunz baihlaeng neix cawqyouq aen yiengh ndumjyouq, mbouj yungzheih fatyienh. Ndigah, doiq gyoengqvunz yungyiemj caeuq gij binghdoegsingq ganhyenz mizgven haenx aeu dinghgeiz guh genjcaz, lumjbaenz doiq bouxdajcawj、boux guh gijgwn caeuq boux cauh yw nem bouxfugsaeh、lauxsae ndaw gihgou daklwgnyez, boux ganqciengx lwgnyez daengj cungj wngdang moix buenq bi genjcaz baez ndeu, fatyienh miz boux mbouj habgek, couh wngdang diuhliz aen gunghcoz ganghvei yienzlaiz, caemhcaiq gekliz ywbingh. Mwh gaenhgeiz yw ndei le hix mbouj ndaej sikhaek dauqfuk guh gij hong yienzlaiz, aeu ginggvaq buenq bi daengz bi ndeu cazyawj, cingqsaed caen mbouj miz cienzlah fanfoek, cij ndaej fukdauq gij hong yienzlaiz.

Baenzlawz Doekdingh Duenhseiz Gekliz Boux Baenz Binghdoegsingq Ganhyenz

Seizneix gij binghdoeg ganhyenz gaenq ndaej genjcwz ok haenx miz gyaz、yiz、bingj、dingh、vu caeuq geng（A、B、C、D、E caeuq G）6 cungj, faenbied dwg gij goekbingh gyazhingz、yizhingz、bingjhingz、dinghingz、vuhingz nem gwnghhingz ganhyenz. Lij miz mbangj bouxbingh youq linzcangz doekdingh dwg boux baenz binghhdoegsingq ganhyenz，gij biubonj lwed、nyouh、myaiz、raemxdungx de，cungj caz mbouj ok gij geiqhauh miz saek cungj binghdoeg yangzsing gwnzneix gangj haenx，raeuz heuh de guh binghhdoegsingq ganhyenz binghyienzhingz caj dingh. Couhdwg cungj ganhyenz neix mbouj dwg cungj binghdoeg mbouj miz binghyienz，cix dwg seizneix raeuz caengz rox gij fuengfap niemhdingh doxgven，mbouj ndaej dawz gyoengqde genjcwz okdaeuj.

　　Gij itbuen gvilwd binghhdoegsingq ganhyenz cienzlah giengz nyieg dwg：Geiz ndumjyouq satbyai caeuq mwh fatbingh cogeiz gij cienzlahsing de couh gaenq hainduj okyienh，riengz binghcingz fazcanj roengzbae cienzlah hix gaenriengz demgiengz，daengz geiz ceiq sang ceiq giengz，caj daengz geiz fukdauq cienzlah hix riengz de gemjnyieg cigdaengz siusaet. Cungj bienqvaq miz gvilwd neix raen youq gak cungj binghhdoegsingq ganhyenz. Youq ndaw saw ciennieb mizgven，doenghbaez dwg yienghneix geiqsij：" Gij seizgan gekliz gyazhingz ganhyenz daj fat bingh hwnj geiqsueng mbouj noix gvaq 3 aen singhgiz；gij seiz gekliz yizhingz ganhyenz，couh aeu ciuq binghcingz habdangq gyaraez." Moix boux vunzbingh gij binghcingz caeuq baenzbingh raez dinj mbouj doxdoengz caez，gij seizgan vehfaen vunz guh haenx，gaenjcij ndaej biujsiq gij gvilwd bienqvaq daihbuek binghlaeh cungj bingh neix，youq mwh dwen daengz moux boux vunzbingh，vanzlij aeuyawj gidij cingzgvang，mwhneix gaengawq gezgoj niemhdingh bae duenqdingh cienzlah giengznyieg，dajneix gietdingh gekliz geizhanh caeuq gekliz cingzdoh haemq gohyoz.

　　Gij binghdoeg bingh gyazhingz ganhyenz（*HAV*）cujyau dwg doenggvaq haex nyouh-conghbak saej siuvaq cienzlah，itbuen dwg aenvih gwn gijgwn、raemx deng uqlah daengj cauhbaenz cienzlah. Miz vunz guh diucaz gvaq：Doiq gij haex nyouh boux baenz bingh gyazhingz ganhyenz guh genjcwz，fatyienh gij haex nyouh 82 faenh boux baenz gyazganh guh genjcwz，fatyienh youq fatbingh gaxgonq 1～5 ngoenz ndawde，miz 7 faenh binghdoeg gyazhingz ganhyenz（*HAAg*）dwg yangzsing，gij beijlwd yangzsing dwg 87.5%；fatbingh gvaqlaeng 1～7 ngoenz 14 faenh haex nyouh ndawde，miz 6 faenh *HAAg* dwg yangzsing，gij beijlwd yangzsing dwg 42.9%；baenz bingh 25～28 ngoenz，haex nyouh ndawde gij beijlwd yangzsing *HAAg* gemj daengz 3.0%; daengz mwh baenz bingh 29 ~ 31 ngoenz, gij beijlwd yangzsing ngamq dwg 0.6%. Doenggvaq baihgwnz cazyawj ndaej rox *HAAg* riengz haex nyouh baiz okdaeuj, 95% dwg youq fatbingh 24 ngoenz ndawde baizok, mbangj boux ndaej dabdaengz 29 ngoenz. Ndigah nyinhnaeuz boux baenz bingh gyazhingz ganhyenz ceiq ndei gekliz 30 daengz 40 ngoenz, doengzseiz doiq gij haex nyouh vunzbingh guh siudoeg cawqleix.

Gij binghdoeg yizhingz ganhyenz (*HBV*) cujyau doenggvaq lwed daeuj cienzlah. Genjcwz gij "song doiq buenq" ndaw lwedsaw boux baenz yizhingz ganhyenz, hix couhdwg biujmienh gangyenz (*HBsAg* roxnaeuz "Au gang"), biujmienh gangdij (gang-*HBs* roxnaeuz *HBsAb*), e gangyenz (*HBeAg*), e gangdij (gang-*HBe* roxnaeuz *HBeAb*) caeuq haedsim gangdij (gang-*HBc* roxnaeuz *HBcAb*), mizseiz lij caz gij binghdoeg yizhingz ganhyenz dozyangj hwzdangz hwzsonh (*HBV-DNA*) caeuq dozyangj hwzdangz hwzsonh dohcimeiz (*DNAP*), youq mwh *HBsAg*、*HBeAg*、gang-*HBc*、*HBV-DNA* caeuq (roxnaeuz) *DNAP* doengzseiz dwg yangzsing, biujsiq gij binghdoeg yizhingz ganhyenz youq ndaw ndang fukceiq gig hoengh, aen duenhmbaek neix cienzlah giengz. Danghnaeuz gij cijbyauh baihgwnz gangj haenx *DNAP*、*HBV-DNA* caeuq *HBeAg* cienj baenz yaemsingq lo, cix daezsingj gij binghdoeg yizhingz ganhyenz fukceiq mbouj hoengh roxnaeuz daihdaej dingz roengzdaeuj, ndigah cienzlah mingzyienj bienq nyieg daengz daihdaej siusaet.

Miz mbangj vunz nyinhnaeuz dandog dwg *HBsAg* dwg yangzsing mbouj rox cienzlah, mbouj yungh gekliz; hoeng linghvaih mbangj di vunz nyinhnaeuz caenh'aeu *HBsAg* yangzsing, mboujguenj gizyawz biugeiq (lumjbaenz *HBeAg*、*HBV-DNA*、*DNAP*) dwg mbouj dwg yangzsing, cungj rox cienzlah, cungj wngdang gekliz. Yienghneix couh miz song aen vwndiz: It dwg gij binghdoeg yizhingz ganhyenz cujyau dwg doenggvaq lwed cienzlah, binghdoeg youh ndaej ciengzgeiz mizyouq ndaw daep cujciz vunzbingh caeuq ndaw lwed boux vunzbingh dabdaengz geij bi、cibgeij bi caiqlij engq nanz dem, caemhcaiq seizneix youh mbouj miz ywfap daegbied roxnaeuz gij yw sawj de cienj yaem. Baenzde wngdang baenzlawz dingh geizhanh gekliz? Ngeih dwg couhcinj dandog *HBsAg* dwg yangzsing roxnaeuz gyoeb gang-*HBe* yangzsing vunzbingh hix mbouj dwg cungj mbouj rox cienzlah, mboujgvaq dwg cienzlahsing daemq. Caiqnaeuz mbouj dwg sojmiz danhvei cungj ndaej genjok *HBV-DNA* roxnaeuz *DNAP* (gij sezbei caeuq gisuz genjcwz iugouz haemq sang, seizneix aenvih lij giepnoix aen habsici haemq cingzsug guh *DNAP* genjcwz haenx), mbouj ndaej daezhawj gij baengzgawq camgauj engq cinjdeng haenx. Gaengawq gij cingzgvang gwnzneix, doiq gij gekliz iugouz boux lahdawz gij binghdoeg yizhingz ganhyenz daezok gij genyi lajneix.

(1) Boux baenz yizhingz ganhyenz: Gaengawq gij conjanhmeiz caeuq gizyawz yenzcwng hozdung biugeiq cingzgvang, gietdingh dwg mbouj dwg youq yihyen yw bingh roxnaeuz youq mwnzcinj yw, caj conjanhmeiz fukdauq cingqciengz caemhcaiq onjdingh duenh seizgan ndeu le, couh ndaej hoizfuk gunghcoz, hagsib.

(2) Boux raek gij binghdoeg yizhingz ganhyenz: Mboujlwnh de *HBeAg* dwg mbouj dwg yangzsing, itbuen gunghcoz, hagsib cungj ndaej ciuq bingzciengz bae guh, dandan moux di ciennieb lumjbaenz baujyuzyenz aen gihgou dak lwgnding, aen hangznieb gijgwn, aen hangznieb cauhyw daengj mbouj habngamj, aeu diuhliz, vuenh gunghcoz ganghvei.

Gij binghdoeg bingjhingz ganhyenz (*HCV*) caeuq gij binghdoeg yizhingz ganhyenz doengzyiengh dwg cujyau doenggvaq doenglwed cienzlah, caemhcaiq gij binghdoeg de hix ndaej youq ndaw duenh seizgan maqhuz raez ndeu ndumj youq ndaw ndang bouxbingh. Gvendaengz gij biugeiq lahdawz gij binghdoeg bingjhingz ganhyenz, seizneix ndaej genjcwz song hangh, couh-dwg gij hwzdangz hwzsonh binghdoeg bingjhingz ganhyenz (*HCV RNA*) caeuq gij binghdoeg bingjhingz ganhyenz gangdij (gang-*HCV*). Seizneix nyinhnaeuz *HCV RNA* yangzsing youq ndaw ndang daibyauj gij binghdoeg bingjhingz ganhyenz lij miz fukceiq, hoeng gij yaemsingq de, gang-*HCV* dwg yangzsing seiz, cix biujsiq gaxgonq lahdawz cungj binghdoeg neix gvaq, seizneix mbouj miz fukceiq hoengh, cienzlah mbouj giengz, vanzlij mbouj rox cienzlah.

Gij binghdoeg dinghhingz ganhyenz dwg cungj binghdoeg mbouj caezcingj ndeu, gij senglix de aeu eilaih gij binghdoeg yizhingz ganhyenz, ndigah gij banhfap gekliz de ndaej camgauj yizhingz ganhyenz.

Gij binghdoeg vuhingz ganhyenz caeuq binghdoeg gyazhingz ganhyenz doxlumj, cujyau hix dwg aenvih haex nyouh vunzbingh uqlah raemxgwn、 gijgwn daengj cauhbaenz cienzlah. Vuhingz ganhyenz seiz baenz binghlweddoeg haemq dinj, dan fatseng youq mwh okyienh yiengh bingh linzcangz gaxgonq daengz mwh boux conjanhmeiz ceiq sang de gaxgonq. Ndigah gij gekliz seizgan caeuq cosih de cungj ndaej camciuq gyazhingz ganhyenz.

Gaenh geij bi youh gonqlaeng fatyienh gij binghdoeg gwnghhingz ganhyenz (HGV). Aenvih doiq de guh yenzgiu seizgan haemq dinj caemhcaiq baenz bingh haemq nyieg, dan rox HGV lumj HCV nei, riengz yenzgiu mbouj duenh haeujlaeg, doiq gij geizhanh gekliz、 cosih gekliz de yaek mboujduenh caezcienz.

Baenzlawz Cinjdeng Doiqdaih Boux Baenz Binghdoegsingq Ganhyenz Caeuq Boux Raek Binghdoeg Youq Geiz Cienzlah

Gij binghdoegsingq ganhyenz youq guek raeuz dwg cungj bingh ciengzseiz raen、 fat bingh lai ndeu, gij vunzsoq boux raek binghdoeg mauhgvaq 1 ik, ndigah raeuz ciengzseiz youq gunghcoz ciepcuk、 caeuq caencik baengzyoux baedauq、 gwnzloh doxbungz daengjdaengj ciengzhab mbouj doengz bungzdaengz gyoengqde, couhlienz ndawranz cungj miz, roxnaeuz caencik roxnaeuz swhgeij. Youh lau deng banhlah (hix miz mbangj vunz lau dawz gij binghdoeg gwnz ndang bonjfaenh banhlah hawj bouxwnq), youh bietdingh aeu ciepcuk, baenzlawz guh? Miz fuengfap, louz caj baihlaeng gaisau. Gizneix sien gangjgangj simcingz, hix couhdwg cijdauj swhsiengj ba.

Gou raen gvaq boux daxbuz he, lwgbawx de dwg boux raek gij binghdoeg yizhingh ganhyenz ndeu. Mbouj rox cungj cingzgvang neix gaxgonq, de yawj lwgbawx beij lwgmbwk lij caen, lwgbawx yienghceij lumj duj va ndeu, sim youh saeq, fwngz youh giuj, gij hong ndawranz rog ranz cungj rox guh, hauqgingq bouxlaux hix mbouj beij bouxwnq ca geijlai, baenzlawz yawj baenzlawz ndei, bungz vunz couh haenh. Dingqgangj lwgbawx daiqndang lo, daxbuz engq angq ndaej riu mbouj haep bak. Bouxlawz rox yaek seng gonq guh genjcaz, fatyienh lwgbawx dwg boux raek gij binghdoeg ganhyenz, daj seizde hwnj, lwgbawx caiq guh gijmaz saeh, daxbuz cungj mbouj hawj doengh. Dauq mbouj dwg daxbuz lau lwgbawx mizndang baeg, cix dwg lau lwgbawx guhhong seiz, binghdoeg aiq uqlah le gij doxgaiq de. Daxbuz couh lumj vuenh fouq gingqda ndeu, baenzlawz yawj lwgbawx neix cungj lumj baedraq. Cib nyied mizndang, lwgbawx seng daeg lwg bizbwd hausup ndeu, daengx ranz vunz cungj sim'angq raixcaix, baez siengj couh rox. Hoeng daxbuz mbouj hawj lwgbawx doengh lwgnding, daej le mbouj hawj umj, iek le mbouj hawj gueng, ok nyouh le hix dwg hawj daxbuz daeuj rieg swiq, daxmeh daeglwg cij ndaej youq gizgyae muengh-yawj. Baez naenghndwen neix gvaq ndaej mbouj baeg, hoeng ndawsim lumj deng cien gaen naenx dingj. Lwgbawx siengj deuz, hoeng sij mbouj ndaej bouxgvan caeuq daeglwg. Daeglwg daxbuz mbouj rox hawj daxmeh gejnaeuz gvaq geijlai baez baenzlawz guh couh ndaej yawhfuengz cienzlah, daxbuz couh mbouj saenq; langh caenq mehyah doxliz daeuj gej gij youheiq meh? Hix mbouj miz leixyouz, engq mbouj yungh gangj gij gamjcingz gvanbaz hix mbouj dwg ngoenz ndeu couh laeb hwnjdaeuj, miz giekdaej, de doengzcingz mehyah bungzdaengz gij saeh simnyap neix. Daxbuz yawj daeglwg caeuq daeglan lumj baujboiq ndaw gyangfwngz, buekmingh hix aeu baujhoh gyoengqde mbouj deng cienzlah, boux ndeu guh baenzlai hong, caiq baeg hix sim nyienh. Doiq lwgbawx youh gyaez youh haemz, aen sim gaj bawx itdingh mbouj miz, aen bak gyaep bawx youh hai mbouj ndaej, ra mbouj ok leixyouz, baenzngoenz simnyap. Aen gya ndeindet ndeu, deng binghdoeg caeuq mbouj rox gohyoz nauh dwk mbouj ndaej anningz.

Vanzlij raen gvaq boux vunzbingh dahsau oiq baenz bingh yizhingz ganhyenz ndeu, ciengzseiz aeu raemxda swiq naj. Gvaqlaeng mbat diucaz, yienzlaiz dwg mbonqnden boux vunzbingh nienzgeq ndeu simndei banh le saehrwix. Dahsau baenz bingh youq yihyen ywbingh, daegyoux ciengz daeuj yawj. Bouxbinghyoux ndawde gangjgoj, bouxbingh nienz geq cij rox boux youxsai neix dwg boux raek gij binghdoeg yizhingz ganhyenz, ndigah couh gienq dahsau caeuq daegyoux de duenhgyau, leixyouz dwg gaej deng de cienzlah. Dahsau naeuz: "Gou gaenq baenz binghganhyenz lo, vunz lij cij dwg raekdaiq, de mbouj yiemz gou, baenzlawz gou lij lau ngaiz de cienzlah?" Bouxgeq gag guh coengmingz dwk cekgej naeuz : "Mwngz dwg gyazhingz ganhyenz gipsingq, ndei le couh mbouj miz saeh lo. De dwg boux raek gij binghdoeg yizhingz ganhyenz, baenz ciuh vunz raek binghdoeg, lij ndaej banhlah mwngz." Dahsau dingq le daengx ukgyaeuj cungj dwg "ciuhvunz"、 "lij ndaej caiq cienzlah hawj mwngz", de mbouj nyienh duenhgyau, youh mbouj rox baenzlawz gatduenh goekbingh, gip ndaej daejnga'nga.

Gij laeh yienghneix gig lai, itseiz gawj mbouj liux. Dwg lau yizhingz ganhyenz ha? Mbouj dwg, seizneix gaenq miz haujlai fuengfap ndaej yw bingh caeuq yawhfuengz binghdoegsingq ganhyenz cienzlah, baezlaeng lij yaek miz fuengfap engq lai engq mizyauq laebdaeb yenzgiu okdaeuj, lau gijmaz ne? Caemhcaiq cij dwg lau, miz gijmaz yungh, wnggai yiengq gyoengqde doucwngh, bae ceng'aeu doeklaeng ndaej hingz. Wnggai giensaenq, vunz ndaej hoenxhingz binghdoeg. Cingj daihgya sawq ngeix yaep he, boux vunz ndeu baenz hezyaz sang、 baenz binghsimdaeuz、 baenz ae'ngab roxnaeuz gak cungj baezfoeg bienqrwix seiz, gyoengqvunz seiqhenz doiq de aiq dwg gijmaz daidu? Itdingh dwg cingsaenz fuengmienh nai de mbouj yungh simgip, gienq de genhciz yw bingh, laebhwnj gij saenqniemh bietdingh ndaej hingz haenx, caemhcaiq siengj caenh banhfap gidij bae bang de, bang de vaiqdi yw ndei. Yienghhaenx boux baenz binghdoegsingq ganhyenz roxnaeuz boux raek binghdoeg hix dwg bouxbingh deng haih, youq mwh yiengq gijbingh guh doucwngh, vihmaz mbouj wnggai ndaej daengz gyoengqvunz bangcoh ne? Vihmaz aeu yawjsiuj gyoengqde、 dwkceih gyoengqde、 hawj gyoengqde godog bae hoenxciengq ne? Daxbuz aen laeh daih'it, dwg bouxgeq nienzgeij geq daj sevei gaeuq gvaqdaeuj, mbouj miz vwnzva, mbouj rox gohyoz, lij genhciz gij yawjfap swhgeij, hoeng aen sim de dwg ndei, de swhgeij deng baeg, ndawsim rapdawz hix gig naek, doiq cungj vunz neix wnggai gig genjdanh bae yiengq de gangj gohyoz dauhleix laeg, gangj baez ndeu mbouj doeng couh lai gangj geiz baez, boux vunz ndeu gangj mbouj ndaej couh haujlai vunz doxlwnz bae gangj, gawj di laeh yawj ndaej raen lumh ndaej daengz haenx gangj hawj de dingq, menhmenh bae hawj de gaijbienq nyinhrox、 gaijbienq guhfap. Boux nienzgeq ndaw aen laeh daihngeih, cix mbouj dwg daengz bi geqlaux, bonjndang lij dwg boux ganbu veiswngh hidungj, doiq gij bingh dahsau caeuq youxsai cix mbouj haeujlaeg liujgaij, couh aeu gij swhgwz gaeuq de, youq gizhaenx hemq vah gaeuq

gvaqseiz de, daengz hwnz, bouxwnq fonj bae fonj dauq, de cix haeuj ndaw
fangzhwnzloq bae, neix ndaej naeuz dwg gij biujyienh gvansim bouxwnq lwi?
Lwgsau cix mbouj dwg vwnzmangz, gingqyienz hix ngaiz de doeng gangj sae
gangj haeplau lo, vihmaz mbouj bae camcam gij vunz caencingq rox? Yawj
gij saw mizgven gaisau ne? Gijneix fanjyingj ok gij vwndiz lumjnaeuz mbouj
dandan dwg gij cangzsiz mizgven ganhyenz rox ndaej noix lo. Wnggai
baenzlawz guh?

Lij miz mbangj vunz mbouj leixlangh binghlah ndaej cienzlah aen gohyoz
gviltd neix, vihliux byaujsi gou caeuq mwngz doxndei, gou mbouj yiemz
mwngz, mingzrox doiqfueng miz gij cienzlah gig giengz, hix mingzrox gij
binghdoegsingq ganhyenzsingq ndaej ginggvaq myaiz、gijgwn uqlah cienzlah,
bienbien aeu youq caemh aen vanj ndeu, mwngz gaemz ndeu gou gaemz ndeu
caez gwn, mbouj lau saekdi dwk doxcup, caez yungh cenjraemx……caen
deng cienzlah le youh simgip lo.

Song cungj biujyienh song gizdonh neix cungj dwg mbouj deng. Raeuz
aeu saenq gohyoz, saenq gij binghdoegsingq ganhyenz dwg binghlah, youq
ndaw duenhseiz banhlah engq wngdang louzsim gij banhfap siudoeg gekliz.
Baenzlawz doiqdaih bouxbingh cienzlah cij suenq cingqdeng ne? Yenzcwz
daeuj gangj wnggai gawq mbouj vuenglau, hix mbouj mazmwnh, yawjnaek
gij banhfap siudoeg gekliz. Mbouj ndaej aeu cungj daidu lumj doiqdaih
doengh boux vunzvaih son'gyauq lai baez cungj mbouj gaij haenx bae doiqdaih
boux baenz binghlah. Aen lumj doiqdaih swhgeij neix bae doiqdaih
bouxbingh cienzlah.

Gij Banhfap Gekliz Ciengzseiz Yungh Haenx

(1) Boux baenz ganhyenz seiz cienzlah: Boux yaek youq yihyen yw
bingh haenx youq ranzbingh gekliz. Cizdij danhvei youq ndaw seizgan dinj de
mizok daihbuek vunzbingh, mbouj ndaej cienzbouh cungj youq ndaw yihyenz
binghlah, wngdang laeb gij ranzbingh laemzseiz gekliz haenx, caebcomz
guenjleix、yw vunzbingh. Boux vunzbingh sanq youq ranz ywbingh haenx,
wngdang louzsim diegyouq、hongdawz caeuq boux ndangcangq faenhai.
Danghnaeuz diegyouq diuzgen cungcuk, vunzbingh ndaej dandog youq fungh
rug ndeu; rug mbouj gaeuq youq ndaej faen mbonq, boux vunzbingh dandog

sawjyungh aen mbonq ndeu; diuzgen caiq ca seiz, lij ndaej dawz vunzbingh gekliz youq henz mbonq, dandog yungh denz. Aenvih binghdoegsingq ganhyenz mbouj dwg gij binghlah saidiemheiq, cujyau dwg doenggvaq soengq lwed mbouj seuq、gwn gijgwn mbouj seuq、doxgyau daengj roenloh cienzlah, ndigah ndaej yienghneix guh.

Hongdawz aeu faenhai, cawz buhvaq、denzdemh dandog dauq ndeu caixvaih, gij hongdawz gwn、gij hongdawz cat heuj、cenjraemx、sujbaq、aen batnaj hix wnggai faenhai, dandog sawjyungh. Gwn haeux seiz wngdang miz dawh goengyungh、sieg goengyungh. Bouxbingh youq mwh bingh ndumjyouq caeuq boux raek gij bingh mbouj miz binghyiengh, miz mbangj gaenq miz cienzlah, hoeng bonjfaenh mbouj rox, bouxwnq mbouj rox, caj daengz baenz bingh cienz okbae le caiq ienqhoij gaenq mbouj miz yungh lo, yienghneix vihmaz mbouj daezgonq guh ndei yawhfuengz, gaijbienq gij sibgvenq gwn haeux mbouj veiswngh ne? Couhcinj youq gij cenzdiz diuzgen mbouj miz gekliz doiqsiengq, dou hix dizcang yungh dawh caeuq sieg goengyungh.

Bouxbingh youq seiz gekliz mbouj wngdang bae diemqhaeux gwn haeux, gaej bae ranz caencik baengzyoux cunzranz, mbouj daengz giz dieg goenggungh diuqfoux、dwkbej daengj, mbouj ciq yawj gij saw duzsuhgvanj, danghnaeuz itdingh aeu ciq saw, youq yawj sat boizdauq gaxgonq wngdang aeu saw guh siudoeg cawqleix.

Bouxbingh gekliz yw bingh sat le, doiq gij diegyouq caeuq ciengzdieg hozdung de aeu caeux di siudoeg satlaeng.

（2）Boux raek gij binghdoeg yizhingz ganhyenz: Mbouj ciuq boux baenz binghganhyenz daeuj guenjleix, cawz ok mbouj ndaej gien lwed, lij mbouj ndaej guh gij hong cigsoh ciepcuk gijgwn、hongdawz gwn、yw、goujgyanghgoh caeuq lwgnding lwgnyez iq, ndaej guh gij hong ciennieb caeuq hagsib wnq, hoeng aeu gyagiengz gaenriengz bae cunz, dinghgeiz genjcaz. Boux raek bingh aeu louzsim bouxvunz veiswngh caeuq seiz dawzsaeg veiswngh, fuengzre myaiz、lwed caeuq gizyawz doxgaiq baizok uqlah vanzging seiqhenz cienzlah bouxwnq, gij doxgaiq gwn、gij hongdawz heuj、gij hongdawz gvet naj、sujbaq daengj soj yungh haenx wngdang caeuq boux ndangcangq faenhai.

（3）Guenjleix mizgven hangznieb ndawde boux baenz binghganhyenz caeuq boux raekdawz binghdoeg yizhingz ganhyenz：Doiq cauhguh、 ginghyingz gijgwn caeuq gijyw danhvei ndawde doengh boux gunghcoz yinzyenz cigsoh ciepcuk gijgwn caeuq gijyw、boux gunghcoz yinzyenz goujgyanghgoh caeuq doengh boux youq ndaw aen gihgou dak lwgnyez guh ganqciengx de，danghnaeuz boux baenz bingh yizhingz ganhyenz roxnaeuz boux raek gij binghdoeg yizhingz ganhyenz，cawz ciuq gij iugouz gwnzneix gangj bae guh ndei gekliz caixvaih，lij wngdang diuhliz gij hong cigciep ciepcuk gijgwn、gij vanjdawz、gij yw、vunzbingh roxnaeuz lwgnyez，youq mwh gaenhgeiz yw ndei，hix gaej sikhaek hoizfuk gij hong yienzlaiz，aeu ginggvaq gyamaenh caeuq cazyawj buenq bi daengz bi ndeu，saedcaih dabdaengz biucinj yw ndei cijndaej hoizfuk gij hong yienzlaiz. Boux ngeiz baenz binghganhyenz youq caengz doekdingh、mbouj ndaej baizcawz ganhyenz gaxgonq，hix wnggai camhseiz dingz guh gij hong yienzlaiz. Doiq gij gunghcoz yinzyenz ngamq daeuj haenx，mboujlwnh boux ciengzgeiz roxnaeuz boux laemzseiz de，cungj wnggai sien guh ndangcangq genjcaz，miz gezgoj，cwngmingz habgek le caiq hwnj ganghvei.

（4）Guenjleix aen gihgou dak lwgnyez：Youq ndaw gihgou dak lwgnyez，danghnaeuz fatyienh boux baenz ganhyenz gipsingq，cawz doiq boux vunzbingh guh gekliz yw bingh caixvaih，doiq bouxciepcuk lij aeu guh yihyoz cazyawj 45 ngoenz dem. Yihyoz cazyawj fanveiz，itbuen aeu aen ban boux baenz bingh youq haenx guhcawj. Cazyawj geizgan gij lwgnyez deng cazniemh binghraq haenx louz youq ndaw gihgou mbouj maranz，dingzcij ciepnab gij lwgnyez ngamq haeuj haenx，caemhcaiq mbouj banhleix gij soujsuz cienjdak. Cazniemh binghraq geizgan danghnaeuz fatyienh miz boux vunzbingh lienzdaemh fat binghdaep，couh daj ngoenz gekliz ywbingh boux lwgnyez baenzbingh baihlaeng haenx suenq hwnj，dauqcungz hainduj geiqsuenq gij ngoenzsoq cazniemh binghraq. Boux lwgnyez baenz binghganhyenz gaenhgeiz linzcangz yw ndei le，aeu ginggvaq duenhmbaek gyamaenh cazyawj，dawz mbaw cwngmingz yihyen yw ndei cij ndaej caiq bae ma ndaw youwzyenz.

Siudoeg Faenloih

Gekliz binghlah dwg ceij guenjleix goekcienzlah. Siudoeg dwg ceij cawz gij veizswnghvuz yinxfat baenzbingh ndaw vanzging, dwg doenggvaq gatduenh roenloh cienzlah ginggvaq aen hothoh neix daeuj gatduenh caeuq yawhfuengz binghlah banhraih. Siudoeg ndaej faenbaenz geij loih lajneix.

1. Ciuq Gij Muzdiz Siudoeg Faenloih

（1）Siudoeg giz goekbingh: Dwg ceij siudoeg giz dieg mizyouq roxnaeuz giz dieg gaenq miz binghgoek cienzlah gvaq haenx. Ranzbingh gekliz binghlah caeuq ranzbingh siudoeg couhdwg cungj loihhingz siudoeg neix.

Gaengawq guh siudoeg seizgan mbouj doengz, youh faen guh cuizseiz siudoeg caeuq gatsat siudoeg. Youq giz goekbinghlah lij miz goekbingh cienzlah lixyouq seiz daeuj siudoeg, couh heuhguh cuizseiz siudoeg. Muzdiz dwg gibseiz siucawz gij veizswnghvuz baenz bingh daj goekcienzlah baiz okdaeuj haenx, doiq binghdoegsingq ganhyenz daeuj gangj hix couhdwg gij binghdoeg ganhyenz. Moix ngoenz guh gij ciengzgvi siudoeg aen ranz binghlah roxnaeuz aen rug vunzbingh youq de, couhdwg cuizseiz siudoeg. Doeklaeng siudoeg, dwg ceij goekbinghhlah lizhai le, doiq giz goek binghraq guh baez siudoeg gatsat ndeu. Danghnaeuz bouxbingh yw ndei ok yihyen、 senj okbae roxnaeuz dai bae, doiq aen rug de youq haenx guh siudoeg couhdwg gatsat siudoeg.

（2）Cungj siudoeg yawhfuengz: Dwg ceij mbouj miz gij goekbinghlah mingzbeg doekdingh de mizyouq, doiq giz dieg caeuq doxgaiq aiq deng gij veizswnghvuz yinxfat baenz bingh uqlah haenx guh siudoeg. Lumjbaenz siudoeg gij raemxgwn、 gij hongdawz gwn, doiq raemxgyuek caeuq nyapnyaj guh fouzhaih cawqleix, gwn haeux gaxgonq oknyouh okhaex gvaqlaeng couh swiq fwngz daengj cungj gvihaeuj cungj siudoeg yawhfuengz. Yienznaeuz yawhfuengz siudoeg, dwg gaengawq gij siengjfap aiq mizyouq gij doxgaiq cienzlah de daeuj guh, hoeng baenzbaenz cungj mbouj dwg mbouj miz saekdi baengzgawq, gaeb rumz dawz ngaeuz, cix dwg miz daihliengh gohyoz saedniemh guh baengzgawq, ndigah raeuz couh mbouj miz bizyau moix baez caephengz siudoeg gaxgonq cungj daeuj genjcwz gij hamzliengh veizswnghvuz yinxfat baenz bingh haenx. Gizsaed, gij goekbinghlah caengz fatyienh caeuq （roxnaeuz）gij veizswnghvuz yinxfat baenz bingh lwgda yawj mbouj raen hix cingqcaen mizyouq，ndigah siudoeg yawhfuengz youq ndaw hong yawhfuengz binghlah dwg aen hothoh gig youqgaenj ndeu.

2. Ciuq Gij Fuengfap Siudoeg Faenloih

（1）Vuzlij siudoeg：Dwg ceij doenggvaq vuzlij fuengfap daeuj dabdaengz aen muzdiz siucawz gij veizswnghvuz yinxfat baenz bingh haenx. Gij fuengfap vuzlij siudoeg baudaengz swhyienz cawzseuq、gihgai cawz sigin、yezliz siudoeg、fuzse siudoeg（hamz swjvaisen caeuq denliz fuzse）、cauhswnghboh siudoeg caeuq veizboh siudoeg daengj.

① Aeu cawjgoenj siudoeg：Dwg cungj fuengfap siudoeg fuengbienh yungzheih guh ndeu. Cawjgoenj siudoeg doiq ndat cienzdauj cujyau baengh raemx doiqlae caeuq doxgaiq bonjndang cienzndat，cijmiz youq mwh gij doxgaiq deng siudoeg haenx cungj dabdaengz gij dohraeuj caeuq seizgan yaekaeu，cijndaej dabdaengz muzdiz siudoeg. Aen fap neix gij yaugoj gaj dai sigin sengsanj caeuq binghdoeg haemq ndei，gij cozyung doiq yazbauh haemq yaez. Daih dingzlai veizswnghvuz youq 100℃（raemxgoenj）ndawde，geij faen cung couh dai lo. Yiennaeuz youq laj diuzgen 98℃ 1 faen cung，ndaej sawj gij rengz cienzlah binghdoeg yizhingz ganhyenz doekdaemq yienhda，hoeng caengz cienzbouh siusaet，doengzseiz lij ndaej baujlouz bouhfaenh gangyenzsing，ndigah，siudoeg gij binghdoeg yizhingz ganhyenz，ciengzseiz iugouz cawj goenj 15 daengz 20 faen cung. Aen fap neix habyungh youq siudoeg gij doxgaiq mbouj cawj vaih，lumjbaenz vanjdawh、cenjlaeuj、buhvaq baengz、fangoenqmbonq、denzdan daengj. Youq mwh cawjgoenj siudoeg aeu louzsim geij diemj lajneix：ⓐSiudoeg seizgan wngdang daj raemx goenj le geiqsuenq；ⓑBaujciz lienzdaemh cawj goenj；ⓒGij doxgaiq deng siudoeg haenx wnggai cienzbouh mued haeuj raemx bae；ⓓDoxgaiq mbouj wnggai cuengqce daiq lai，itbuen mbouj mauhgvaq yungzgi 3/4；ⓔDoengh gij doxgaiq mbouj doeng raemx haenx lumjbaenz buenz、vanj daengj，wnggai cigsoh cuengq youq giz ndeu，miz leih raemx doiqlae；ⓕGij doxgaiq sup raemx liengh hung haenx，lumj doxgaiq daemjfaiq daengj cawj goenj seiz wnggai loq guh fandoeng；ⓖDanghnaeuz youq gwnz gij doxgaiq yaek siudoeg miz lwed caeuq（roxnaeuz）doxgaiq baizok、doxgaiq rueg daengj uqlah，wngdang sien cung swiq gonq.

②Heiqfwi gauhyaz siudoeg: Atlig sang gvaq giyaz cingqciengz, heiqfwi
sang gvaq 100°C heuhguh gauhyaz heiqfwi. De miz gij rengzlig ronzdaeuq
haemq giengz, mboujdan doiq sigin sengsanj caeuq binghdoeg mizyauq, doiq
yazbauh caeuq sigin hix mizyauq. Gij diuzgen bingzciengz iugouz gaj sigin
dwg: Dang atlig dwg moix bingzfangh lizmij 9.8 Niuzdun, dohraeuj dwg
121°C seiz veizciz 20～30 faen cung; youq mwh aplig dwg moix bingzfangh
lizmij 14.7 Niuzdun, dohraeuj dwg 126°C seiz veizciz 15 daengz 20 faen cung.
Ciuq gij atlig caeuq seizgan siudoeg gwnzneix gangj haenx, ndaej sawj gij
naengzlig lahdawz binghdoeg yizhingz ganhyenz caeuq gangyenzsing cungj
deng buqvaih. Cungj fuengfap siudoeg neix habyungh youq gij buh baengz、
congzdan、bouhfaenh yihliuz gigai caeuq gij doxgaiq mbouj deng heiqfwi
gauhyaz sonjvaih haenx. Youq ndaw rek gauhyaz hoengheiq baiz ndaej seuq
mbouj seuq, caj siudoeg gij doxgaiq de cuengq ndaej rim mbouj rim, giz dieg
baijcuengq dwg mbouj dwg habdangq caeuq gij dajcaeng coux doxgaiq hab
mbouj hab, cungj ndaej cigsoh yingjyangj gij yaugoj siudoeg.

③Veizboh siudoeg: Aen fanveiz sawjyungh veizboh haemq gvangq, gij
cozyung veizboh doiq gij vanjdawh、cenjcaz、siujliengh vwnzgen、biuqcingq
daengj guh siudoeg cugciemh deng yawjnaek. Saedniemh cwngmingz, yungh
2450 MHz veizboh, youq 650～700 W gunghliz baihlaj ciuq 3～5 faen cung,
couh ndaej dabdaengz siudoeg iugouz, gij $HBsAg$ gwnz yienghbinj de deng
buqvaih. Doiq mbouj doengz doxgaiq guh siudoeg seiz, cauhcoz iugouz hix
mbouj cienzbouh doxdoengz. Aenvih veizboh siudoeg aeu miz raemx, ndigah
doiq gijgwn caeuq gijndoet daengj gijgwn hamz raemx lai haenx, ndaej cigsoh
cuengq haeuj ndaw veizbohluz bae ciuq; hoeng gij bingzcij、bakcij gyau
caeuq sujbaq lwgnding yungh haenx, swiq seuq le mbouj caj de hawqsauj,
couh cuengq haeuj ndaw veizbohluz bae, ginggvaq 20～30 faen cung
ciuqrongh couh dabdaengz muzdiz siudoeg; doiq buhvaq、denzdan daengj
doxgaiq daemjrok, wngdang sien yungh raemx byoq dumz de (aeu mbouj
ndik raemx guh camciuq), caiq ciuq 10～15 faen cung, ndaej dawz gij sigin
sengsanj deng uqlah de caeuq gij binghdoeg ganhyenz mied bae; siudoeg gij
doxgaiq aeu ceij guhbaenz haenx, vihliuz baexmienx coemhremj, yungh 2～
3 caengz sujbaq mbaeq dawz de duk ndei caiq ciuq.

④ Fuzse siudoeg: Aenvih rengzlig swjvaisen ndonjdaeuq nyieg, cij ndaej siudoeg mienh cigsoh ciuq haenx，caemhcaiq gij binghdoeg ganhyenz youh mbouj dwg ginggvaq myaiz sinz cienzlah，ndigah gij fuengfap swjvaisen ciuqrongh siudoeg mbouj lied haeuj doiq gij binghdoeg ganhyenz guh cangzgveih siudoeg，cijmiz youq mwh boux baenz ganhyenz youh baenzbingh saidiemheiq，cij gya yungh swjvaisen ciuqrongh，muzdiz dwg siucawz gij veizswnghvuz yinxfat baenz bingh hoengheiq ndawranz.

Gij fuengfap denliz fuzse aenvih aeu daegdingh yizgi、ciengzdieg caeuq goekfuzse，itbuen yihyen ndawde nanz ndaej guh roengzbae，ndawranz couh engq leihyungh mbouj hwnj aen fap neix，ndigah mbouj guh lwnhgangj.

⑤Coemhfeiz：Gij huqfeiq deng uqlah haenx ndaej coemh de cungj ndaej yungh aen fap neix cawqleix，genjdanh youh daengzdaej.

⑥Gihgai cawz sigin：Lumjbaenz gihgai cung swiq hongdawz、fwngz roxnaeuz lwgmak daengj. Aenvih vunzlai song fwngz gijmaz doxgaiq cungj lumh，uqlah gihvei hung. Daihgya cungj rox gangj veiswngh，gwn haeux gaxgonq okhaex oknyouh gvaqlaeng aeu swiq fwngz，hoeng baenzlawz swiq fwngz cix daih miz gyangjgiu，mwngz louzsim gvaq lwi? Danghnaeuz haujlai vunz youq ndaw bat raemx ndeu swiq fwngz，faj fwngz neix couh yied swiq yied uq；danghnaeuz song faj fwngz swiq ndaej seuq ndeu，aeu mbaw sujbaq mbouj seuq ndeu daeuj cat hawq，faj fwngz neix aiq beij mwh mbouj swiq lij uq；danghnaeuz fwngz ginggvaq aen sezbei gag swiq fwngz（baudaengz ywsiudoeg hawj yizgi、yungh din caij gaemhanh raemx riuzdoengh caeuq aen gihgi swdung ring fwngz）swiq gvaq haenx，cij caencingq dabdaengz muzdiz cinghseuq. Mbouj dwg moix ranz cungj cang miz sezbei swdung swiq fwngz，hoeng raeuz ndaej guh daengz yungh genj caeuq raemx riuzdoengh swiq fwngz，swiq sat ndaej caj swhyienz hawqsauj；danghnaeuz aeu sujbaq cat hawq，couh aeu boux vunz yungh mbaw gaen ndeu，yungh le dawz sujbaq cawj goenj 10 faen cung，ring hawq roxnaeuz langh hawq bwh yungh.

（2）Vayoz siudoeg：Dwg yungh gij fuengfap vayoz ywsiudoeg daeuj siudoeg cawqleix. Gij vayoz ywsiudoeg ciengz yungh haenx miz cenzloih、heiq vanzgihva、vahozvuz hamz luz、vahozvuz hamz denj caeuq goyangj- vavuz daengj geijcib cungj.

Gaengawq saedniemh gezgoj，youq mwh siudoeg gij binghdoeg ganhyenz，ndaej cimdoiq gidij cingzgvang genjyungh.

①Luzcici: Fuzfangh wluz yicingh niusonhnaz（fuzluzcingh）、luzanh T、luzvalinzsonh sanhnaz. Ndawde fuzfangh wluz yicingh niusonhnaz gyaqcienz cienh, sawjyungh noengzdoh daemq, siudoeg seizgan dinj, ndaej dangguh ywsiudoeg soujsien genjaeu.

② Yangjvaci: Gauhmungjsonhgyaz、goyangjyizsonh、goyangjvagingh. Sam cungj ndawde youh dwg goyangjyisonh wngqyungh haemq gvangq.

③Ywsiudoeg Cenzloih: Genjsing vuwcenz, gyazcenz.

④ Denjcici: Denjfuz、denjciuj. Hawciengz gai denjfuz yenzyiz miz dazwjmeij（mizyauq denj hamzliengh 0.75%）、Cunghveibaiz denjfuz（mizyauq denj hamzliengh 0.5%）caeuq Veihlizdenj（mizyauq denj hamzliengh 0.3%）daengj geij cungj, yungh gaxgonq ciuq yaekaeu bae boiqsaw. Ciengz yungh daeuj siudoeg naengnoh.

Ciujcingh、sinhgezwjmez caeuq laizsuh'wj doiq gij binghdoeg yizhingz ganhyenz guh siudoeg yaugoj mbouj ndei, genyi mbouj yungh.

Genjaeu Cungj Fuengfap Siudoeg Ciengzyungh

（1）Ranz youq（hamz bangxciengz、gwnznamh、ndawranz）: Ndaej yungh gij fuengfap ywraemx goyangj yizsonh 0.2% ~ 0.5% daeuj naengj siudoeg, ciuq 500 ~ 900 hauzswngh / lizfanghmij daeuj sueng yunghliengh, gven dou gven conghcueng diemj cungj ndeu le caiq doeng rumz vuenh heiq. Roxnaeuz aeu siudoeglingz 0.5% ~ 1%、byaujbwzfwnj loengh raemxseuq 1% ~ 3%、ywsiudoeg yizgwzlingz byoq gwnznamh、bangxciengz, mad gij doxgaiq ndawranz, daihgaiq diemj cung ndeu le, caiq aeu raemxsaw baengzzuet cat seuq gij riz raemxsiudoeg haenx.

Youq aen gihgou dak lwgnding, doiq gij doxgaiq biujmienh lwgnyez ciengzseiz bungqdeng haenx, lumj daizdaengq、veizlanz、cueng dou daengj dieg, aeu moix ngoenz yungh ywsiudoeg daeuj mad, daizhaeux aeu youq moix baez gwn haeux 15 ~ 20 faen cung gonq bae guh, baij byaek haeux gaxgonq caiq yungh raemx mad seuq, mienxndaej ywsiudoeg loeng haeuj ndaw bak bae. Gij doxgaiq guhcaemz ndaej cimq haenx couh cimq siudoeg, gij mbouj ndaej cimq de lij ndaej byoq saj ywsiudoeg roxnaeuz yungh gij fuengfap loemhnaengj siudoeg, ceiq ndei mbouj bwh doxgaiq guhcaemz bwnnaeng. Cungj siudoeg miz yawhfuengz singqcaet de lai senj yizgwzlingz、 ywsiudoeg swiq seuq roxnaeuz 84 raemxsiudoeg. Doengh aen ban genjyiz miz boux baenz binghdoegsingq ganhyenz fatseng haenx, siudoeg baezsoq aeu gya boix, cimq seizgan hix aeu gya boix.

（2）Siudoeg vanjdawh、cenjraemx: Cawjgoenj 15～20 faen cung. Yaek aeu naengj, couh aeu raemxgoenj le naengj 30 faen cung. Roxnaeuz yungh yizgwzlingz cimq 0.5～1 aen cungdaeuz, cimq le yungh raemxseuq cung seuq bwhyungh.

（3）Buhvaq daengj doxgaiq: Buh、vaq、denzdan daengj vunzbingh vuenh roengzdaeuj haenx, cungj wnggai sien cawzseuq gij doxgaiq uqlah gwnz ndang de caiq siudoeg, doeklaeng aeu genj roxnaeuz sijyihfwnj swiq seuq. Danghnaeuz doengh gij doxgaiq gwnzneix dwg gij doxgaiq daemjfaiq, gawq ndaej cawj goenj siudoeg caeuq heiqfwi gauhyaz siudoeg, hix ndaej yungh vayoz fuengfap siudoeg. Danghnaeuz dwg naengbwn、doxgaiq vasenh guhbaenz couh dan ndaej yungh gyazcenz roxnaeuz vanzyangj yizvanz loemhnaengj. Doiq gij doxgaiq suliu geng guhbaenz vunzbingh yungh gvaq haenx, ndaej yungh gij fuengfap loemhnaengj hix ndaej cimq siudoeg. Youq doengh giz dieg mbouj yungh raemxswlaizsuij、raemxcingj haenx, gyoengqvunz ciengzseiz youq henzdah cigsoh yungh raemxdah saegbuh, hoeng doiq gij buhvaq vunzbingh yungh gvaq haenx, mbouj ndaej cigsoh youq ndaw raemxdah swiq seuq, wnggai dawz raemx riuj hwnj hamq bae, youq ndaw buenz swiq, mienxndaej gij goekraemx deng uqlah. Gij raemx saegbuh gaenq yungh gvaq haenx, hix mbouj ndaej caiq cigciep dauj haeuj ndaw dah, aeu ginggvaq siudoeg cawqleix le caiq dauj bae. Gij sawbauq、saenqgienh doeg gvaq roxnaeuz ngaenzcienz、biuqbyaek roxnaeuz gij saenqgienh caj geiq haenx, ndaej aeu aenfap loemhnaengj、gauhyaz siudoeg, hix ndaej youq ndaw veizbohluz ciuq siudoeg.

（4）Gij doxgaiq faenfat caeuq gij doxgaiq baizok: Aeu yungh gij doxgaiq bienhleih cienyungh. Itbuen ndaej yungh guenqcouxmyai roxnaeuz aen buenz nyouhhaex, guh daengz haexnyouh caeuq doxgaiq rueg daengj cungj sien siudoeg caiq dauj ok rog bae（aen yihyen binghlah dwg dawz gij doxgaiq uqlah ndaw diengzhaex、ndaw daemz baizok haenx gyonjcomz daengz ndaw daemz vaqbwnh, doengjit guh fouzhaih cawqleix le caiq baiz haeuj aen hidungj guenj raemx bae）. Gij doxgaiq uq gwnzneix gangj, itbuen dwg aeu

doxgaiq uq gudij 4 faenh buenq gya faenh byaujbwzfwnj ndeu
（byaujcinghfwnj yungh liengh gemj buenq）daeuj cungfaen gyaux yinz，
siudoeg 1～2 aen cungdaeuz. Danghnaeuz dwg raemxnyouh，moix 1000
hauzswngh gya byaujbwzfwnj 1 daengz 3 gwz gyaux yinz，siudoeg 1～2 aen
cungdaeuz.

Aen bat、aen huz nyouh，aen cenj myaiz daengj doengh cungj doxgaiq
uq neix，baenzlawz cungj mbouj ndaej bae ndaw dah、huz、daemz roxnaeuz
ndaw mieng catswiq，yungh le aeu ginggvaq siudoeg cawqleix，ndaej cawj
couh cawj，mbouj ndaej cawj couh aeu raemxsiudoeg daeuj cimq siudoeg. Gij
raemxcimq ciengz yungh haenx miz byaujbwzfwnj cwngzcinghyez 1％～3％、
goyangjyizsonh 0.5％、siudoeglingz 0.5％～1％ roxnaeuz swluzsonhnazyez
0.1％～0.2％. Cimq cimq seizgan dwg 0.5～1 aen cungdaeuz.

Ceij、veiswnghginh、menzgiuz、baengzsa、gij vanjdawh baez dog
yungh roxnaeuz gij huqfeiq wnq，fanzdwg gij ndaej coemh de cungj wnggai
coemh bae. Gij lwed roxnaeuz gij byauhbwnj ndaw dungxraemx genjcwz
gvaq lw haenx daengj ciuq gij fuengfap siudoeg haexnyouh haenx cawqleix.

（5）Gij doxgaiq yungh daeuj ywbingh：Siudoeg cenj yw、yazsezbanj
daengj caeuq siudoeg vanjdawh doxdoengz. Dijvwnhbyauj youq siudoeg
gaxgonq，wnggai sien aeu menzgiuz cat bae gij myaiz nem youq henz rog
roxnaeuz gij doxgaiq ndaw dungx baiz ok haenx，caiq aeu 1％ goyangjyizsonh
cimq 5 faen cung，yienzhaeuh senj daengz lingh aen yungzgi，caiq aeu 1％
goyangjyizsonh cimq（roxnaeuz yungh denjfuz 0.025％，siudoeglingz 1％
hix ndaej），siudoeg 30 faen cung，doeklaeng aeu raemxgoenj gyoet roxnaeuz
ciujcingh 75％ cung swiq cat hawq，cuengq youq giz cinghseuq bwhyungh.
Aen biuj youq ndaw bak dag caeuq aen biuj youq ndaw conghhaex dag haenx
wngdang faenhai siudoeg.

Aen rau hezyah、aen dingqcinj、daehraemxndat、daehnae daengj
siudoeg ndaej yungh goyangjyizsonh 0.5％ daeuj cat，roxnaeuz yungh
vanzyangjyizvanz roxnaeuz gyazcenz daeuj loemhnaengj siudoeg.

Cimcit yungh cim aeu cawjgoenj，hix ndaej yungh 2％ cunghsing
vuwcenz roxnaeuz 0.015％～0.025％ denjfuz cimq 0.5～1 diemj cung.

Gij doxgaiq dajcim、suhyiz canghci、sawqguenj daengj baez ndeu
sawjyungh haenx，yungh le baenzlawz cungj mbouj ndaej seizbienh vut bae，

mienxndaej uqlah vanzging. Gij engq dwglau de dwg deng lwgnyez genj bae guhcaemz roxnaeuz deng gij vunz maez cienzcaiq haenx genj bae，log guh di cawqleix le caiq baez gai okbae，fanfoek sawjyungh，hougoj couh mbouj gamj sietsiengj. Sawjyungh le couh wngdang cimq haeuj ndaw byaujbwzfwnj cwngzcinghyez 3% roxnaeuz yizgwzlingz 0.5%，cimq diemj cung ndeu le caiq vut bae. Danghnaeuz doxgaiq uqlah haenx dwg gij guenjdauq saeqraez raemxsiudoeg nanz guenq rim，wngdang raed baenz duenh iq le caiq cimq roengz ywraemx siudoeg bae，cijndaej dabdaengz aen muzdiz siudoeg.

（6）Siudoeg fwngz：Fajfwngz boux hohleix vunzbingh roxnaeuz gizyawz yienzaen uqlah gvaq haenx yungh goyangjyizsonh 0.1% roxnaeuz yizgwzlingz 0.25%～0.5% cimq 1～2 faen cung，caiq aeu raemx riuzdoengh cungswiq seuq bae.

（7）Gyaudoeng hongdawz：Gij ci、ruz、feihgih yinh vunzbingh daengj ndaej yungh yizgwzlingz 0.25%～0.5%、84 raemxsiudoeg roxnaeuz raemx-siudoeg byoq mok roxnaeuz uetmad.

Gij Saehhangh Siudoeg Aeu Louzsim

1. Gij Saehhangh Dawz Haeujsim Sawjyungh Raemxsiudoeg

（1）Aen cang raemxyw boiqguh vayoz ywsiudoeg haenx itdingh aeu cinghseuq，mboujnex doxgaiq uqlah yaek siuhauq gij cozyung mbangj ywsiudoeg roxnaeuz caeuq ywsiudoeg fatseng vayoz bienqvaq yinxhwnj ywsiudoeg saetyauq.

（2）Haeujsim baexmienx dawz ywsiudoeg caeuq gij doenghyiengh mbouj habngamj haenx ciepcuk. Lumjbaenz genj caeuq sijbidai doxbungz ndaej gyangqdaemq gij yaugoj gaj nengz. Denj、goyangjvavuz、gij yw loih vangzanh、ginhsuz lizswj、gij doxgaiq soemj daengj caeuq sinhgezwjmez miz gij cozyung gaenjgangq；liuzdailiuzsonhyenz daengj gij doxgaiq hoizdauq caeuq gij ywsiudoeg hamz luz、hamz denj haenx hix miz gij cozyung doxdingj，cungj wnggai baexmienx doxbungz.

（3）Ywsiudoeg cawx ma le，wnggai ciuq gangjmingz iugouz romcuengq，dojdangq baujguenj. Boiqceiq gaxgonq，aeu louzsim cazyawj gij noengzdoh caeuq aen geiz saetyauq de，mienx ndaej gij ywraemx boiqsaw le dab mbouj daengz muzdiz siudoeg.

（4）Aeu rox gak cungj sawjyungh geizhanh ywraemx siudoeg. Wnggai boiq le couh sikhaek yungh，daengz geiz cienzbouh vuenh bae. Lumjbaenz goyangjyizsonh、denjfuz wnggai moix ngoenz vuenh. Gij ywsiudoeg hamz luz moix 1～3 ngoenz vuenh baez ndeu. Cungsing vuwcenz moix 3 daengz 4 aen singhgiz vuenh baez ndeu. Seizgan iugouz fuengmienh，youq seizhah aeu hanhdoh ceiq daemq de，seizdoeng cix aeu hanhdoh ceiq sang.

（5）Ciuq gij iugouz siudoeg genjaeu ywsiudoeg. Gij yw haeuj daengz ndangvunz（lwed roxnaeuz gij cujciz caengz laeg de）itdingh aeu dabdaengz aen biucinj ndaej siumied sigin，wngdang genj yungh gij ywsiudoeg suijbingz sang de，lumjbaenz gyazcenz、vuwcenz daengj. Siudoeg gij doxgaiq binghdoeg ganhyenz uqlah haenx，ceiqnoix wnggai genj yungh gij ywsiudoeg cungdaengj suijbingz，beijlumj yizgwzlingz、ywsiudoeg swiqseuq、84 ywsiudoeg、denjfuz、goyangjyizsonh、vanzyangjyizvanz daengj.

（6）Gij gigai cigsoh caeuq naengnoh、nemmuek cujciz vunz bungqdeng、gij gigai ywbingh（lumjbaenz dijvwnhbyauj、gveihgyauhgvanj daengj）caeuq vanjdawh daengj aeu ywsiuqdoeg cimq gvaq haenx，sawjyungh gaxgonq louzsim dawz gij doxgaiq deng cimq haenx yungh raemxgoenj gyoet roxnaeuz raemx mbouj miz sigin（raemxseuqcingh）cung seuq gij yw nem youq gwnz ciengz le cijndaej sawjyungh.

2. Baujhoh Bonjfaenh

Gij vunz gaenq baenz binghdoegsingq ganhyenz，lumjbaenz boux yizhingz ganhyenz gipsingq，bingh ndei le mizok gang-*HBs*，caeuq gij vunz gaenq dajcim yizhingz ganhyenz yizmyauz haenx mizok gang-*HBs*，couhcinj gyoengqde gaenq miz gij rengzlig mienxcawz gij binghdoeg yizhingz ganhyenz，hix ciuqyiengh lij aiq caiq baez deng banhlah，aenvih cungj rengzlig mienxcawz binghraq neix mbouj dwg baenz seiqvunz cungj baujciz youq suijbingz sang，youq mwh de doekdaemq daengz itdingh cingzdoh le，couh mbouj ndaej dingjdangj gij binghdoeg yizhingz ganhyenz caiq lahdawz dem. Caiqnaeuz gij binghdoeg yizhingz ganhyenz mbouj gag dwg yizhingz ganhyenz cungj ndeu，gak cungj hingz lij caengz fatyienh miz gij yienhsiengq gyauca menjyiz，ndigah，mboujlwnh baenz binghganhyenz roxnaeuz caengz baenz，cungj aeu yawhfuengz binghganhyenz. Baenzlawz yawhfuengz，baenzlawz cij ndaej baujhoh bonjfaenh ne? Mwngz yawj gvaq mbangj cieng bonj saw neix, rox daengz gij daegsingq binghdoegsingq ganhyenz, gij daegdiemj riuzhengz bingyoz le, couh ra ndaej dapanq. Gizneix caiq gangj di dijvei ndeu.

（1）Swhsiengj fuengmienh mbouj yungh vuenglau, hoeng aeu singjgaeh. Mbouj ndaej miz gij simleix baengh caijsoq, mboujnex couh langhdangh ndwi.

（2）Saenq gohyoz. Gohyoz youq dangqnaj moix boux vunz cungj dwg bingzdaengj. Mbouj ndaej youq dangqnaj boux vunz neix ciuq gohyoz banhfap banh saeh, daengz baihnaj lingh boux youh mbouj souj gohyoz gveihcwz lo.

（3）Dandan guh daengz gwn haeux gaxgonq okhaex oknyouh gvaqlaeng swiq fwngz cix mbouj gaeuq. Okrog dauqma, lumh ngaenz sat le cungj wnggai swiq fwngz.

（4）Ndawranz mbouj miz bouxbingh mbouj dwg naeuz itdingh mbouj miz doxgaiq uqlah, cienzbiuq couhdwg gij doxgaiq uqlah youqgaenj haenx ndawde yiengh ndeu. Mbouj wnggai luenh cuengq, gij vunz mbouj maij yungh ngaenzbau haenx, ndaej dawz cienzbiuq maenhdingh cuengq youq moux aen daehbuh, gaej dawz cienz caeuq soujbaq、gijgwn iq daengj gyaux youq giz ndeu.

（5）Gij vunz ok cai lai haenx, ceiqndei ndaej maenhdingh yungh dauq doxgaiq ok cai ndeu, dauqma le dandog swiq, cingjleix ndei bwh baezlaeng caiq yungh.

（6）Dawz gij cenjraemx、habhaeux、dawh、sieg baez dog yungh haenx yungh sat, dub vaih le caiq vut bae, mienx deng siujsoq bouxdamcaiz gip daeuj fanjfoek sawjyungh, cienzlah binghdoeg.

Cieng Daih 9
Gij Yenzcwz Yw Binghdoegsingq Ganhyenz

Cingjdaej Ywbingh

Vahsug gangj, "caet faen ciengx bingh sam faen yw", baenzlawz cingqdeng ciengx bingh gig youqgaenj, canghyw heuh de guh cingjdaej ywbingh.

1. Hableix Yietnaiq

Baenz binghdoegsingq ganhyenz baenzlawz cij heuhguh hableix yietnaiq? Aeu gaengawq gij bingh mbouj doengz de faenbied doiqdaih, lumjbaenz youq ndaw geiz hozdung gipsingq, conjanhmeiz (*ALT*, *AST*) gig sang, youh miz da hau fat henj daengj binghyiengh vuengzbiu, ciengzseiz roxnyinh naetnaiq caeuq mbouj ngah gwn, wnggai ninz yietnaiq, ndaej demgya gij lwed lae ndaw daep, doiq supsou caeuq coihndei gij yenzcwng daep mizleih. Caj gwn ndoet cienj ndei, vuengzbiu siu bae, conjanhmeiz cugbouh doekdaemq, couh wnggai cugciemh roengz congz guh hozdung, ciuq bouhloh cugciemh demgya hozdung dohliengh, hozdung gvaqlaeng mbouj roxnyinh naetnaiq dwg habdoh. Caj daengz vuengzbiu cienzbouh siu bae, conjanhmeiz daihdaej cingqciengz, yiennaeuz ndaej ok yihyen, hoeng gij cujciz aendaep hoizfuk ndei lij aeu duenh seizgan ndeu, ndigah youq 3 ndwen ndawde mbouj wnggai naetnaiq gvaqbouh, wnggai hozdung caeuq yietnaiq giethab, cugbouh gvaqdoh daengz cingqciengz gwndaenj, caemhcaiq youq ndaw bi ndeu baexmienx deng yungh rengz guh gij hong naek gvaqbouh.

Binghganhyenz menhsingq mbouj miz vuengzbiu, conjanhmeiz youh youq cingqciengz 5 boix doxroengz, caiq giengzdiuh ciengzseiz youq gwnz congz yietnaiq dauqfanj yingjyangj gij goengnaengz cingqciengz siuvaq, mbouj ndei hoizfuk. Boux vunz cingqciengz ndeu, ciengzgeiz ninz seiz, hainduj 2 aen singhgiz mbouj ngah gwn doxgaiq, ndang naek gemjmbaeu, gvaqlaeng aenvih siuhauq gemjnoix, lauzhaj ndaw ndang demlai, gij rengz genga gemj doiq. Ndigah wnggai hozdung yietnaiq giethab, habdangq yietnaiq, hozdung vanzlij aeu mbouj naetnaiq guh yenzcwz. Gwndaenj itdingh aeu miz gvilwd, baujcwng banhaemh ninz 8 aen cungdaeuz, danghnaeuz haetromh ninz gvaiz, banringz youh ninzringz daiq nanz, couh cauhbaenz banhaemh ninz mbouj ndei. Moix haemh ninz, vunzhung itbuen wnggai miz 7～8 aen cungdaeuz, danghnaeuz noix ninz geij aen cungdaeuz, couh lumj ciq gauhlidai nei, aeu gyaboix bouj boiz, danghnaeuz lai ngoenz ninz mbouj gaeuq, yiemq ninz daiq naek, bietdingh yinxhwnj cingsaenz lanxsanj、naetnaiq mbouj miz rengz、gwnndoet doekdaemq, doiq ciengx bingh miz haih mbouj miz ik. Sojlaiz ciengx bingh itdingh aeu swnghhoz miz gvilwd, caeux hwnq congz, banringz loq ninz, baujcwng gyanghaemh ninz 8 aen cungdaeuz, hozdung yietnaiq giethab, mbouj naetnaiq, yienghneix cij heuhguh hableix yietnaiq.

2. Hableix Yingzyangj

Youq 20 sigij 60 nienzdaih gaenq giengzdiuh gvaq baenz binghganhyenz gwnndoet wnggai "sam sang it daemq", couhdwg gauhdansuij vahozvuz、 danbwz sang、veizswnghsu lai、youzlauz noix, cungj daezfap neix mbouj gaeuq cienzmienh, cingqdeng bae gangj, wnggai yawj bingh cingzgvang caeuq bouxvunz mbouj doxdoengz, faenbied bae bouj yingzyangj.

（1）Baenz binghganhyenz gipsingq：Mwh binghganhyenz gipsingq youq geiz hozdung, roxnaeuz youh miz binghvuengzbiu, mwhneix mbouj ngah gwn, mbwq youz, wnggai aeu gij gwnndoet citdamh yungzheih siuvaq haenx guhcawj, danghnaeuz seizneix cengqgengz gwn gijgwn danbwz sang, bietdingh yaek yinxhwnj dungxraeng、siuvaq mbouj ndei. Ndigah wnggai gaenriengz gwnndoet gaijndei cugciemh demgya danbwz daengj doxgaiq yingzyangj. Youq mwh mbouj ngah gwn, ciengzseiz doenggvaq megcingmwz ndik buzdauzdangz caeuq veizswnghsu C daengj boujcung yezlieng.

（2）Geiz hoizfuk roxnaeuz geiz binghganhyenz menhsingq：Bingh hoizfuk yaekaeu gak cungj doxgaiq yingzyangj, lumjbaenz dangz、 danbwzciz、veizswnghsu caeuq youzlauz daengj, wnggai hableix diuzboiq.

Vunz miz gij sinzgingh dijyiz hidungj gig fatdad, miz gij cozyung cingmaed dwk dox hanhhaed caeuq fanjgvei, sawj ndangvunz gak hidungj dabdaengz bingzyaenx, lumjbaenz vunz giepnoix raemx seiz couh roxnyinh hozhawq, cawjdoengh bae gwn raemx, lumjbaenz ok hanh daiq lai, roxnaeuz ok siq seiz saetbae gyu, mboujdan siengj gwn raemx, lij siengj gwn raemxgyu dem. Moix ngoenz gwn haeux ndawde, gijgwn yingzyangj mbouj gaeuq couh roxnyinh dungxiek, ciengzgeiz mbouj gwn gijgwn loihlauz, couh iugouz gwn gijgwn loihlauz. Youq ndaw geizgan binghganhyenz okyienh vuengzbiu, aenvih raemxmbei doek haeuj dungxsaej bae gemjnoix, youh aenvih binghganhyenz yinxhwnj gij meizsiuvaq ndaw saej baizok gemjnoix, doiq lauzhaj daengj gijgwn mbouj yungzheih siuvaq, vunzbingh mbwq gwn gijgwn youz nywnx caeuq mbouj siengj gwn doxgaiq, ndigah ndaw ndangvunz miz aen fanjgvei hidungj gig ndei ndeu, wnggai habdangq hableix ciuqcoengz de.

① Dangz: Gizneix dwg ceij buzdauzdangz, dwg gijgwn youqgaenj ndangvunz gunghawj naengzliengh caeuq coicaenh ndaw ndang gej doeg, de gvangqlangh miz youq ndaw gak loih haeuxgwn, lumjbaenz haeuxngaiz caeuq gijgwn ndaw mienh hamz daihliengh denfwnj, denfwnj dwg lai aen buzdauzdangz gapbaenz, haeuj daengz dungxsaej le, deng faengej baenz buzdauzdangz cix supsou haeuj ndaw ndang bae, gunghawj ndang vunz naengzliengh. Begdangz dwg song dangz, youz dangzmak caeuq buzdauzdangz gapbaenz, haeuj daengz dungxsaej le faen ok buzdauzdangz deng supsou haeuj ndaw ndang bae, raemx buzdauzdangz bak ndoet caeuq megcingmwz ndik haeuj ndaw ndang bae engq ndaej cigsoh leihyungh, roxnaeuz rom youq ndaw daep cienjvaq baenz ganhdangzyenz, yawhbwh cuizseiz doenghyungh. Buzdauzdangz youq ndaw ndang ginggvaq swnghvuz vayoz fanjying le, lij ndaej cienjvaq baenz youzlauz, ndigah moix ngoenz wnggai gwn buzdauzdangz cukgaeuq, daeuj gunghawj ndangvunz aeuyungh. Hoeng mbouj ndaej gwn gvaqbouh caeuq gwn deih lai, danghnaeuz vunzbingh gaenq ndaej gwn doxgaiq haeuxgwn cukgaeuq, youh ndaej siuvaq gig ndei, couh mbouj yungh caiq doenggvaq megcingmwz soengq gij buzdauzdangz daeuj gunghawj yezlieng. Youq 20 sigij 60 nienzdaih, miz vunz cawjcieng youq ndaw geizhanh binghganhyenz wngdang lai gwn di raemx buzdauzdangz doiq aendaep binghbienq hoizfuk mizleih, seizneix gaenq mbouj yungh, danghnaeuz gwn haeux gaxgonq gwn raemxdangz, yaek

coisawj veisonh daezgonq baizok, caj daengz mwh cingqsik gwnngaiz couh
yaek yingjyangj siuvaq goengnaengz, gwn dangz lai yungzheih yinxhwnj
dungxraeng, mbouj siengj gwn doxgaiq. Danghnaeuz ciengzgeiz gwnndoet
dangz lai yungzheih miz binghdaeplauz.

② Danbwzciz: Danbwzciz doiq ndangvunz daeuj gangj dwg gij
yingzyangj gig youqgaenj, youq ndaw ndangvunz dangz ndaej cienjvaq baenz
lauzhaj cix mbouj ndaej cienjvaq baenz danbwzciz, ndigah aeu daj ndaw
gijgwn aeu ndaej. Gij yingzyangj gyaciz danbwzciz doenghduz sang gvaq
danbwzciz doenghgo, ndangvunz moix ngoenz aeu yungh gij soqliengh
danbwzciz dwg moiz goenggaen ndangnaek 1.5～2 gwz. Danbwzciz dwg
bouhfaenh youqgaenj gapbaenz sibauh, danbwzciz haeuj dungxsaej faen
baenz gak cungj anhgihsonh le sup haeuj ndaw ndang bae, caiq dauqcungz
gapbaenz gak cungj gak yiengh danbwzciz ndangvunz. De dwg gij doxgaiq
ceiq youqgaenj sengmingh hozdung, gak cungj meiz lumjbaenz siuhvameiz、
gejdoegmeiz、meiz ndaw ndang naengzliengh cienjvuenh caeuq gij gangdij
nem menjyizsing doxgaiq ndangvunz dingj gij nengzbingh daj baihrog daeuj
haenx, hix youz danbwzciz gapbaenz, ndigah, sup haeuj danbwzciz caeuq
hoizfuk bingh gig youqgaenj, moix ngoenz gijgwn ndawde bietdingh aeu miz
danbwzciz cukgaeuq, hoeng wnggai gaengawq dangseiz siuvaq naengzlig
daeuj gietdingh, danbwzciz youq gwnndoet ndawde cug ngoenz demgya,
danbwzciz haeuj daengz dungx saej siuvaq le mbouj dungxraeng caeuq mbouj
miz maz mbouj cwxcaih gangjmingz siuvaq goengnaengz ndaej ciepsouh,
ndaej cug ngoenz demliengh daengz gij liengh hableix moix ngoenz sup haeuj,
danghnaeuz baez ndeu gwn danbwzciz lai gvaqbouh, lumjbaenz baez ndeu
gwn buenq duz gaeqnoh, roxnaeuz 3 aen gyaeqgaeq, caiq gya 1 gaen cijvaiz,
bietyienz yinxhwnj siuvaq mbouj ndei、dungxraeng. Gij sigin ndaw saej
fatmaj mbouj doengz bingzciengz, ndaej mizok gijdoeg, danbwzciz mbouj
doengz bingzciengz faencek aiq mizok doxgaiq anh loih, supsou le doiq
aendaep miz haih, vanzlij ndaej hawj binghganhyenz gya naek dem, doiq
daep bienq ndongj baenz bingh haemq naek haenx, ndaej yinxhwnj baenz
binghdaep bingh'uk (lumjbaenz sinzgingh cabluenh、mbouj doengz cingzdoh
maeznugunh). Danbwzciz yieznaeuz gig youqgaenj, aeu cugciemh demgya
soqliengh, yawj gak boux cingzgvang daeuj dingh.

③Youzlauz: Mwh baenz binghganhyenz giengzdiuh gwn gijgwn hamz youzlauz daemq cix mbouj cienzmienh, aenvih haujlai veizswnghsu cihyungzsing haenx, lumjbaenz veizswnghsu A、veizswnghsu D、veizswnghsu E、veizswnghsu K daengj, cujyau mizyouq ndaw youzlauz, danghnaeuz ciengzgeiz gwn gij youzlauz daemq, cungj veizswnghsu neix couh noix, doiq hoizfuk binghcingz mbouj ndei, ndigah wnggai yawj vunzbingh siuhva supsou goengnaengz bae habdangq demgya.

④Veizswnghsu: Youq geiz binghganhyenz gig youqgaenj, hoeng caenh aeu haeujsim gijgwn yingzyangj fungfouq baihgwnz soj gangj haenx, caemhcaiq haeujsim lai yiengh, veizswnghsu itbuen mbouj giepnoix, danghnaeuz mbouj ngah gwn, ndaej habdangq gwn veizswnghsu C、veizswnghsu B、veizswnghsu E daengj.

⑤Gimqhaed gwn laeuj: Aenvih laeuj haeuj ndaw ndang bae le, cujyau youq ndaw daep siuvaq, cienjvaq baenz yizcenz, de doiq aendaep miz haih, yaek gyanaek binghganhyenz sonjsieng, gwnz nae gya mwi. Miz vunz nyinhnaeuz laeujhau caeuq laeujsaek mbouj ndaej gwn, gwn di laeujbizciuj mbouj miz maz youqgaenj, yienghneix couh loek lai lo, laeujbizciuj gij ciujcingh hamzliengh yienznaeuz daemq (itbuen hamz 3.4% baedauq), bingz laeujbizciuj 750 hauzswngh ndeu ndawde, hamz miz ciujcingh 25.5 hauzswngh, dangq dwg 51 hauzswngh 50 doh laeujhau, ndigah laeujbizciuj hix wngdang gimq gwn.

Yw Binghdoegsingq Ganhyenz Gipsingq

Gij binghdoeg gyazhingz、yizhingz、bingjhingz、dinghhingz、vuhingz ganhyenz yinxhwnj binghganhyenz haenx, cungj miz seizgeiz baenz binghganhyenz gipsingq, boux miz linzcangz binghyiengh haenx ndaej faen baenz miz vuengzbiu caeuq mbouj miz vuengzbiu. Itbuen gangj gij binghyiengh vuengzbiu haemq yienhda, mbouj miz gij binghyiengh vuengzbiu haemq mbaeu, cawz gij cingjdaej yw bingh gwnzneix soj gangj de caixvaih, wnggai gyagiengz yw bingh.

1. Gij Binghdoegsingq Ganhyenz Gipsingq Gyazhingz Caeuq Vuhingz

Gij bingh gvihaeuj saejsiuvaq cienzlah haenx, youq ndaw haex geizcaeux couh hamz miz binghdoeg, wngdang haeujsim siudoeg gekliz, haex nyouh aeu byaujbwzfwnj siudoeg, moix lizswngh haex gya byaujbwzfwnj ganhfwnj 200 gwz gyaux yinz cuengqce 2 aen cungdaeuz caiq dauj haeuj diengzhaex bae, hix ndaej yungh 20% ywraemx hoi daeuj dingjlawh (hoi wngdang cingq haeuj ndaw raemx yungz le caiq bwhyungh). Gij doxgaiq ndaej cawj goenj siudoeg haenx ndaej cawj goenj 30 faen cung, roxnaeuz yungh 3% ~ 5% byaujbwzfwnj cimq 30 faen cung. Buhvaq swiq seuq seiz, sojmiz gij vunz ciepcuk haenx itdingh aeu guh daengz ciepcuk vunzbingh gvaqlaeng、gwn doxgaiq gaxgonq、ok haex ok nyouh gvaqlaeng aeu genj caeuq raemxlae cung swiq fwngz, gyazhingz ganhyenz gekliz seizgeiz (aen seizgeiz ndaej cienzlah) ciengz dwg 30 ngoenz, vuhingz ganhyenz dwg 40 ngoenz.

Miz gij vunz dungxfan、rueg、mbouj ngah gwn haenx, ndaej meg-cingmwz ndik yingzyangj, bouj gaeuq raemxliengh caeuq raemx buz-dauzdangz, gak cungj yw youz canghyw gietdingh.

Danh dwg gij binghdoeg gyazhingz、vuhing ganhyenz haenx dwg gij bingh gaghanh, mbouj rox cienj baenz menhsingq, mbouj yungh guh dingj binghdoeg ywbingh, lahdawz le ndaej okyienh gij rengzdingj binghdoeg gyazhingz、vuhingz ganhyenz ciengzgeiz, noix raen cienjbaenz ganhyenz binghnaek, lumjbaenz Sanghaij 1988 nienz gyazhingz ganhyenz bauqfat cienzlah, fat bingh vunzsoq dabdaengz 31 fanh vunz, boux baenz binghnaek gipsingq cij ciemq 0.008%. Dangyienz hix wnggai daezsang singjgaeh. Binghdoegsingq vuhingz ganhyenz, itbuen binghyiengh caeuq vuengzbiu beij gyazhingz ganhyenz mingzyienj, miz baudauj gij beijlwd bingh dai youq 0.1%~0.2%, daegbied dwg doiq boux mehdaiqndang baenz bingh vuhingz ganhyenz wnggai gyagiengz singjgaeh.

2. Lahdawz Binghdoeg Yizhingz Ganhyenz Gipsingq

Lahdawz binghdoeg yizhingz ganhyenz gipsingq daihgaiq 90% ndaej cienzbouh gag ndei, caemhcaiq youq lahdawz gvaqlaeng doiq gij binghdoeg yizhingz ganhyenz miz naengzlig dingjdangj.

3. Gij Binghdoegsingq Ganhyenz Gipsingq Bingjhingz

Caeuq geij cungj binghganhyenz gwnzneix mbouj doxdoengz, lahdawz le gij binghdoeg bingjhingz ganhyenz le, daihgaiq miz 85% vunzbingh cienj baenz ganhyenz menhsingq, ndigah seizneix cawjcieng youq mwh gipsingq, bingh loq onjdingh couh yungh ganhyaujsu yw bingh, beij mwh menhsingq yaugoj ndei, ndaej dabdaengz gij cozyung guh noix baenz lai.

4. Lahdawz Binghdoeg Dinghhingz Ganhyenz

Gij binghdoeg dinghhingz ganhyenz dwg cungj binghdoeg mbouj miz doglaeb senglix fukceiq ndeu, lumjnaeuz dwg baeu dak youq, de lixyouq aeu baengh byuk gyapbangx, gij binghdoeg dinghingz cijmiz youq ndaw boux baenz binghdoeg yizhingz ganhyenz doxgyaux lahdawz, ndigah binghdoegsingq dinghhingz ganhyenz gipsingq, ndaej gya naek gij binghcingz binghdoeg yizhingz ganhyenz.

Yizhingz、 bingjhingz caeuq dinghingz ganhyenz cujyau dwg lwed cienzlah, ndigah aeu haeujsim lwed gekliz.

Yw Binghdoegsingq Ganhyenz Menhsingq

Binghdoegsingq menhsingq ganhyenz cujyau miz gij binghdoeg yizhingz、 bingjhingz ganhyenz caeuq yizhingz dinghingz ganhyenz doxgyaux lahdawz, cawz louzsim gij cingjdaej ywfap gwnzneix gangj caixvaih, lij miz dingj binghdoeg ywfap、 mejyiz diuzcez ywfap、 gaijndei daep goengnaengz ywfap、 laengz daepsibauh vaihdai caeuq coicaenh caiqseng ywfap、 dingj cenhveizva ywfap caeuq gak cungj doiq bingh ywfap. Vanzlij miz cunghyih yedoj yw bingh, youq ndaw boux baenz binghganhyenz menhsingq dwg aen bouhfaenh gig youqgaenj ndeu, seizneix gaenq miz haujlai yw ndaej yw binghganhyenz. Yw bingh seiz wnggai louzsim geij aen vwndiz.

Yw binghdoegsingq ganhyenz wnggai dingq gij vahdaengq canghyw ganhyenz conhgoh gangj, ciengeiz mbouj ndaej luenh dingq vunz gangj roxnaeuz saenq gvangjgau gag guh cawjcieng yungh yw. Seizneix yungh gij yw daeuj yw binghdoegsingq ganhyenz haenx gig lai, dingzlai dwg gaijndei gij goengnaengz aendaep, diuzcez menjyizliz, gyangqdaemq conjanhmeiz, hoeng gij yw dingj binghdoeg haenx mbouj lai. Gij cujyau cozyung yw dingj binghdoeg haenx dwg nyaenxhaed binghdoeg fukceiq sanjmaj, ndigah gangj dingj binghdoeg ganhyenz fuengmienh daengz seizneix lij caengz miz yw'daegbied, cijaeu canghyw cimdoi binghcingz fazcanj duenhmbaek mbouj doengz, hableix genj aeu gij binghyiengh habwngq, lienzhab wngqyungh gij yw seizneix, binghganhyenz lij dwg ndaej yw ndei, ndaej onjdingh binghcingz, gaijndei yawhlaeng, daezsang caetliengh gwndaenj. Lumjbaenz yw yizhingz ganhyenz menhsingq, yw gvangjgau gig lai, miz mbangj gvangjgau sij ndaej gig geizheih, baujcwng "Augang" cienj yaem, miz mbangj lij naeuz "Augang" ndaej cienj yaem dabdaengz 50% roxnaeuz 70%, gaej seizbienh saenq. "Augang" aen mingzswz neix youq yihyoz fuengmienh gaenq vutvak, couhdwg HBsAg. Couhcinj dwg seizneix nyinhnaeuz yungh gij ganhyaujsu daeuj yw haemq ndei, gij binghdoeg yizhingz ganhyenz biujmienh gangyenz cienj yaem de hix mbouj daengz 10%, sojgangj "Augang" ndaej dabdaengz 50% roxnaeuz 70%, doiq lahdawz binghdoeg yizhingz ganhyenz gipsingq bonjndang cienj yaem 90% daeuj gangj daiq daemq lo, doiq lahdawz gij binghdoeg yizhingz ganhyenz menhsingq de daeuj gangj youh sang ndaej geizheih, cijndaej gangj cungj senhconz neix dwg mbouj gohyoz, dwg gangj daihvah, ndigah ciengeiz mbouj ndaej seizbienh saenq gvangjgau, laepda luenh yungh yw.

Yw mbouj dwg yied lai yied ndei, gak cungj yw dingzlai cungj aeu youq ndaw daep lawhvuenh, yw daiq lai couh yaek demgya aen rap aendaep, dauqfanj miz haih. Yw binghganhyenz menhsingq, aeu faen cingcuj gij duenhmbaek binghcingz fazcanj, ciuq gij binghcingz habwngq bae yiemzgek genj yw, itbuen aeu 2~3 cungj yw lienzhab daeuj yw, ceiq lai hix mbouj ndaej mauhgvaq 4 cungj, seizneix gij ywdoj habbaenz ciengzseiz yungh haenx bonjndang gaenq dwg fuzfangh cici, ciengeiz mbouj ndaej nyinhnaeuz yw yied lai doiq bingh yied miz leih.

Ginggvaq megcingmwz soengqhaeuj ywraemx buzdauzdangz, mbouj dwg moix boux vunzbingh baenz binghganhyenz cungj aeuyungh, gij buzdauzdangz dwg gij yw youqgaenj gunghawj ndangvunz, youq mwh vuengzbiu miz gij cozyung ndaej leih nyouh baizok gij vuengzbiu ndaej yungzsingq haenx, itbuen dwg boux ngah gwn, mbouj yungh ndik megcingmwz buzdauzdangz.

Seizneix gangjgangj gij saehhangh louzsim geij cungj yw ciengzyungh haenx.

Seizneix ndaw guek rog guek caeznyinh ganhyaujsu dwg cungj yw dingj binghdoeg miz itdingh yaugoj ywbingh ndeu, doiq gij binghdoeg yizhingz ganhyenz daeuj gangj, mbouj dwg gij yw gaj binghdoeg, cix dwg gij yw naenxhaed binghdoeg fukceiq, doiq boux baenz bingh yizhingz ganhyenz e gangyenz gij cienj yaem beijlwd de daih'iek 50%, doiq yizhingz ganhyenz biujmienh gangyenz cienj yaem ca mbouj geij ndaej naeuz fouzyauq. Yw binghdoegsingq ganhyenz cujyau yungh α-ganhyaujsu, seizneix gwnz hawciengz α-ganhyaujsu cungjloih haemq lai, cienzbouh youz gihyinh gunghcwngz mizok (ndangvunz bwzsibauh yaeuhfat ok gij ganhyaujsu haenx seizneix gaenq cawz bae), ndaej faen guh ganhyaujsu α-$2a$、ganhyaujsu α-$2b$、ganhyaujsu α-$1b$、ganhyaujsu α-n (lai cungj α yahingz) caeuq fukhab ganhyaujsu α、fukhab ganhyaujsu β. Gak cungj α-ganhyaujsu cozyung caeuq gij yaugoj ywbingh doxlumj, vunzhung ciengz yungh liengh 1 baez dwg 300 fanh gozci danhvei, gek ngoenz 1 baez roxnaeuz 1 singhgiz 3 baez dajcim, liuzcwngz seizneix cawjcieng 4~6 ndwen, yungh 6 ndwen engq ndei. Yw bingjhingz ganhyenz menhsingq, conjanhmeiz hoizfuk cingzciengz beijlwd 50% ~ 60%, lwedsaw ndawde gij beijlwd bingjhingz binghdoegsingq ganhyenz gihyinh (bingjhingz binghdoegsingq ganhyenz hwzdangz hwzsonh, HCV-RNA) cienj yaem de daih'iek 30%, aenvih dingz yw le fukfat beijlwd sang, seizneix cawjcieng ywbingh 6~12 ndwen.

Ganhyaujsu gij fanjwngq mbouj ndei de gig lai, ceiq ciengz raen haenx dwg fatndat caeuq gvanhcez insep, lumj baenz dwgliengz riuzhengz nei, ciengzseiz fatseng youq hainduj daj geij cim gonq, fatndat youq dajcim 2 aen cungdaeuz baedauq hainduj, laebdaeb daihgaiq 4 aen cungdaeuz, gij dohraeuj sangdaemq caeuq gak boux fanjying mbouj doengz couh mbouj doengz, itbuen youq 38℃ baedauq, danghnaeuz youq baeznduj dajcim le aen cungdaeuz ndeu gwn yw doiqndat, ndaej gemjmbaeu fatndat, laebdaeb dajcim fatndat fanjying cugciemh gemjmbaeu caeuq siusaet. Ganhyaujsu aiq yinxhwnj seiqhenz bwzsibauh caeuq hezsiujbanj gemjnoix, ndigah youq wngqyungh ganhyaujsu gaxgonq caeuq hainduj wngqyungh cogeiz, wnggai moix gek 1~2 aen singhgiz couh genjcaz lwedsaw, gvaqlaeng ndaej moix buenq ndwen daengz ndwen ndeu baez ndeu, bwzsibauh caeuq hezsiujbanj doekdaemq daengz itdingh cingzdoh wnggai dingz yw, ganhyaujsu lij miz gij fanjwngq mbouj ndei lumjbaenz byoemgyaeuj loenq, simcingz nyapnyuk, lajdaej lwgda、mak、gyazcangsen sonjhaih caemhcaiq okyienh vuengzbiu daengj, ndigah ganhyaujsu wnggai youq canghyw cijdauj baihlaj bae sawjyungh.

Gizyawz doengh cungj yw naenxhaed binghdoeg fukceiq haenx, beijlumj lahmihfuhding、fansihlozveiz、danhlinzsonh ahdangzsen'ganh、bingduzco daengj, cungj gaenjcij ndaej naenxhaed binghdoeg fukceiq, dingz yw gvaqlaeng gij binghdoeg youh hainduj fukceiq, yaek naihnanz naenxhaed binghdoeg fukceiq, bietdingh aeu baengh gij rengz dingjbingh ndaw ndang bonjfaenh, roxnaeuz caeuq gizyawz gij yw dingj binghdoeg roxnaeuz gij yw menjyiz hab yungh bae daezsang yaugoj ywbingh. Gij yw baihgwnz gangj haenx, aeu gij cozyung lahmihfuhding naenxhaed binghdoeg yizhingz ganhyenz fukceiq ceiq giengz, bingduzco caeuq ganhyaujsu lienzhab yw gij bingjhingz ganhyenz menhsingq ndaej daezsang yaugoj ywbingh, doengh gij yw neix cungj miz fanjwngq mbouj ndei, hix bietdingh aeu youz canghyw ganhyenz conhgoh gietdingh caeuq gamhoh lajde cij ndaej sawjyungh.

Gij yw gyangqdaemq conjanhmeiz ciengzseiz caeuq gij yw bauj daep itheij gapbaenz ywhab, ndawde gyangq meiz cozyung ceiq giengz aeu suenq lenzbwnjsuengcij, de dwg gij doxgaiq cungqgyang vunzgoeng habbaenz hajfeihswjsu miz okdaeuj, gij cozyung gyangqdaemq meiz daihdaih hung gvaq hajfeihswjsu. De doiq guzanhsonh conjanhmeiz (ALT) gyangq meiz cozyung giengz, doiq guzcauj conjanhmeiz cozyung nyieg, ciengzseiz okyienh ALT doekdaemq cingqciengz, hoeng AST lij gig sang, mwh yungh yw gyangq meiz seiz gaej nyinhnaeuz ALT cingqciengz, binghganhyenz couh gaenq ndei lo.

Conjanhmeiz swng sang aeu bencwng faensik, mizseiz dwg saehndei, mizseiz dwg saehrwix. Conjanhmeiz (ALT、AST) youq ndaw daepsibauh mizyouq lai gvaq doengh aen sibauh wnq, ndigah ALT mingzyienj swngsang ciengzseiz daezsingj daepsibauh cingqcaih deng sonjsieng, hoeng gij binghdoeg ganhyenz mizyouq ndaw daepsibauh, mwh ndangvunz rengzdingjbingh daezsang roxnaeuz yungh ganhyaujsu yw bingh, cawzseuq gij binghdoeg ndaw sibauh couh yaek buqvaih daepsibauh, gwnz linzcangz ciengzseiz yawj daengz ALT mingzyienj swnghwnj duenh seizgeiz ndeu le, yizhingz ganhyenz e gangyenz couh cienj yaem, ciepdwk ALT hix doekdaemq cingqciengz, neix dwg gij saeh ndei ndeu, gangjmingz ndaw ndang cingqcaih cawzseuq bingh-doeg. Danghnaeuz ciengzgeiz ALT swng sang, binghdoeg fukceiq mbouj ndaej naenxhaed, daepsibauh mboujduenh sonjvaih, neix

youh dwg gij saeh mbouj ndei ndeu. Dangyienz gij yienzaen *ALT* swnghwnj
gig lai, wnggai cingj canghyw ganhyenz conhgoh bae cazbingh.

Cunghyih ywdoj bencwng bae yw bingh, doiq diuzcez mamx dungx、
gaijndei gij goengnaengz aendaep miz cozyung haemq ndei, hoeng doiq gij yw
dingj binghdoeg haenx, lij wnggai gyagiengz baizcaz caeuq guhndei.

Doeklaeng wnggai rox daengz youq dangqnaj lij caengz miz gij yw dingj
binghdoeg daegbied miz yaugoj yiengh cingzgvang neix lajde, gyoebhab yw
bingh dwg cujyau, youq gwnz giekdaej cingjdaej yw bingh, faen cingcuj
binghcingz fazcanj gij cujyau mauzdun mbouj doengz duenhmbaek caeuq
mbouj doengz duenhmbaek fuengmienh, bencwng cunghab lienzhab yw
bingh, binghganhyenz couh ndaej bienq ndei, yw binghganhyenz itdingh aeu
cingj canghyw ganhyenz conhgoh daeuj yw, ciengeiz mbouj ndaej dingq
bouxwnq luenh gangj, roxnaeuz yawj gvangjgau gwn yw, yienghneix couh
deng ngaiznguh binghcingz engqlij gyanaek aen rap aendaep.

Binghganhyenz Mbouj Dwg Guk

Guek raeuz dwg giz dieg yungzheih baenz binghganhyenz, aenvih doiq
binghganhyenz giepnoix hidungj liujgaij, seizneix gwnz biengz miz mbangj
vunz miz cungj simleix lau binghganhyenz, dawz binghganhyenz dangbaenz
baedraq, doengh boux vunz "gangj binghganhyenz saeknaj bienq" dauqcawq
miz, saeklaeuq baenz binghganhyenz, simcingz nyapnyuk, cingsaenz
gaenjcieng, yousim dangqmaz, sien naemj daengz dwg binghganhyenz →
daep bienq ndongj → daep baenz ngaiz sam yamq, lumjbaenz baenz
binghganhyenz, couhsuenq mbouj buenq "swjhingz", hix dwg "swjvanj"
roxnaeuz "naengh lauz mbouj miz geizhanh" lo, caemhcaiq gij vunz
seiqhenz, hix dawz boux baenz binghganhyenz yawj baenz guk yak, mbouj
gamj depgyawj, boux baenz binghganhyenz youq danhvei、youq ndawranz,
baenz boix deng yawjcuij caeuq mbouj dawz haeujsim, baenzneix youh
demgya gij simleix rapdawz caeuq atlig boux baenz binghganhyenz. Gizsaed,
binghganhyenz cix mbouj dwg siengjsiengq yienghhaenx dwglau, ciuq
binghcingz raez dinj, binghganhyenz faen baenz binghganhyenz gipsingq
caeuq ganhyenz menhsingq, boux baenz binghganhyenz gipsingq, itbuen
youq 1 daengz 2 ndwen ndawde couh ndei, mbouj louz saekdi bingh

baihlaeng; ganhyenz menhsingq itbuen haemq nanz, hoeng cijaeu ndaej gibseiz、hidungj、cingqdeng bae ywbingh caeuq gwndaenj diuzleix, binghcingz doengzyiengh ndaej daengz gaemhanh caeuq onjdingh, sawj de mbouj caiq fazcanj roengzbae, gangj daengz mbangj boux vunzbingh fazcanj daengz aen duenhmbaek daep biengq ndongj, mbangj dwg aenvih fatyienh nguh, gaenq fazcanj daengz daep ndongj roxnaeuz ndaw dungx miz raemx lo, cij hainduj bae yihyen yw, lingh bouhfaenh dwg aenvih baenz binghganhyenz le mbouj gibseiz、hidungj、cingqdeng bae yw caeuq yietnaiq, sawj bingh mbouj ndaej gibseiz gaemhanh cix fanfoek fat bingh, doeklaeng cauxbaenz binghganhyenz daep bienq ndongj. Cungjgez gingniemh gyauyin, binghganhyenz mbouj dwg gij bingh yw mbouj ndaej, ceiq youqgaenj dwg aeu daj sam fuengmienh louzsim: Soujsien dwg vaiqdi fatyienh, baez raen miz dungxfan、mbwq youz、mbouj ngah gwn roxnaeuz naetnaiq、dungx- raeng、nyouh henj daengj binghyiengh seiz, wnggai vaiqdi genjcaz gij goengnaengz aendaep caeuq mizgven ganhyenz bingduzyoz cijbyauh; daihngeih dwg gibseiz yw; daihsam dwg gwndaenj diuzleix. Gvendaengz song diemj baihlaeng, lajneix raeuz lij aeu faenbied ciengzsaeq lwnhgangj. Sam fuengmienh neix cungj guh daengz le, dou guh canghyw binghdaep, saenq gij binghganhyenz mwngz mboujguenj dwg gipsingq、menhsingq, cungj ndaej gaemhanh engqlij yw ndei.

Gij Fuengfap "Ciengxndang" Boux Baenz Binghganhyenz

Vahsug gangj "sam faen yw, caet faen ciengx". Yaek siengj hawj binghganhyenz caenhliengh vaiqdi yw ndei, vunzbingh soujsien aeu youq "caet faen ciengx" fuengmienh roengz goengfou. Aeu rox daengz, gij yozvwn "ciengx" bingh neix hung raixcaix.

1. Simcingz Ndei——Baujcang Bingh Hoizfuk

Youq gwnz linzcangz ciengzseiz ndaej yawj daengz, fanzdwg boux simcingz onjdingh simvuen, binghcingz hoizfuk couh swnhleih, hoeng baenz binghganhyenz le, cingsaenz swhsiengj rapdawz naek, baenzngoenz deng "bingh" gauxca, binghcingz hoizfuk itdingh menh. Vihneix, aeu hag rox yw bingh diuz daih'it couhdwg aeu louzsim diuzcez ndei gij simcingz bonjfaenh, baujciz gij simleix cangqheiq, aeu "gawqyienz gaenq daeuj daengz, cix youq roengzdaeuj", simhai sim'angq caeuq gij eiqceiq giengiengz, neix dwg gij simleix ceiq dijbauj hoenxhingz bingh. Doengzseiz vunzranz doiq vunzbingh hix aeu gvansim ciuqgoq, naihsim fugsaeh, sawj de youq ndaw aen gyadingz heiqfaenh ndei ndeu bae yw bingh, cungj yaugoj neix ciengzseiz beij yw bingh lij lai ndei.

2. Yietnaiq

Sojmiz gij yinhsu gyalai aen rap aendaep roxnaeuz doiq aendaep sonjhaih cungj wnggai baexmienx, ninz gaeuq caeuq ninzcongz, doiq aen daep miz bingh haenx dwg bietdingh aeu guh, aenvih yietnaiq ndaej gemjmbaeu aen rap aendaep caeuq siuhauq gij yezlieng ndaw ndang, doiq daepsibauh deng sieng haenx hoizfuk cangqheiq mizleih. Daegbied dwg ninz youq gwnz congz yietnaiq, ndaej mingzyenj demgya gij lwed lae aendaep. Saedniemh cwngmingz, mwh ninz gij soqliengh lwed lae aendaep beij mwh ndwn hwnjdaeuj demgya 20% ~ 40%, gij lwed lae soqliengh cukgaeuq ndaej baujcwng aendaep yingzyangj caeuq heiqyangj cungfaen gunghawj, doiq yenzcwng fukcangq mizleih. Ndigah miz vunz naeuz ninzcongz yietnaiq dwg "bonjfaenh gag soengq lwed". Dangyienz giengzdiuh ninz youq gwnz congz yietnaiq baenzlawz cungj mbouj dwg "cieddoiq ninz yietnaiq", mbangj boux vunzbingh baenz bingh le di ndeu hix mbouj gamj doengh, baenzngoenz ninz youq gwnz congz, neix hix mbouj miz bizyau, mizseiz caiqlij miz haih dem. Wnggai baenzlawz bae gaemguenj "yietnaiq" ne? Doiq boux baenz bingh gipsingq, youq lwedsaw conjanhmeiz haemq sang, vuengzbiu yienhda youh miz naetnaiq caeuq mbouj siengj gwn doxgaiq daengj binghyiengh seiz, wnggai louzsim habdangq ninzcongz yietnaiq, yawhbienh coisawj bingh-ganhyenz caeuxdi fukcangq, youq vuengzbiu mingzyenj siu bae, bingh-yiengh cugciemh gemjmbaeu le, couh ndaej cugciemh demgya hozdung-liengh, hoeng aeu mbouj roxnyinh naetnaiq guh byauhcunj, yienghneix ndaej demgya aen uk doiq ndangdaej guh goengnaengz diuzcez, caemhcaiq doiq siuvaq caeuq supsou cungj miz ndeicawq. Doiq vunzbingh baenz binghganhyenz menhsingq, mbouj bietdingh aeu giengzdiuh cieddoiq ninzcongz yietnaiq, cix dwg aeu guhhong caeuq yietnaiq giethab, gaengawq gij goengnaengz aendaep onjdingh cingzdoh, habdangq hozdung, hoeng gaej dwgrengz gvaqbouh, doengzseiz aeu haeujsim gwndaenj miz gvilwd, baujciz ninz gaeuq ninz ndei.

3. Gaemhanh Gij Swnghhoz Doxgyau

Boux baenz binghganhyenz vihmaz aeu hanhhaed swnghgoz doxgyau ne? Cunghyih mingzbeg daezok "saekngah siuhauq cingsaenz", "langhngah siengndang". Yienhdaih yihyoz nyinhnaeuz, doxgyau ndaej sawj hezyaz swng sang, diemheiq dinjdet, meg diuq gya vaiq, siuhauq goengrengz haemq lai, caemhcaiq yinxhwnj aendaep giepnoix lwed, giepnoix heiqyangj. Boux vunzbingh baenz ganhyenz gipsingq caeuq geiz hozdunggiz haenx, gij sibauh aendaep caeuq gij goengnaengz dungxsaej de cungj deng itdingh cingzdoh sonjhaih, ndangdaej gaeuqmoq lawhvuenh yaekaeu diuzcingj, goengrengz yaekaeu hoizfuk, ndigah wnggai cieddoiq gimqhaed doxgyau, dang binghcingz onjdingh le, ndaej miz gij doxgyau habdangq, hoeng hix wngdang louzsim hanhhaed. Linghvaih, gohyoz yenzgiu caemh cingqsaed, gij raemxcing boux vunzbingh baenz ganhyenz roxnaeuz gij doxgaiq daj ndaw yinhdau baizok cungj hamz miz gij binghdoeg ganhyenz, doenggvaq doxgyau ndaej cigciep cienzlah hawj gvanbaz, ndigah, boux vunzbingh caeuq boux gvanbaz de aeu gaemhhanh doxgyau.

4. Vihliux Mwngz Caeuq Daihlaeng Mwngz Ndangcangq, Cingj Gaej Simgip Mizndang

Boux baenz binghganhyenz youq cungj cingzgvang bingh mbouj onjdingh lajde, mbouj wnggai simgip bae daiqndang seng lwg, aenvih daiqndang dwg aen sengleix bienqvaq fukcab ndeu, mwh daiqndang aeu miz itdingh soqliengh danbwzciz, youzlauz, dansuij vahozvuz caeuq gak cungj veizswnghsu daengj daeuj boujcung, mwh daiqndang gij lwed cienqhop de hix beij mwh mbouj daiqndang demgya $40\% \sim 50\%$. Mbouj miz saekdi ngeizvaeg, doenghgij neix cungj demgya aen rap aendaep, sawj binghdaep ngaiznyed mbouj ndei roxnaeuz gya naek. Gaengawq gyoebsuenq, mwh daiqndang baenz binghganhyenz, mboujdan binghganhyenz mbouj yungzheih hoizfuk, caemhcaiq lij yungzheih baenz binghganhyenz naek, bingh dai beijlwd hix sang gvaq boux mbouj daiqndang. Caiq gangj, mehdaiqndang baenz yizhingz ganhyenz roxnaeuz bingjhingz ganhyenz seiz, lij aiq dawz binghdoeg cienzlah hawj lwgndawdungx, cauhbaenz caeuxseng, lonlwg, lwgdai ndaw dungx roxnaeuz baez okseng couhdwg "lwg ndaej binghdaep

menhsingq", ndigah, baenz binghganhyenz le, itdingh aeu caj gij goeng-
naengz aendaep onjdingh, daep sonjhaih dauqfuk ndei le caiq daiqndang.

Yingzyangj Gwnndoet Hableix—— Gij Gihbwnj Cosih Yw Binghganhyenz

Gwnndoet hab mbouj hableix, dwg aen hothoh youqgaenj boux baenz
binghganhyenz ndaej mbouj ndaej vaiqdi fukcangq ndeu, gij yingzyangj
hableix de ndaej hoizfuk binghganhyenz miz lai fuengmienh goengnaengz:
①Ndaej gaijndei gij goengnaengz lawhmoq, yawhbienh henhoh gak aen
gi'gvanh cujciz ndaej cingqciengz guh vuzciz lawhmoq; ②Ndaej coicaenh gij
sibauh aendaep deng sienghaih de coihfuk caeuq caiqseng; ③Ndaej dem-
giengz gij cozyung gejdoeg, gemjnoix gij doxgaiq miz doeg de sengbaenz,
coicaenh de faengej caeuq baizok; ④Gyagiengz gij goengnaengz menjyiz
ndangdaej, daezsang gij naengzlig dingjdangj binghdoeg; ⑤Coicaenh gij
yingzyangj cwngzfwn youq ndaw daep cwklouz、cienjdoengh caeuq diuzcez;
⑥Gunghawj gij yingzyangj cwngzfwn cingqciengz yaekaeu caeuq daegbied
yaekaeu haenx; ⑦Fuengzceih binghdaep laebdaeb fatbingh yinxhwnj
yingzyangj giepnoix; ⑧Fuengzceih yingzyangj giepnoix yinxhwnj aendaep
deng sonjhaih. Ndigah, hableix bae anbaiz gij gwnndoet boux baenz
binghganhyenz, doiq coicaenh de fukcangq gig youqgaenj. Boux vunzbingh
youq mwh gipsingq haenx, wngdang cujyau gwn gijgwn liuzciz roxnaeuz
buenqliuzciz、yungzheih siuvaq haenx, ndaej gwn noix lai donq, baujcwng
gunghawj raemx. Gij gwnndoet doengh boux vunzbingh youq geiz hoizfuk,
ndaej gaengawq gij sibgvenq gwnndoet bonjfaenh daeuj diuzcingj, haeujsim
habdangq demgya danbwzciz caeuq veizswnghsu. Hoeng supaeu yingzyangj
aeu habdangq caemhcaiq doxdaengh, geih lai gvaqbouh, mboujnex
mboujdan mbouj miz ndeicawq, dauqfanj gya naek aen rap aendaep,
yinxhwnj siuvaq mbouj ndei caeuq dungxraeng, caiqlij yinxhwnj daep-
youzlauz dem, dajneix miz gij yungyiemj aendaep bienq ndongj.

Boux baenz binghganhyenz youq gwnndoet fuengmienh wnggai louzsim
gijmaz vwndiz ne?

1. Hableix Diuzboiq Danbwzciz

Danbwzciz dwg gij vuzciz giekdaej hawj daepsibauh caeuq gizyawz cujciz deng sonjhaih haenx ndaej coihndei、hungmaj、vuenhmoq，dwg gij yienzliuh rengzdingjdangj ndangvunz（gangdij daengj）. Danbwzciz ndaej sukdinj binghcingz，gemjnoix binghganhyenz bienq menhsingq，ndigah，boux baenz binghganhyenz wnggai gwn gijgwn hamz danbwzciz lai haenx，vunz bingzciengz vihliux veizciz guh gij hong mbaeu moix ngoenz aeu danbwzciz 70 gwz，boux baenz binghganhyenz vihliux doiq daepsibauh coihndei、caiqmaj mizleih，moix ngoenz aeu miz 90～100 gwz danbwzciz.

Danbwzciz faen danbwz doenghduz caeuq danbwz doenghgo，boux baenz binghganhyenz wngdang aeu danbwz doenghduz、doenghgo dapboiq gwn，yienghneix ndaej bouj gij mbouj gaeuq gak cungj danbwzciz，mingzyienj demgya gij beijlwd leihyungh danbwzciz. Gij danbwz doenghduz ndaej doenggvaq nohcing mou、nohcwz、nohyiengz，doihduz caeuq bya、nyauh daengj gunghawj；gij danbwz doenghgo cujyau doenggvaq loih duh caeuq gij doxgaiq aeu duh guhbaenz haenx daezhawj.

Boux baenz daep bienq ndongj、boux baenz megmwnzmwz gauhyaz、aendaep maezngunh haenx，wnggai hanhhaed gwn danbwzciz，baez ndeu、daihliengh gwn gijgwn hamz danbwzciz，aiq hawj hezanh demsang，yaeuhfat daep maezngunh.

2. Gij Banjdaeuz Gwn Cijvaiz

Yingzyangjyozgyah genyi boux baenz binghganhyenz wnggai moix ngoenz gwn 2 cenj cijvaiz. Hoeng doengzyiengh gwn cijvaiz，gwnndoet mbouj doengz aeu ndaej yaugoj daih mbouj doxdoengz. Lumjbaenz miz mbangj vunz gwn cijvaiz haengj gya haujlai dangz，cix mbouj rox dangzoij youq ndaw ndang yaek faengej baenz soemj，caeuq gij gai ndaw cijvaiz giethab le，mboujdan buqvaih yingzyangj，lij yaek demgya mizok sigin，cauhbaenz dungxraeng. Gwn cijvaiz seiz aeu ndwnj gaemz iq，aenvih dungx byouq seiz gaemz hung ndoet cijvaiz，cijvaiz youq ndaw dungx caeuq veisonh cigsoh cozyung，seng baenz gij lauzhaj baenz ndaek hamz danbwzciz soemj haenx，mboujdan doiq supsou mbouj leih，boux dungxsaej hawnyieg lij yaek baenz haexsiq caeuq siuvaq mbouj cingqciengz. Ndigah，gij banjdaeuz gwn cijvaiz dwg：Gaej lai gya dangz，gaej dungxbyouq gwn，wnggai ndwnj gaemz iq.

3. Dangz， Hab Mbouj Hab Gwn

"Baenz binghganhyenz aeu lai gwn dangz"， neix dwg gij nyinhrox vunz bingzciengz. Hoeng boux baenz binghganhyenz dwg mbouj dwg aeu gwn dangz? Dwg mbouj dwg gwn dangz yied lai yied ndei ne? Miz di vunz aiq mbouj cibfaen cingcuj. Gizsaed， boux baenz binghganhyenz gwn dangz aeu "habsik couh dingz"， mbouj dwg gwn dangz yied lai yied ndei.

Gwn dangz doiq boux baenz binghganhyenz miz geij fuengmienh cozyung lajneix. Soujsien dwg gunghawj naengzliengh， youq cungj cingzgvang boux baenz binghganhyenz miz gij binghyiengh siuvaq gyanaek， gwnndoet gemjnoix neix， wnggai habdangq bouj dangz， linghvaih， boux baenz binghganhyenz giepnoix raemxmbei， yinxhwnj siuvaq naengzlig doekdaemq， hoeng dangz dwg gij doxgaiq gunghawj mbouj yungh raemxmbei siuvaq couh ndaej supsou， ndigah boux baenz binghganhyenz habliengh gwn dangz ndaej hawj ndangdaej miz naengzliengh cukgaeuq. Daihngeih， gwn dangz ndaej miz gij cozyung hoh daep、 gej doeg， habliengh gunghawj buzdauzdangz， demgya daepdangzyienz， ndaej demgiengz rengzdingj aendaep， doiq sibauh aen daep hoizfuk caeuq caiqseng mizleih. Caiq gangj， habdangq demgya gij doxgaiq dangzloih ndaw gijgwn， ndaej miz gij cozyung gemjnoix danbwzciz ndaw ndang faengej， baenzneix cix gemjnoix mizok gij doxgaiq hamz dan lawhvuenh， gemjmbaeu anh doiq aen daep gij cozyung miz doeg de. Hoeng lingh fuengmienh， gvaqbouh gwn dangz， hix doiq boux baenz bingh- ganhyenz miz haih. Soujsien， boux baenz binghganhyenz gij goengnaengz daep lawhvuenh miz gazngaih， miz mbangj vunzbingh caiqlij miz binghnyouhdangz ganhyenzsing， doengh boux vunzbingh neix danghnaeuz caiq lai gwn dangz， couh yaek gyanaek binghnyouhdangz ganhyenzsing. Linghvaih， baenz binghganhyenz seiz aenvih siuhauq dangz soqliengh doekdaemq， gij dangz laiyawz ndaw ndang couh cienjvaq baenz lauzhaj， gij lauzhaj neix giet youq ndaw daep cujciz aiq yinxhwnj daepyouzlauz. Dangz gwn lai le， gwn haeux bietyienz yaek gemjnoix， gij yingzyangj ndangvunz aeu yungh haenx miz lai fuengmienh， hoeng dangz dwg gij dansuij vahozvuz dan'it， seizgan raez lo， ndangvunz yingzyangj sup mbouj gaeuq， couh yingjyangj boux vunzbingh ndangcangq. Ndigah， boux baenz binghganhyenz youq mwh siuvaq mbouj ndei、 gwnndoet gemjnoix， wnggai habdangq bouj dangz, hoeng danghnaeuz gwnndoet gaenq hoizfuk cingqciengz, couh mbouj yungh caiq daegbied bouj dangz dem lo. Doiq boux baenz binghnyouhdangz ganhyenzsing haenx, gwn dangz couh engq aeu siujsim, itbuen mbouj aeu gwn.

4. Singjgaeh Binghdaeplauz

Ciengzseiz bungz daengz cungj vunzbingh neix, baenz binghganhyenz le, aenvih hozdungliengh gemjnoix caeuq saejsiuhva binghcingz mingzyienj, ndangnaek aiq miz di doekdaemq, hoeng daengz geiz hoizfuk, saejsiuhva binghcingz siusaet le, "aen dungx daih hai", cungj siengj dawz ndangnaek gig vaiq daezswng hwnjdaeuj, ndigah, cungj mbouj lai saekdi "daih gwn daih ndoet", mizseiz buenq ndwen ndangnaek couh demgya geij gaen. Cix mbouj rox, youq mwh daih gwn daih ndoet, yezlieng ndaw ndang gvaqbouh, mbouj miz dieg siuhauq, cijndei cienjvaq baenz lauzhaj, laeglemx rom youq ndaw daep, doeklaeng cauhbaenz binghdaeplauz, hawj binghganhyenz hoizfuk caeuq yw bingh demgya nanzdoh. Vihneix, boux baenz binghganhyenz youq hoizfuk cogeiz, ciengeiz mbouj ndaej daih gwn daih ndoet, hawj ndangnaek demgya daiq vaiq, doengzseiz hix aeu habdangq hanhhaed gwn youzlauz, ndaej yungh youzdoenghgo dingjlawh youzdoenghduz, lumj gijgwn hamz youzlauz haemq lai haenx, boux baenz binghganhyenz mbouj hab lai gwn.

5. Veizswnghsu Aeu Cukgaeuq、Cienzmienh

Boux baenz binghganhyenz youq gwnndoet ndawde wngdang miz soqliengh cukgaeuq、lai cungj veizswnghsu, doenghgij veizswnghsu neix cujyau doenggvaq byaekheu singjsien caeuq lwgmak daeuj boujcung. Lwgmak cawz le hamz miz veizswnghsu C、huzlozbozsu gig lai caeuq gyazyenz、lai cungj anhgihsonh caixvaih, lij dwg gij goekgaen ndei gai、linz、diet、doengz、mungj daengj vuzgihyenz, hoeng fanzsaeh cungj aeu "habliengh", lwgmak gwn daiq lai hix yaek gya naek aen rap siuhva gi'gvanh, yinxhwnj gij goengnaengz siuvaq caeuq supsou gazngaih, lumj makgam gwn lai le yungzheih "hwnjhuj", yinxhwnj conghhoz foeg in、singyaem hep, makleiz gwn lai aiq sieng aendungx, lwgndae gwn lai le, haex couh hawqsauj daengj.

6. Laeuj——Vunzdig Aendaep

Ciujcingh ndaej cigsoh sonjhaih daepsibauh, coicaenh youzlauz youq daepsibauh caemcwk. Laeuj doiq aendaep sonjhaih cingzdoh caeuq gij noengzdoh ciujcingh baenz cingqbeij, aenvih aendaep rap miz gij yinvu naekgywg dawz ciujcingh daj ndaw lwed cawz bae haenx, aendaep dwg baez di baez di menhmenh cawz bae gij ciujcingh ndaw lwed, moix aen cungdaeuz cij ndaej cawzseuq 15 hauzgwz, neix hix couhdwg vihmaz haemhgonq daihliengh gwn laeuj yaek yingjyangz daengz ngoenz daihngeih banhaet. Gaengawq baudauj, vunz cingqciengz itbuen moix ngoenz gwn laeuj 40 gwz (dangq 40 doh laeujhau 2 liengx), laebdaeb gwn laeuj 5 bi couh yinxhwnj binghganhyenz. Boux baenz binghganhyenz gipsingq seiz ndumjyouq haenx, aenvih gwn laeuj lai ndaej sawqmwh baenz daep nyiegnaiq gipsingq, boux baenz binghganhyenz menhsingq daihleingh gwn laeuj baez ndeu, ndaej yinxhwnj ganhyenz hozdung, gikfat baenz vuengzbiu. Boux baenz binghdoeg yizhingz ganhyenz biujmienh gangyenz ciengzgeiz yangzsing haenx, ciengzgeiz gwn laeuj, yungzheih baenz daep bienq ndongj caeuq coicaenh daep bienq ndongj saetbae dingjlawh geiz, lij ndaej coi daep baenz ngaiz, sukdinj souhmingh. Vihneix, wnggai gangj laeuj caeuq daep dwg dox doiqdingj, boux baenz binghdaep wngdang roengz gietsim gaiq laeuj.

7. Binghdaep Mbouj Souh Bouj

Boux baenz binghdaep lai miz gij bingh ndang hwngqcaep cwk saek daengj, itbuen dwg geih aeu gwn doxgaiq bouj, daegbied dwg gijgwn daih bouj lumjbaenz yinzsinh, byayienz daengj. Danghnaeuz binghdaep lij caengz cienzbouh onjdingh, gwn gijgwn bouj lai aiq yinxhwnj gij goengnaengz aendaep fubfab hwnjroengz, ndigah itdingh aeu geiqmaenh: "Binghdaep mbouj souh bouj."

Yungh Gijyw Ywbingh

1. Miz Bingh Mbouj Ndaej Luenh Ra Canghyw

Youq gwnz bauqceij, gwnz cazci, gwnz gvangjbo, moix ngoenz cungj ndaej yawj daengz, dingq daengz gaisau gijyw yw binghganhyenz, mienhdoiq baenzlai yw, cungj mbouj ndaej cungj dawz daeuj gwn ba? Aeu roxdaengz ndaw daep aen vagunghcangj neix, rapdawz gij cozyung doiq gij doxgaiq vayoz、gijyw daengj haeuj daengz ndangvunz guh gejdoeg. Doenghgij doxgaiq neix cungj aeu ginggvaq aendaep dingjlawh, gejdoeg le hawj aenmak baiz okbae. Luenh yungh ywbaujdaep bietyienz demgya aen rap aendaep, doiq gij goengnaengz aendaep bonjlaiz couh mbouj caezcienz haenx daeuj gangj, couhdwg "gwnz nae gya mwi", mbangj gijyw lij yingjyangj gijgwn caeuq siuvaq, gwn le gij binghyiengh saejsiuvaq bouxbingh engq gyanaek, daegbied dwg doiq mbangj di "maedfueng" "bienfueng", engq mbouj ndaej genj daeuj couh yungh, loih yw neix dingzlai doegsingq fucozyung hung, gwn mbouj habdangq yaek yinxhwnj fanjwngq youqgaenj. Baenzlawz genj ne? Neix couh aeu dingq gij yigen boux canghyw miz gingniemh haenx lo, doiq boux baenz binghganhyenz daeuj gangj, gij goengnaengz mbouj doengz de (gipsingq、menhsingq)、mbouj doengz binghgeiz (geiz hozdung、geizdingzdaengx)、gij menjyiz cangdai mbouj doengz caeuq gij goengnaengz aendaep gak fuengmienh (baudaengz gij goengnaengz danjhungzciz lawhmoq、dangz lawhmoq、danbwzciz lawhmoq caeuq gietlwed gihci daengj)、gij habwngq caeuq genj yungh yw de hix mbouj doengz. Ndigah, boux baenz binghganhyenz itdingh aeu youq canghyw cijdauj lajde fugcoengz canghyw cienzmienh anbaiz, ciuq giva gwn yw, miz bingh luenh ra canghyw、luenh gwn yw haenx itdingh mbouj ndaej guh.

2. Gij Yw Dingj Binghdoeg Mbouj Dwg Fanhnaengz

(1) Boux vunzbingh lawz hab yungh gij yw dingj binghdoeg: Binghdoeg ganhyenz dwg aen fuengzcug hung ndeu, ndaw aen fuengzcug hung neix, seizneix ciengzseiz raen miz gyaz、yiz、bingj、dingh、vu 5 cungj ganhyenz. 5 cungj binghganhyenz neix cungj ndaej baenz binghganhyenz gipsingq, hoeng gaenjcij yizhingz、bingjhingz caeuq dinghingz ganhyenz haemq yungzheih baenz binghganhyenz menhsingq. Aenvih binghganhyenz gipsingq miz gij singqcaet gag hanhhaed, vunzbingh ndaej cienzbouh fukcangq. Ndigah, gij yw dingjbinghdoeg cujyau yungh youq yiz、bingj caeuq dingh sam yiengh binghganhyenz. Hoeng sam yiengh binghganhyenz neix hix mbouj dwg cungj hab yungh gij yw dingj binghdoeg, doiq yizhingz ganhyenz daeuj gangj, bouxbingh yizhingz ganhyenz menhsingq cingq dwg youq mwh binghdoeg fukceiq de, sawjyungh ganhyaujsu ywbingh haemq mizyauq,

mwhneix bouxbingh yizhingz ganhyenz de ciengzseiz miz *e* gangyenz
yangzsing、conjanhmeiz mbouj cingqciengz daengj daegdiemj. Aenvih
bingjhingz ganhyenz gipsingq cienjbienq baenz menhsingq gihvei hung,
ndigah doiq boux vunzbingh bingjhingz ganhyenz daeuj gangj, yied caeux
sawjyungh gij yw dingj binghdoeg yied ndei. Doiq boux vunzbingh gaenq
fazcanj daengz daep ndongj haenx, sawjyungh gij yw dingj binghdoeg couh
aeu siujsim nyinhcaen, aenvih miz mbangj yw dingj binghdoeg fucozyung
hung, sawjyungh le yaek yinxhwnj gij goengnaengz aendaep hwnjroengz.
Boux vunzbingh daep bienq ndongj danghnaeuz sawjyungh mbouj habdangq,
couh yaek yinxhwnj gij goengnaengz aendaep bienq rwix, ndigah itdingh aeu
siujsim nyinhcaen.

(2) Gij cungjloih caeuq gij yaugoj yw dingj binghdoeg: Dangqnaj, gij
yw dingj binghdoeg ciengzseiz yungh haenx cujyau miz ganhyaujsu、
danhlinzsonh ahdangzsenganh、vuzvanzniujganh、bingduzco caeuq mbangj di
ywdoj, lumjbaenz rag sanhdougwnh、mbawfaexhaemz mbawlaj daengj. Gij
ganhyenz mbouj doengz loihhingz, genjaeu gij yw dingj binghdoeg mbouj
doengz. Lumjbaenz yizhingz ganhyenz cujyau ndaej genjaeu ganhyaujsu、
danhlinzsonh ahdangzganhsen、vuzvanzniujganh daengj; bingjhingz ganh-
yenz cujyau genjaeu ganhyaujsu、bingduzco daeuj yw. Gij cigndaej ceijok de
dwg, couhcinj sawjyungh doengh gij yw dingj binghdoeg neix, gij yaugoj
ywbingh de hix mbouj dwg gig ndei, caemhcaiq miz mbangj vunzbingh dingz
yungh yw le, binghcingz yaek caiq fukfat. Mbangj di gvangjgau meizdij
baudauj senhconz gvaq gij beijlwd moux cungj yw ndaej sawj yizhingz
ganhyenz biujmienh gangyenz cienj yaem gij beijlwd de dabdaengz 50% ～
60%, lij miz di gvangjgau senhconz gij beijlwd yw gyoengqde doiq yizhingz
ganhyenz *e* gangyenz cienj yaem de dabdaengz 80%～90% daengj, doengh
gijneix cungj dwg gij senhconz mbouj gohyoz, ciengeiz mbouj ndaej seizbienh
saenq, engq mbouj ndaej seizbienh luenh yungh. Gij yw dingj binghdoeg
itdingh aeu youq canghyw miz gingniemh haenx cijdauj lajde bae gwn.

(3) Haeujsim gij fucozyung yw dingj binghdoeg: Gij yw dingj
binghdoeg cungj miz mbangj di fucozyung, ndigah youq mwh yungh gij yw
dingj binghdoeg daeuj ywbingh, itdingh aeu maedcaed cazyawj miz mbouj
miz fatseng fucozyung. Gij fucozyung ganhyaujsu ciengzseiz raen haenx miz

fatndat、 yienghsiengq baenz dwgliengz、 byoemgyaeuj loenq、 ndaw lwed bwzsibauh caeuq hezsiujbanj doekdaemq daengj; gij fucozyung danlinzsonh ahdangzbauhganh cawz miz binghyiengh saejsiuvaq caixvaih, cujyau miz sinzgingh naengnoh in; bingduzco ndaej yinxhwnj yungzhezsing binzhez daengj. Danghnaeuz doenghgij fucozyung neix fatyienh gibseiz, dingz yw le couh ndaej hoizfuk, ndigah youq mwh yungh gij yw dingj binghdoeg, doengzseiz aeu maedcaed cazyawj miz mbouj miz fucozyung.

3. Gij Yw Menjyiz Diuzcez

Yw binghdoegsingq ganhyenz, aen fuengfap youqgaenj daihngeih dwg sawjyungh gij yw menjyiz daeuj diuzcez, hix couhdwg naeuz, doenggvaq diuzcez caeuq daezsang gij menjyiz goengnaengz bonjndang vunzbingh daeuj siumied binghdoeg, sawj bingh bienq ndei. Doenghgij yw neix baudaengz menjyiz hwzdangz hwzsonh、 conjyiz yinhswj、 yunghsendai caeuq gak cungj doxgaiq hamz dangz lai, beijlumj raetrang dangz lai、 moulingz dangz lai daengj. Hoeng gij menjyiz goengnaengz boux baenz binghdoegsingq ganhyenz luenhlab dwg aen vwndiz haemq fukcab ndeu, gij linzcangz loihhingz mbouj doengz caeuq gij godij mbouj doengz de menjyiz goengnaengz hix miz di mbouj doengz, aenvih doenghgij yw neix wnggai youq mwh liujgaij vunzbingh gij cangdai cienzmienh menjyiz goengnaengz haenx sawjyungh, aeu "miz muzdiz bae guh" "ciuq vunz bae dingh", cijndaej miz gij yaugoj ywbingh habhoz.

4. Baujhoh Daepsibauh、 Gaijndei Gij Goengnaengz Daep、 Gaijndei Aendaep Cienqhop、 Ywbingh Fuengzre Aendaep Bienq Senhveiz

Gij yw fuengmienh neix gig lai, moix cungj yw miz gij cozyung mbouj doengz de caeuq hab'wngq gij binghyiengh de, lumjbaenz miz mbangj yw gyangq meiz yaugoj ndei, miz mbangj doiq vuengzbiu yaugoj ndei, miz mbangj ndaej bangcoh youzlauz lawhvuenh, miz mbangj ndaej diuzcingj danbwz lawhvuenh, ndaej gaengawq gij cingzgvang moix boux vunzbingh, youq canghyw cijdauj lajde genj yungh 1～2 cungj yw daeuj gwn. Linghvaih, boux baenz binghganhyenz aeu haeujsim, gij goengnaengz aendaep hoizfuk cingqciengz le, wnggai laebdaeb gwn yw duenh seizgan ndeu, yienzhaeuh menhmenh dingz yw, mienxndaej fukfat.

Yw Bouxraekdawz *HBsAg* Mbouj Miz Binghyiengh

Gij binghdoeg yizhingz ganhyenz lahdawz vunzlai le, cawz le mizok gak cungj loihhingz boux vunzbingh linzcangz de, lij miz haujlai bouxraekdawz *HBsAg* mbouj miz binghyiengh, neix dwg cungj biujyienh hingzsik youqgaenj lahdawz binghdoeg yizhingz ganhyenz, hix dwg aen laizloh youqgaenj lahdawz yizhingz ganhyenz. Seizneix, dingzlai yozcej nyinhnaeuz, cauhbaenz bouxraekdawz *HBsAg* mbouj miz binghyiengh caeuq gij goengnaengz menjyiz aenndang bouxbingh haemq daemq mizgven, daegbied dwg youq mwh mehlwg cienzlah、seiz lwgnding deng lahdawz roxnaeuz vunzzhung dijgang naengzlig haemq nyieg haenx, ciepdaengz binghdoeg yizhingh ganhyenz le deng lahdawz, binghdoeg caeuq ndangdaej cawqyouq cungj cangdai caez youq, cauhbaenz *HBsAg* ciengzgeiz raekdawz. Yiengh vunz lawz cij deng duenqdingh dwg boux raekdawz binghdoeg mbouj miz binghyiengh ne? Fanzdwg lwedsaw dwg *HBsAg* yangzsing, mbouj miz gij bingh linzcangz、daejcwng binghganhyenz haenx, gak hangh goengnaengz cijbyauh cungj cingqciengz, ginggvaq 6 ndwen cazyawj lij mbouj miz bienqvaq, heuhguh boux raekdawz *HBsAg* mbouj miz binghyiengh. Raekdawz lienzdaemh seizgan raez ndaej geij bi、geijcib bi, mizseiz lij raekdawz daengx ciuhvunz dem. Guek raeuz dwg giz dieg binghdoeg yizhingz ganhyenz lahdawz gig sang, boux raekdawz *HBsAg* mbouj miz binghyiengh de hix haemq lai. Miz di vunz mbat fatyienh swhgeij miz *HBsAg* yangzsing couh gig lau, mizseiz lij nyapnyuk、doeknaiq, dauqcawq ra yw daeuj yw, engq lau fazcanj baenz daep bienq ndongj、daep baenz ngaiz, gag "simvueng dangqmaz", gaenjcieng raixcaix, neix gizsaed mbouj miz bizyau. Gizneix, soujsien yiengq daihgya gaisau gij yienjbienq gocwngz caeuq cienjgvi doengh boux raekdawz *HBsAg* mbouj miz binghyiengh haenx.

Gij cienjgvi boux raekdawz *HBsAg* mbouj miz binghcingz haenx cujyau miz sam fuengmienh lajneix:

（1）Swhyienz cienj yaem: Ginggvaq duenh seizgeiz ndeu, mbangj boux raekdawz miz *HBsAg* haenx ndaej gag cienj yaem, hoeng gij beijlwd swhyienz cienj yaem itbuen haemq daemq.

（2）Raekdawz *HBsAg* mbouj miz binghyiengh lienzdaemh onjdingh haenx: Cungj cangdai neix ndaej lienzdaemh geijbi、geijcib bi engqlij baenz ciuhvunz.

(3) Fatyienh dwg binghganhyenz: Mbangj boux raekdawz binghdoeg youq aen gocwngz mbouj miz binghyiengh de ndaej okyienh goengnaengz aendaep mbouj cingqciengz, fatseng binghganhyenz gipsingq roxnaeuz menhsingq.

Sam cungj cienjgvi gwnzneix, cungj daihngeih ceiq ciengzseiz raen. Yienghneix, boux raekdawz binghdoeg mbouj miz binghyiengh de wnggai baenzlawz yw ne? Soujsien, aeu siucawz gij simcingz gaenjcieng de, aeu rox daengz mwngz dwg boux vunz cingqciengz cix mbouj dwg vunzbingh, sojmiz gij mwngz, baudaengz gwndaenj、guhhong、gijgwn gijyouq cungj ndaej caeuq vunz cingqciengz ityiengh. Dangyienz hix mbouj cienzbouh ityiengh, haenx couhdwg mwngz lahdawz le gij binghdoeg ganhyenz. Vihneix, mwngz yaek beij bouxwnq engq haeujsim baujhoh aendaep mwngz, yaek baexmienx sojmiz gij yinhsu aiq sonjhaih aendaep mwngz haenx, lumjbaenz gwn laeuj、dwgrengz lai、moux di yw aiq sonjhaih aendaep haenx daengj. Daihngeih, aeu louzsim dinghgeiz fukcaz gij goengnaengz aendaep, saeklaeuq gij goengnaengz aen daep mbouj cingqciengz couh aeu gibseiz yw. Daihsam couhdwg gij vwndiz aeu mbouj aeu yungh gij yw dingj binghdoeg. Dingzlai yozcej nyinhnaeuz bouhfaenh vunz neix mbouj itdingh aeu sawjyungh gij yw dingj binghdoeg daeuj yw. Ceiq youqgaenj dwg aeu dinghgeiz bae cazyawj gij goengnaengz aendaep, yawhbienh saeklaeuq gij goengnaengz aen daep mbouj cingqciengz couh ndaej vaiq yw ndei, mwhneix aeu dingj binghdoeg bae yw, gij yaugoj de couh aiq beij gij goengnaengz aen daep cingqciengz seiz lai ndei haujlai. Dangyienz, boux raek *HBsAg* mbouj miz binghyiengh haenx aenvih raekdawz binghdoeg, miz itdingh singqcaet cienzlah, ndigah ndawranz danghnaeuz raen miz boux raekdawz *HBsAg* mbouj miz binghyiengh, gizyawz vunz wngdang gibseiz aeu lwed bae genjcaz gij goengnaengz aendaep caeuq yizhingz ganhyenz gangyenz、gangdij. Danghnaeuz cingqcaen mbouj lahdawz gij binghdoeg yizhingz ganhyenz, couh wnggai dajcim yizhingz ganhyenz yizmyauz, coisawj aenndang miz gang-*HBs*, yienghneix couh ndaej baujhoh mbouj deng gij binghdoeg yizhingz ganhyenz lahdawz lo.

Guenjleix Boux Binghganhyenz Gwndaenj、Gwnndoet

Cawz bouhfaenh binghganhyenz ndaej youq mwh gipsingq seizgeiz daengzdaej yw ndei caixvaih, gwnz biengz binghganhyenz menhsingq daihliengh mizyouq, baenzlawz guh ndei guenjleix gij gwndaenj caeuq gwnndoet doiq fuengzceih binghhdaep miz eiqngeih youqgaenj.

(1) Haeujsim siudoeg gekliz, baexmienx cienzlah: Vunz Cungguek vihmaz baenz binghganhyenz baenzneix lai, cawz vunz lai, boux baenz binghganhyenz soqliengh lai caixvaih, gij sibgvenq gwnndoet gwndaenj hix miz di cozyung cienzlah, hix mbouj ndaej yawjlawq. Daihgya youq aen vanj ndeu gwn byaek, yungzheih cienzlah bingh, gij vanj dawh boux baenz binghganhyenz aeu cienyungh. Senhconz ndawbiengz saedhengz aen cidu faen haeux, yiemzgek sawjyungh aen sieg goengyungh caeuq gouh dawh nip byaek.

(2) Boux baenz binghganhyenz aeu geih gwn laeuj: Ciujcingh doiq daepsibauh miz gij cozyung cigsoh buqvaih, hix ndaej gyangqdaemq rengz menjyiz sibauh. Miz vunz gyoepsuenq boux ngah gwn laeuj danghnaeuz baenz binghganhyenz 80% baez hainduj couh baenz menhsingq, mbouj miz geiz gipsingq, ndigah gig nanz ndaej daj goekgaen bae yw. Boux baenz binghganhyenz lij mboujduenh gwn laeuj, miz 80% vunz aiq cauxbaenz daep bienq ndongj roxnaeuz daep baenz ngaiz.

(3) Binghganhyenz dwg binghhwngq, gwn ywbouj yungzheih fatndat, doiq ywbingh mbouj leih. Boux baenz binghganhyenz gipsingq roxnaeuz ALT haemq sang engq aeu geih gwn ywbouj. Seizneix gwnz biengz gai haujlai ywbouj, vunzbingh gwn seiz itdingh aeu siujsim, bouj heiq lwed, lai seng ndat, doiq yw binghganhyenz mbouj mizleih. Youq ndaw gij hong linzcangz dou lij raen miz mbangj vunz gwn gij gyaujgwzliz haemq lai de hix "seng ndat" sawj ALT caeuq BIL ciengzgeiz mbouj ndaej hoizfuk cingqciengz. Youq aen seizgeiz ALT mbouj cingqciengz, hab gwn gijgwn citdamh, danbwz sang、veizswnghsu lai, youzlauz noix haenx. Ndaej gwn saekdi daeuhfouh、gyaeqgaeq、byaekheu、lwgraet、haijsinh doengh gijneix, cix noix gwn bya lai, noh lai, byagyazyiz, ywdoj bouj daengj. Gyonj daeuj gangj, boux baenz binghganhyenz geih "hwnjhuj、seng ndat",

gwn youzhaj lai gvaqbouh mbouj yungzheih siuvaq. Linghvaih ndaw biengz cienzgangj gwn dangz ndaej yw binghganhyenz saedcaih dwg cungj lijgaij loeng ndeu, gwn dangzloih, baudaengz gvaqbouh gwn gijgwn denfwnj hix ndaej cauxbaenz binghdaeplauz.

（4） Cingsaenz cangdai caeuq hozdungliengh: Baenzbingh le aeu cingqdeng nyinhrox, gaenxmaenx boiqhab canghyw ywbingh, mbouj ndaej simcingz doekdaemq, simcingz doeknaiq, roxnaeuz simgip gouz baenz mbouj an mbouj onj. Baujciz simcingz vaiqvued, cingqdeng bae doiqdaih. Youq mboengq gipsingq aeu gihbwnj ninz mbonq yietnaiq, caj *ALT*、*BIL* mingzyienj doekdaemq le, ndaej habdangq guh hozdung gig mbaeu. Itbuen binghganhyenz gipsingq aeu haeujsim sam ndwen, binghganhyenz menhsingq aeu haeujsim 6～12 ndwen. Hozdunglieng aeu ciuq bouhloh cugciemh bae guh, mbouj ndaej lienzdaemh ngauzhwnz, mbouj ndaej guh gij saeh yunghrengz haenq haenx, mbouj ndaej dwgrengz gvaqbouh, mbouj ndaej guh gij saeh doxgyau mbouj miz hanhhaed. Gij goengnaengz aen daep bienq ndaej cingqciengz le, gaej sikhaek dingz yw, seizlawz dingz yw roxnaeuz gaij yw aeu dingq gij vahdaengq canghyw.

Doiq doengh boux raekdawz binghdoeg gaenjcij dwg *HBsAg* yangzsing haenx yw bingh aeu miz naihsim, simgip gouz baenz dauqfanj mbouj leih. Doenghgij vunz neix cijaeu mbouj fatseng *ALT* swng sang caeuq miz vuengzbiu yienhda, itbuen ndaej cingqciengz gwndaenj caeuq guhhong. Ciengzseiz vaqniemh gij goengnaengz aendaep（ndaej moix 3 ndwen vaqniemh baez ndeu）, boux baenz binghganhyenz menhsingq de ceiq ndei moix buenq bi guh baez genjcaz *B* Cauh caeuq gyazdaih danbwz, gamcaek miz mbouj miz baenz daep bienq ndongj caeuq daep baenz ngaiz, saeklaeuq fatseng ndaej gibseiz ra canghyw buenqdingh ywbingh, baexmienx caiq bienq rwix, haih daengz sengmingh. Cijaeu louzsim baihgwnz gak diemj, couhcinj HBsAg mbouj cienj yaem hix ndaej bingzan gvaq ciuhvunz.

Cieng Daih 10
Gij Gvanhaeh Binghganhyenz Caeuq Daep Bienq Ndongj、Daep Baenz Ngaiz

Binghganhyenz Caeuq Daep Bienq Ndongj

Seizneix fatyienh gyaz、yiz、bingj、dingh、vu daengj geij cungj binghdoeg yinxhwnj binghganhyenz ndawde，cijmiz gij binghdoeg yizhingz、bingjhingz ganhyenz yinxhwnj menhsingq，yienghneix yinxfat daep bienq ndongj，dinghhingz ganhyenz caeuq yizhingz ganhyenz doengzseiz fatseng，ndigah mbouj guh cienmonz lwnhgangj.

1. Gij Yienzaen Fatseng Daep Bienq Ndongj

Ciengzgeiz gwn laeuj、yingzyangj mbouj ndei、gij yw deng doeg、daep ciengzgeiz cwk lwed、ciengzgeiz cwk raemxmbei caeuq bonjndang menjyiz daengj cungj ndaej cauxbaenz daep bienq ndongj. Hoeng gij ceiq ciengz raen de lij dwg binghganhyenz gvaqlaeng daep bienq ndongj.

Bingzciengz binghganhyenz youq mwh gipsingq daengzdaej yw ndei le mbouj aiq cauxbaenz daep bienq ndongj，binghganhyenz menhsingq，daegbied dwg binghganhyenz menhsingq hodungsing miz bouhfaenh maqhuz lai ndaej fazcanj baenz daep bienq ndongj. Mboujlwnh fatseng cungj bingh lawz、fazcanj gocwngz cungj dwg hoemz foeggawh、bienqsingq iemq ok、cujciz vaihdai、coihfuk caeuq cujciz caiqseng. Lumjbaenz fatyiemz fazcanj gocwngz haemq vaiq、cujciz coihndei daengzdaej，couh gig noix fatseng bienq senhveiz. Danghnaeuz aen gocwngz coihfuk deng noizlaeng roengzdaeuj，couh fatseng gij cujciz senhveiz caiqseng，youq ndaw cujciz aendaep couh fatseng le daep bienq ndongj. Gij yienzaen baenz binghganhyenz daep bienq ndongj cujyau miz geij diemj lajneix.

（1）Gij goengnaengz menjyiz vunzbingh mbouj caezcienz，neix ciengzseiz caeuq fuengzcug nem yizconz mizgven，binghganhyenz menhsingq miz gij yienhsiengq gyaranz gyonjcomz. Raeuz youq mwh guh gij hong linzcangz ciengzseiz fatyienh bohmeh baenz daep bienq ndongj caeuq daep baenz ngaiz, gij beijlaeh lwgnyez gyoengqde baenz bingh doengzyiengh de mingzyienj sang gvaq gyoengq vunz cingqciengz. Gij lwgnyez boux baenz binghganhyez menhsingq haenx itbuen gij goengnaengz menjyiz binghdoeg ganhyenz de haemq nyieg, miz gij daegdiemj yungzheih lahdawz, caemhcaiq lahdawz le binghdoeg youh mbouj yungzheih cingcawz, ciengzgeiz raekdawz binghdoeg, conjanhmeiz ciengzseiz fubfab youq aen suijbingz daemq. Mwh baenz bingh lienzdaemh yied nanz yied yungzheih cauxbaenz gij menjyiz bonjfaenh caeuq gizyawz fanjwngq bienqyiengh, engq gya naek le binghcingz. Nanz mbouj ndaej coihfuk, cauxbaenz aendaep bienq senhveiz. Aen cincwngz neix boux caeuq boux mbouj doengz, miz vunz baenz binghganhyenz le 3~5 bi ndawde couh baenz daep bienq ndongj, miz vunz cix gvaq geijcib bi le cij baenz daep bienq ndongj, neix aiq caeuq gij cangdai menjyiz vunzbingh miz gvanhaeh.

（2）Youq mwh caengz baenz binghganhyenz ciengzseiz gwn laeuj roxnaeuz gwn gij yw sonjhaih aendaep, youq gwnz giekdaej aendaep deng sonjhaih, youh baenz binghdoegsingq ganhyenz, daepsibauh vaihdai mbouj yungzheih coihfuk. Miz vunz baenz binghganhyenz le lij gwn laeuj, hawj daep laebdaeb deng sonjsieng, yienghneix ceiq yungzheih baenz daep bienq ndongj. Rog guek miz yozcej yenzgiu cwngmingz, ciujcingh mboujdan ndaej cigsoh sonjhaih aendaep cauxbaenz aendaep bienq senhveiz, engq ndaej gyangqdaemq gij goengnaengz menjyiz daepsibauh, boux lanhlaeuj saeklaeuq baenz binghganhyenz, 80% doxhwnj mbouj miz seiz gipsingq cigsoh couh dwg binghganhyenz menhsingq. Boux baenz bingjhingz ganhyenz deng cienzlah, gij yienzaen de daih dingzlai dwg sawjyungh lwed caeuq gij doxgaiq aeu lwed guhbaenz mizgven, yenzgiu cwngmingz bouxbingh mbouj sawjyungh gij doxgaiq gwnzneix gangj cix baenz bingjhingz ganhyenz ndawde dingzlai lanhlaeuj.

（3）Ganhyenz binghnaek, aendaep baenz benq vaihdai mbouj ndaej gibseiz hoizfuk, cugciemh aeu senhveiz cujciz daeuj dienz gij dieg daihliengh daepsibauh vaihdai le louz roengzdaeuj haenx, gij mbaw iq gezgou aendaep deng buqvaih, cauxbaenz aendaep bienq ndongj vaihdai baenz hoh hung haenx.

Daj binghganhyenz menhsingq daengz daep bienq ndongj dwg aen gocwngz cugciemh yienjbienq ndeu, daj seizlawz hainduj couh bienqbaenz daep bienq ndongj, youq gwnz linzcangz mbouj miz saekdi gyaiqhanh mingzyienj ndeu.

Aendaep boux baenz daep bienq ndongj aenvih bienq senhveiz cix cugciemh bienq iq, daegbied aeu mbaw gvaz bienq iq yienhda, doengzseiz buenx miz aenmamx bienq hung. Mbaw swix bienq iq haemq menh, vihneix ciengz heuh daep bienq ndongj baenz "daep suk aenmamx hung". Seiqhenz aendaep mbouj caezcingj gumzgamz mbouj bingz, yawj ndaej ok biujmienh aendaep miz gij baenz hoh hung iq mbouj doxdoengz.

Gij linzcangz biujyienh daep bienq ndongj ndawde dingzlai dwg aenvih gij dunglizyoz lwed gaijbienq cauxbaenz, ndigah, liujgaij gij yienzleix lwed dunglizyoz gaijbienq doiq cekgej caeuq lijgaij gij yienhsiengq linzcangz gig youqgaenj.

Aenvih aendaep bienq senhveiz, aen congz sailwed bwnsaeq ndaw daep gemjnoix, sawj doenghmeg aendaep gung lwed gemjnoix sawj gij goeng-naengz aendaep mbouj yungzheih hoizfuk. Megmwnzmwz hidungj deng at riuzdoeng mbouj swnh cix cauxbaenz megmwnzmwz gauhyaz, youq mwh B Cauh genjcaz ndaej fatyienh megmwnzmwz cujyau dwg aenvih ndaw daep riuzdoeng mbouj swnh cix lwed cwk gya'gvangq, neix ciengzseiz dwg aen baengzgawq buenqdingh daep bienq ndongj ndeu. Megmwnzmwz gauhyaz ndaej sawj diuz megcingmwz aenmamx、megcingmwz gwnz daephimoz、megcingmwz youq laj saejhimoz riuzdoeng deng laengz, baenzneix boux baenz daep bienq ndongj couh yinxhwnj aenmamx foeggawh hung, gij megcingmwz gya'gvangq roxnaeuz gozbongz.

2. Gij Yingjsiengyoz Duenqbingh Daep Bienq Ndongj

Doenghbaez buenqdingh aendaep bienq ndongj lai baengh gij yienghsiengq linzcangz、daejcwng, daegbied dwg aeu dungx cwk raemx、saihoz megcingmwz gozbongz、aenmamx majhung, gij goengnaengz aenmamx hwnghwnj (bwzsibauh、hezsiujbanj gemjnoix) guh baengzgawq. Hoeng, mwh ok doengh gij cingzgvang neix, gaenq gvihaeuj aen daep bienq ndongj geizlaeng. Seizneix riengz gij fuengfap duenqbingh yingjsiengyoz fazcanj, gaenq ndaej haemq caeux fatyienh gij binghleix daep bienq ndongj gaijbienq, baenzneix couh sawj daep bienq ndongj ndaej geizcaeux yw, daezsang ywbingh yaugoj, gyangqdaemq gij beijlwd dai bae.

Doenggvaq genjcaz saihoz cauhyingj caeuq veiging, ndaej fatyienh megcingmwz saihoz gozbongz, caemhcaiq ndaej doenggvaq neigveihging youq giz megcingmwz gozbongz haenx gya haeuj ywbienqndongj daeuj sawj de bienq ndongj, fuengzre megcingmwz saihoz gozbongz buqdek ok lwed, boux gaenq ok lwed hix ndaej doenggvaq neigveihging bae gipgouq cawqleix. Guh B Cauh genjcaz ndaej gibseiz raen aendaep youq hingzdaiyoz fuengmienh gaijbienq, biujyienh baenz singhap mbouj yinz, miz mbaw iq gyaj caeuq gij ronghdiemj aenvih ndaw daep bienq senhveiz cauxbaenz haenx, ndaej raen megmwnzcingmwz gyahung、aenmamx hung、megmwnzcingmwz aenmamx gyahung daengj. Doenggvaq B Cauh genjcaz, lij ndaej cinjdeng bae caekrau gij raemx ndaw dungx miz mbouj miz caeuq miz geijlai. Aenvih wngqyungh cauhswnghboh, seizneix buenqdingh daep bienq ndongj gaenq mbouj hojnanz lo.

Mizseiz gij baenz hoh daep bienq ndongj caeuq gij baenz hoh daep baenz ngaiz, daegbied dwg gij daep baenz ngaiz baenz hoh gyuenluemz, yungh B Cauh genjcaz mbouj yungzheih faenbied. Yungh CT genjcaz, daegbied dwg yungh gij fuengfap megcingmwz dajcim denjci daeuj gyagiengz, daeuj duenqdingh daep baenz ngaiz miz bangcoh gig daih. Bietdingh aeu guh seiz ndaej yungh swzgungcin（MRI）daeuj mingzbeg doekdingh buenqdingh daep bienq ndongj caeuq ndaw daep ciemqvih binghbienq.

3. Gij Yenzcwz Ywbingh

Doiq boux baenz daep bienq ndongj, ywbingh haemq fukcab, binghcingz bienqvaq haemq daih, binghgyoeb haemq lai, aeu cadawz cujyau mauzdun.

（1）Yw mwh baenz daep goengnaengz dingjlawh：Cujyau dwg gemjnoix bienq senhveiz, seizneix raeuz nyinhnaeuz gij fuengfap mizyauq dwg gwn ywdoj, siu ndat gej doeg、cangq aenmamx leix heiq、hoengh lwed vaq cwk guh yenzcwz. Baujciz ALT caeuq BIL youq ndaw fanzveiz cingqciengz roxnaeuz gihbwnj cingqciengz. Fuengzre lwedgiengh bwzdanbwz cugciemh gemjnoix. Gij goengnaengz aenmamx hwnghwnj、lwedsiujbanj、bwzsibauh gemjnoix haenx ndaej gwn gij yw fuzfangh whgyauhciengh、sahganhcunz、 veizswnghsu B_4 daengj. Mboengqneix raeuz yenzgiu youq B Cauh daxyinx lajde youq ndaw aenmamx foeggawh de gyahaeuj gij ciujcingh mbouj miz raemx, hawj de miz mbangj vaihdai、bienq ndongj, dangq mbangj aenmamx gvej bae coi lwedsiujbanj、bwzsibauh dauq swng. Itbuen yw 5 ~ 6 baez le couh miz yaugoj yienhda. Lwedsiujbanj ndaej daj $20 \times 10^9/$ swng swng daengz (50~ 70) $\times 10^9/$swng, miz mbangj ndaej swng daengz $110 \times 10^9/$swng doxhwnj, bwzsibauh ndaej daj $10^9/$swng swng daengz $3 \times 10^9/$swng, miz mbangj ndaej dabdaengz $5 \times 10^9/$swng doxhwnj. Dou gaenq yw 10 boux binghlaeh, moix boux binghlaeh hwnjsang cingzgvang mbouj doxdoengz, hoeng cienzbouh mizyauq. Bietdingh aeu guh seiz ndaej guh soujsuz gemj bae bouhfaenh mamx daeuj gaemhanh gij goengnaengz aenmamx hwnghwnj.

(2) Gij saihoz daep bienq ndongj caeuq gij megcingmwz daj lajdungx gozbongz buqdek ok lwed dwg gij binghgyoeb sienghaih daengz sengmingh. Dangqnaj lai yungh gij ywfap megcingmwz saihoz gyahaeuj ywbienqndongj. Danghnaeuz boux gaenq ok lwed haenx, cawz yungh gij yw dingz lwed、gij guenj sanhgyangh apbik ciengzseiz yungh caixvaih, seizneix ciengzseiz yungh sandwzding ginggvaq megcingmwz ndik haeujbae, gij yaugoj ywbingh haemq ndei. Hoeng gij ywfap gwnzneix gaenjcij miz saekseiz yauqgoj. Aeu yw daengzdaej bae, itdingh aeu gemj daemq gauhyaz megmwnzcingmwz. Fanjfoek ok lwed roxnaeuz dungx cwk raemx、goengnaengz aenmamx hwnghwnj mingzyienj haenx ndaej guh soujsuz daeuj yw.

(3) Yw dungx cwk raemx: Doenghbaez lai yungh gij fuengfap yw leih nyouh caeuq bouj bwzdanbwz ndangvunz、gwn gyu noix daeuj ywbingh. Lai bi saedguh cwngmingz doenghgij ywfap neix cijndaej gaijgez gij vwndiz saek seiz. Yungh gij fuengfap neix nanz le ywbingh yaugoj doekdaemq, danghnaeuz mboujduenh demgya gij soqliengh yw, cix fatseng dungx cwk raemx、dengaijciz bingzyaenx luenhlab、dihgyaz、dihnaz、lwedliengh sinzvanz mbouj gaeuq, caemhcaiq aenmak lwedliengh sinzvanz mbouj gaeuq, gij beijlwd aenmak lawhnyouh doekdaemq cix nyouh noix engqlij mbouj miz nyouh, fatseng daepmak binghcunghab. Miz mbangj cix yaeuhfat daep maezmuenh、oklwed、lahdawz couh dai bae. Ra gij yienzaen de、couhdwg gij ywfap gwnzneix gangj haenx gaenjcij dwg cawqleix gij binghyiengh

baihroeg, mbouj ndaej gaijgez doengh gij gihbwnj yienzaen fatseng daep bienq ndongj. Daep bienq senhveiz、megmwnzmwz gauhyaz、cauhguh bwzdanbwz naengzlig daemq daengj, bingq mbouj aenvih leih nyouh cix miz di gaijndei, ndigah geizgyae ywbingh yaugoj yaez.

Gaenh geij bi neix raeuz yenzgiu yungh cunghyih ywdoj "aen fap vwnhyangz yinx raemx" yw daep bienq ndongj ndaw dungx cwk raemx, aeu ndaej ywbingh yaugoj haemq ndei. Gihbwnj fuengfap: Vangzgiz、bwzsuz、fuzlingz、cuhlingz、gveicih、hingsauj、cifuswj、naeng dungx hung、naeng lwgfaeg、hanfangzgij、houbuz、danhsinh、cwzlanz.

Gij yunghliengh de ndaej riengz bingh gya gemj, doiq aen dungx cwk raemx aenmamx mak yiengz haw de, linzcangz biujyienh saeknaj hausak、gen ga gyoet nit、boux ga foeg haenx ywbingh yaugoj yienhda, boux saeknaj amq de、boux ga mbouj foeg haenx ywbingh yaugoj haemq yaez, hoeng doiq siubae dungx cwk raemx cix mizyauq. Dou ginggvaq linzcangz caeuq doenghduz saedniemh yenzgiu cingqsaed, aen ywfap neix dwg aeu fuswj、hingsauj、gveicih daengj yw dabdaengz gij cozyung doeng daengz sam ciuh, vwnhyangz leih raemx, yungh gij yawjfap cunghyih sihyih giethab daeuj yawj, de doenggvaq gij yw yezsing sawj lwed lae suzdu gya'gvangq, sailwed gyadaih, sawj gij raemx ndaw dungx caeuq gij raemx ndaw cujciz dauqma daengz ndaw lwed sinzvanz bae, daezsang le lwed sinzvanz, baenzneix couh sawj gij soqliengh aenmak lawhraemx demgya, baiz ok raemx, dabdaengz gij cozyung siu doiq raemx ndaw dungx caeuq foegfouz. Miz haujlai vunz nyinhnaeuz boux baenz daep bienq ndongj bonjlaiz couh bak haemz hoz hawq、naengbak hawqsauj, caiq gwn cungj yw'ndat neix baenzlawz ndaej, rox mbouj rox yinxhwnj ok lwed? Saedsaeh gij yienghsiengq vunzbingh gwnzneix soj gangj, ciengzciengz dwg aenvih gij liengh lwed sinzvanz mbouj gaeuq cauxbaenz, cunghyih heuhguh gij myaiz mbouj ndaej cienz. Saedsaeh cwngmingz gwn gij yw neix doengh gij yienghsiengq neix dauqfanj bienq ndei lo. Aen fap neix mbouj dwg doenggvaq leih nyouh siubae raemx ndaw dungx, cix dwg hawj raemx lae dauqma le sawj nyouhliengh demlai di, ciengzseiz hix cijmiz 1200～2000 hauzswngh/ngoenz, caeuq cingqciengz moix ngoenz nyouhliengh ca mbouj geijlai. Aenvih byaij diuz miengloh cingqciengz dawz raemx baiz ok rog ndangdaej, coengzlaiz mbouj fatseng cungj yienhsiengq dihgyaz、dihnaz caeuq duet raemx. Gij binghyiengh bouxbingh gaijndei vaiq, daegbied dwg gij foegraemx dungxsaej siu roengz vaiq, siuvaq yienghsiengq gaijndei daegbied yienhda. Aenvih sailwed gya'gvangq, gaijndei le veiz sinzvanz caeuq gij lwed ndaw daep sinzvanz, daezsang le gij gung lwed、gung yangj canggvang sibauh aendaep, sawj gij goengnaengz aendaep cugciemh ndaej hoizfuk, raeuz vaqniemh cizsonhmeiz ronghcingx daengj senhveizva cijbyauh, dingzlai vunzbingh ndaej miz gaijndei.

Dungx cwk raemx haemq lai、ndaw dungx atlig sang gvaqbouh seiz, ndaej ywdoj ywsihyoz caez yungh, caj binghyiengh bienq ndei le cugciemh dingz yungh ywsihyoz, laebdaeb yungh ywdoj daeuj gyamaenh yaugoj ywbingh, fazveih gij cozyung ywsihyoz vaiq youh haenq, yungh gijak ywdoj daeuj bouj gijnyieg ywsihyoz, gemjnoix fucozyung, geizgyae ywbingh yaugoj ndei. Cungj ywfap neix hainduj yenzgiu mbouj geijlai nanz, lij wnggai caenh'itbouh laeb caezcienz, mboujgvaq cunghyih sihyih giethab yw gij bingh dungx cwk raemx daep bienq ndongj, caen miz fazcanj roennaj.

Aenvih dungx cwk raemx、daep bienq ndongj dwg cungj bingh fukcab ndeu, baenz binghgyoeb lai, mizseiz ndaej miz gij yungyiemj haih daengz mingh, vunzbingh lij dwg aeu cingj canghyw cazyw, gaej ciuq danyw aeu yw, gag guh cawqleix.

Binghganhyenz Caeuq Daep Baenz Ngaiz

Binghganhyenz mbouj ndaej gibseiz yw ndei couh miz bouhfaenh yaek fatseng daep baenz ngaiz. Hoeng gij beijlwd baenz gij bingh daep baenz ngaiz caeuq gij beijlwd dai vunz gaenh geij bi neix daeuj miz aen seiqdaeuz cugciemh gyalai, youq guek raeuz aenvih boux daep baenz ngaiz dai bae haenx ciemq baenz ngaiz dai bae baiz daihsam, moix bi dai bae 11 fanh vunz (ndawde vunzsai 8 fanh vunz, mehmbwk 3 fanh vunz), ciemq gij vunzsoq gwnz seiqgyaiq daep baenz ngaiz 45%. Gaengawq Yizbwnj doengjgeiq, gaenh 15 bi daeuj demlai le 2 boix, caemhcaiq gij nienzgeij fat bingh cugciemh bienq oiq. Itbuen geizcaeux fatyienh、geizcaeux ywbingh yaugoj haemq ndei, ndigah, baenzlawz youq geizcaeux fatyienh daep baenz ngaiz ceiq youqgaenj. Aenvih wngqyungh aen linzcangz B Cauh caeuq CT, buenqdingh suijbingz daezsang gig lai, hoeng geizcaeux mbouj miz gij binghyiengh yienhda yungzheih deng yawjlawq, caj vunzbingh miz binghyiengh daeuj ywbingh gaenq dwg geizlaeng lo, saetbae le gij seizgei ndei ywbingh. Baenzlawz cij ndaej geizcaeux duenqbingh daep baenz ngaiz, miz geij diemj lajneix ndaej hawj camgauj.

1. Haeujsim Genjcaz Gyoengqvunz Gig Yungyiemj Haenx

Soj gangj "gyoengqvunz gig yungyiemj", couhdwg gyoengqvunz yungzheih fatseng daep baenz ngaiz haenx. Doengjgeiq swhliu biujmingz boux baenz binghganhyenz menhsingq, boux ciengzgeiz gwn laeuj, boux baenz daep bienq ndongj, gij beijlwd beij gyoengqvunz bingzciengz fat bingh de mingzyienj gya sang. Daengx seiqgyaiq giz dieg fat bingh beijlwd ceiq sang de dwg Baihdoengnamz Yacouh caeuq Baihdoengnamz Feihcouh. Gij daep baenz ngaiz Yacouh lai caeuq yizhingz roxnaeuz bingjhingz ganhyenz miz gvanhaeh, Feihcouh cix gvanhaeh haemq iq. Youq Yizbwnj boux baenz gij bingh daep baenz ngaiz 40% dwg *HBsAg* yangzsing, hoeng Cunghgoz Daizvanh cix sang daengz 90%, daluz guek raeuz 69.1%. Youq Yizbwnj aenvih 20 lai bi daeuj genhciz dajcim yizhingz ganhyenz yizmyauz, gij beijlwd fat bingh yizhingz ganhyenz gaenq doekdaemq, hoeng aenvih soujsuz soengq lwed daengj yienzaen sawj bingjhingz ganhyenz cugciemh demlai, gaenh geij bi daeuj youq guek raeuz hix miz cungj seiqdaeuz neix. Bingjhingz ganhyenz mbouj gibseiz yw ndei, cauxbaenz daep bienq ndongj caemhcaiq bienq yak aiq cauxbaenz daep baenz ngaiz gig daih, seizneix youq boux daep baenz ngaiz ndawde, gang-*HCV* gangdij yangzsing haenx hix miz soqliengh maqhuz lai. Youq Yizbwnj miz mbangj yozcej nyinhnaeuz bingjhingz ganhyenz beij yizhingz ganhyenz engq yungzheih bienq daep baenz ngaiz. Gaengawq gyoebsuenq youq Yizbwnj daep baenz ngaiz ndawde 76.2% dwg daj bingjhingz ganhyenz daeuj, youq guek raeuz dwg 8.3%.

Lanhlaeuj hix dwg gij yienzaen youqgaenj cauxbaenz daep bienq ndongj, caemhcaiq cauxbaenz daep baenz ngaiz. Daegbied dwg gij seiqdaeuz boux baenz binghganhyenz caiq laebdaeb gwn laeuj haemq lai, sawj binghdaep bienq rwix engqgya mingzyienj. Yizbwnj miz vunz gyoebsuenq, youq gwnz giekdaej gwn laeuj deng doeg baenz daep bienq ndongj, bienq rwix sawj daep baenz ngaiz, gij beijlaeh youq ndaw sojmiz boux daep baenz ngaiz de cug bi swng sang, 1976 nienz ciemq 11.8%, daengz 1985 nienz ciemq 25.5%.

Ndigah doengh boux ciengzseiz gwn laeuj haenx hix dwg gyoengq vunz daep baenz ngaiz gig yungyiemj haenx.

Miz mbangj deihfueng cawz ganhyenz binghdoeg fat bingh beijlwd sang, cauxbaenz daep baenz ngaiz caixvaih, aiq lij miz ndaw gijgwn hamz miz vangzgizmeizsu haemq lai roxnaeuz goekraemx uqlah hamz miz gij doxgaiq baenz ngaizcwng, caeuq gij sibgvenq mbouj ndei gvaq ndwenngoenz daengj yinhsu cauxbaenz daep baenz ngaiz fat bingh beijlwd sang, lumjbaenz guek raeuz Gyanghsuh、Gvangjdungh、Gvangjsih、Haijnanz daengj dieg cungj dwg giz dieg daep baenz ngaiz lai fat.

Daep baenz ngaiz cawz miz aen daegdiemj deihfueng siengdoiq gyonjcomz fat bingh neix caixvaih, lij miz gij yienhsiengq gyaranz gyonjcomz fat bingh, doiq gij vunz miz fuengzcug lizsij haenx aeu daegbied haeujsim genjcaz. Ndaw fuengzcug miz binghganhyenz、daep bienq ndongj, gij beijlwd fat bingh daep baenz ngaiz haemq sang, daj itdingh eiqngeih daeuj gangj, neix aiq caeuq fuengzcug yizconz nem goengnaengz menjyiz mizgven, boux menjyiz goengnaengz daemq haenx yungzheih bienq baenz ngaiz. Boux yozcej Yizbwnj doiq boux baenz daep bienq ndongj *NK* sibauh hozsing daemq haenx lienzdaemh cazyawj 3 bi, 3 bi ndawde boux daep baenz ngaiz 34.5%, hoeng boux baenz daep bienq ndongj *NK* sibauh cingqciengz haenx fatbingh beijlwd 9.5%. De nyinhnaeuz aenvih gaenh geij bi daeuj gij fuengfap ywbingh daep bienq ndongj mboujduenh cinbu, bouxbingh cigciep aenvih baenz daep bienq ndongj dai haenx cugciemh gemjnoix, vihneix boux baenz daep bienq ndongj ceiq doeklaeng daihgaiq miz buenqsoq doxhwnj aenvih daep baenz ngaiz cix dai bae.

Doengh boux gwnzneix soj gaisau haenx cungj dwg gyoengqvunz gig yungyiemj de, gij beijlwd fatseng daep baenz ngaiz mingzyienj sang gvaq bouxwnq, ndigah doiq doengh gij vunz neix moix buenq bi caz baez *B* Cauh ndeu, moix 3 ndwen caz baez gyazdaihdanbwz (*AFP*) ndeu, doiq mwh geizcaeux fatyienh、geizcaeux ywbingh cingqcaen noix mbouj ndaej.

2. Gij Cwngzsi Genjcaz Buenqdingh Daep Baenz Ngaiz

Gij fuengfap ceiq genjbienh genjcaz daep baenz ngaiz de dwg caz lwedsaw gyazdaihdanbwz (*AFP*), doiq gyoengq vunz gig yungyiemj de wngdang youq moix baez vaqniemh gij goengnaengz daep doengzseiz vaqniemh *AFP*, danghnaeuz sang gvaq cingqciengz, couh wngdang cibfaen yawjnaek, caenh'itbouh guh *B* Cauh daengj genjcaz, buenqdingh ndaw daep dwg mbouj dwg miz gij binghbienq ciemqvih. Youq haujlai boux baenz binghganhyenz menhsingq ndawde, *AFP* swng sang cingzdoh gig daemq, itbuen mbouj mauhgvaq 400 veizgwz/swng, danghnaeuz dabdaengz 400 ~ 800 veizgwz/swng, couh wngdang hozngeiz aiq dwg bienq baenz ngaiz, dabdaengz 800 veizgwz/swng doxhwnj couh wngdang gig ngeizvaeg bienq rwix, aeu sijsaeq、 lai baez guh yingjsiengyoz buenqdingh, yiemzmaed gaenriz cazyawj baexmienx laeuh yawjbingh、loek yawjbingh. Mizseiz *AFP* mingzyienj swng sang hoeng itseiz ra mbouj raen gij baengzgawq yingjsiengyoz, aiq gvaq gig nanz le cij fatseng gij bingh ciemqvih. Dangyienz, dou caemh youq gwnz linzcangz fatyienh mbangj di vunz *AFP* dabdaengz 1000 veizgwz/swng doxhwnj haenx, ginggvaq ciengzgeiz cazyawj mbouj fatseng binghbienq baenz ngaiz, doenghgij vunz neix dingzlai dwg ginggvaq ywbingh le *AFP* doekdaemq daengz cingqciengz, danghnaeuz gij soq *AFP* mboujduenh swnghwnj, aeu siengj caenh banhfap ra ndaej gij baengzgawq baenz gij bingh daep baenz ngaiz, daegbied aeu louzsim baenz gij bingh daep baenz ngaiz gyuemluemz, youq yingjsiengyoz fuengmienh ciengzseiz mbouj miz gij biujyienh binghbienq ciemqvih doekdingh haenx, miz daih'iek 20% ~ 50% boux baenz gij bingh daep baenz ngaiz gij *AFP* de cingqciengz. Linghvaih *AFP* dan hanh youq gij binghlaeh aen daep sibauh baenz ngaiz, danjguenj ndaw daep baenz ngaiz caeuq ndaw daep senj baenz ngaiz daengj yienh'ok fanjying yaemsingq. Aenvih *AFP* miz gij yangzsing gyaj, hix ndaej miz yaemsingq gyaj.

Youq daep baenz ngaiz gizyawz fuengfap buenqdingh baenzlawz hableix sawjyungh, soujsien aeu ngeixnaemj cinjdeng cingzdoh, ndaej mbouj ndaej gibseiz、cinjdeng bae fatyienh daep baenz ngaiz, daihngeih dwg doiq bouxbingh sonjsieng iq caeuq cauxbaenz haemzhoj noix nem gyaqcienz haemq cienh. Gaengawq gij linzcangz dijvei dou, doigawj genjcaz cwngzsi youq lajneix.

Youq *AFP* genjcwz gvaqlaeng, ciengzseiz sawjyungh *B* Cauh genjcwz, wngdang dinghgeiz doiq gyoengqvunz gig yungyiemj haenx guh genjcaz, cugciemh daezsang gij beijlwd sawjyungh caeuq gij beijlwd bujgiz *B* Cauh.

Aen fuengfap neix mbouj indot, mbouj miz sonjhaih, caemhcaiq miz gij beijlwd doekdingh gig sang de. Gaengawq gij swhliu Yizbwnj diucaz biujmingz, gij fuengfap genjcwz daep baenz ngaiz 3~5 lizmij hung de baez daih'it deng fatyienh sawjyungh haenx, B Cauh ciemq 93.9%, CT ciemq 84.3%, hezgvanj cauhyingj 75.7%, dungzveizsu saujmyauz 12.1%, AFP 27.8%, ndigah doiq daep baenz ngaiz gij yingjsiengq buenqdingh de sien genj yungh B Cauh. Danghnaeuz ginggvaq B Cauh genjcaz, fatyienh ndaw daep miz binghbienq ciemqvih, ndaej B Cauh dazyinx baihlaj guh camxdaep hozgenj, danghnaeuz ginggvaq binghleix cingqsaed dwg ngaiz, ndaej mbouj yungh guh gizyawz gak cungj genjcaz couh ndaej doekdingh. Dangyienz gizyawz genjcaz fuengfap gak miz gak aen ndeicawq, wnggai hableix wngqyungh. CT genjcaz beij B Cauh engq cingcuj, dinghvih engq cingcuj, caemhcaiq ndaej ingj benq ce guh gonqlaeng doiqciuq. Hezgvanj cauhyingj ndaej mingzbeg dinghvih caemhcaiq ndaej doengzseiz liujgaij dwg mbouj dwg miz megmwnzmwz gauhyaz daengj cingzgvang, vih soujsuz ywbingh daezhawj gij swhliu engq cinj de, hoeng gij indot boux baenzbingh guh sailwd cauhyingj de haemq hung. CT genjcwz sawjyungh sienqfangse dungzveisu saujmyauz doiq vunzbingh miz itdingh sonjsieng, gyaqcienz bengz, mwh sawjyungh wnggai yawj cingzgvang bae cawqleix, itbuen youq mwh linzcangz gig hozngeiz hoeng itseiz youh ra mbouj raen baengzgawq yingjsieng buenqdingh, ndaej doengzseiz sawjyungh geij cungj soujduenh daeuj cwngmingz, danghnaeuz duenqdingh gaenq gig mingzbeg, mbouj yungh gak cungj fuengfap cungj yungh.

Baezfoeg cizging iq gvaq 1 lizmij seiz yungh gak cungj fuengfap cungj nanz buenqdingh, aeu bienqdoengh bae cazyawj. Youq gwnz giekdaej daep bienq ndongj bienq rwix boux daep baenz ngaiz, daegbied dwg baenz hoh iq、 aen binghcauq baenz ngaiz lai fat gyuemluemz haenx gig nanz caeuq daep bienq ndongj baenz hoh faenbied okdaeuj. Itbuen youq B Cauh baihlaj daep foeggawh mingzyienj, aendaep yienh'ok baenz giz singhhap siengdoiq daemq buenxmiz gij hung iq mbouj doengz gyuemluemz haenx, wnggai naemj daengz aiq dwg daep baenz ngaiz gyuemluemz. Daep bienq ndongj baenz hoh, youq B cauh baihlaj yienh'ok lai giz singhhap siengdoiq sang, youq B Cauh genjcaz seiz aeu haeujsim cienzmienh cazyawj, daegbied dwg giz gwnz baihgvaz mbouj yungzheih yawj cingcuj cix yungzheih deng laeuh caz.

3. Gij Fuengfap Ywbingh Caeuq Gij Genjleh De

Daep baenz ngaiz daegbied dwg daepsibauh baenzngaiz 80% doxhwnj dwg oklaeng daep bienq ndongj, dingzlai goengnaengz aendaep deng sonjhaih haemq naek, miz megmwnzmwz gauhyaz, aenmamx goengnaengz hwnghwnj. Doiq fangse ywbingh, valiuz mbouj minjganj. Caeuq gizyawz baezfoeg doxbeij, daep baenz ngaiz youq ywbingh fuengmienh gunnanz engqgya lai, daep baenz ngaiz geizlaeng yawhlaeng ca, lixyouq seizgan dinj, gij yinhsu gietdingh yaugoj ywbingh dwg geizcaeux fatyienh, geizcaeux ywbingh. Linghvaih genj aeu gij fuengfap habdangq ywbingh caemh gig youqgaenj. Mbouj sijsaeq genjaeu doiq gij fuengfap ywbingh mboujdan dab mbouj daengz gij cozyung gyaraez sengmingh, dauqfanj aiq aenvih fucozyung hawj bouxbingh deng sonjhaih. Gaengawq gij gingniemh dou ndaej miz genjleh bae sawjyungh gij fuengfap lajneix.

(1) Aen fap soujsuz ywbingh: Cujyau yungh youq daep iq baenz ngaiz, itbuen foeg youq 3 lizmij doxroengz, ceiq hung mbouj mauhgvaq 5 lizmij, dan fat, bien'gyaiq haemq cingcuj, miz bauhmoz, gij goengnaengz aendaep ndei, megmwnzmwz gauhyaz caeuq gij goengnaengz aenmamx hwnghwnj mbouj yienhda. Itbuen cingzgvang ndei, mbouj miz dungx cwk raemx, vuengzbiu, danbwz mbouj byoekbyonj, cungj binghlaeh neix ndaej doenggvaq soujsuz gvej ndaek foeg bae, youh ndaej hawj vunzbingh dingjdangj indot bingzan dohgvaq soujsuz seizgeiz. Gyoebsuenq gij beijlwd lixyouq 5 bi ndawde aeu soujsuz ywbingh yaugoj ceiq ndei, hoeng soujsuz doiq gij diuzgen bouxbingh iugouz haemq sang, gij binghlaeh ndaej hab soujsuz ywbingh cix mbouj lai. Geizcaeux fatyienh ndaej ceng'aeu gihvei soujsuz engq lai.

(2) Gij ywfap daep doenghmeg saeklaengz: Youq gwnz giekdaej daep doenghmeg cauhyingj, youq ndaw doenghmeg giz foeg, gya haeuj denjyouz gya yw dingj ngaizcwng. Aen ywfap neix habyungh youq gij binghlaeh itbuen cingzgvang ndei, dan fat, henzbien cingcuj, baenzgaiq hung, ndaw megmwnzmwz mbouj miz cauxbaenz binghngaiz saeklaengz haenx.

Gij goengnaengz aendaep bouxbingh mbouj ndei roxnaeuz megmwnzmwz gauhyaz mingzyienj haenx, ndaej yungh gij ywfap doenghmeg guenq yw, dan guenq yw, mbouj saeklaengz, ndaej lai baez yungh yw, hix ndaej yungh gij fuengfap siujliengh lai baez guenq yw haeuj ndaw doenghmeg aendaep bae.

（3）Daengx ndang vayoz ywfap：Gij beijlwd mizyauq de 10% baedauq, 50% vunzbingh yungh yw le, ndaej miz mboengq ndeu sawj baezfoeg sukiq, hoeng gig vaiq youh miz binghcauq moq fatseng roxnaeuz gij baezfoeg yienzlaiz youh gyahung, mbouj miz gij binghlaeh yw ndei. Gij fucozyung valiuz haemq daih, daegbied dwg boux baenz daep bienq ndongj、goengnaengz aenmamx hwnghwnj haenx, ciengzseiz aenvih gij goengnaengz aendaep mbouj caez caeuq bwzsibauh、lwedsiujbanj gemjdaemq cix mbouj miz banhfap genhciz yungh yw, ndigah itbuen nyinhnaeuz daengx ndang valiuz ywbingh caeuq fangse ywbingh doiq boux daep baenz ngaiz yaugoj mbouj ndei, seizneix dan yungh youq gij binghlaeh geizlaeng mbouj miz gizyawz banhfap yw roxnaeuz yungh gij ywfap aeu yw yungz haeuj ndaw vonjsici、youq B Cauh dazyinx lajde guh daep camx guenq gij yw haeuj mbangj giz daepcujciz bae, ndaej gemjnoix fucozyung.

（4）Gij ywfap youq B Cauh dazyinx baihlaj guh daep camx guenqhaeuj gij ciujcingh mbouj miz raemx：Aen ywfap neix dwg youq B Cauh dazyinx baihlaj dawz cimsaeq con haeuj ndaw aen cujciz daep baenz ngaiz bae, gyahaeuj 99. 5% ciujcingh mbouj miz raemx, hawj ngaizsibauh duet raemx、vaihdai、giet ndongj, baenzneix couh gaj dai gij sibauh baezfoeg. Gaengawq gij naengzlig naihsouh bouxbingh caeuq baezfoeg hung iq, moix baez dwk haeuj gij ywliengh de miz di mbouj doengz. Gij ywfap neix habyungh youq baezfoeg 3~5 lizmij, gij daep baenz ngaiz、dan fat haenx, yw ndaej haemq ndei. Youq mwh yungh cungj ywfap neix, doengzseiz hawj vunzbingh gwn yw bouj heiq ciengx lwed、cangq aenmamx leix heiq, ndaej daezsang gij menjyiz goengnaengz ndangvunz, gemjnoix fukfat caeuq sanqgvangq, beij gyoengqvunz mbouj yungh ywdoj miz gij cozyung gyaraez sengmingh、gyamaenh yaugoj ywbingh.

（5）Gij ywfap denvayoz：Cungj ywbingh fuengfap neix dwg youq B Cauh dazyinx baihlaj, dawz diuz seigimhau guhbaenz dengiz camx haeuj ndaw baezfoeg bae, aen cwnggiz ndeu, lai aen fugiz, doenggvaq cizliuzden dawz gij sibauh ndaw baezfoeg cekhai, yinxhwnj vayoz bienqvaq baenzneix

gaj dai ngaizsibauh, aen fap neix hab yungh youq bouxbingh itbuen cingz-
gvang ndei, mbouj miz vuengzbiu、 dungx cwk raemx, dan fat baezfoeg
ndaek hung haenx.

(6) Gij ywfap gizgvangh: Youq B Cauh roxnaeuz CT dazyinx baihlaj,
dawz dauqguenj nyengq coeg haeuj ndaw baezfoeg bae, yienzhaeuh dawz
gvanghdauj senhveiz yinx haeuj ndaw baezfoeg bae, doeng haeuj gizgvangh,
coemh baezfoeg bae. Aen fuengfap neix habyungh youq gij baezfoeg 5 lizmij
doxroengz de.

(7) Gij ywfap raeujndat: Dohraeuj dabdaengz 41~45℃ seiz couh ndaej
buqvaih gij cujciz ngaiz, yungh veizboh gisuz, ndaej hawj gij dohraeuj
mbangj giz ngaifoeg dabdaengz gij suijbingz gwnzneix gangj daengz haenx cix
mbouj sonjhaih ndangvunz, mboujgvaq veizboh youq ndaw cujciz gig vaiq
gemjnoix, ndigah cijndaej yungh daeuj guh gij baezfoeg haemq feuz haenx.

(8) Dazyinx fuengyiengq ywbingh (swnghvuz daujdan): Dwg gij
ywfap cingqcaih yenzgiu, gij muzdiz de dwg doenggvaq moux di cwngzfwn
ngaiz cujciz guh gangyenz, dingh ok gij dan gwzlungz gangdij dox doiqwngq
haenx, aeu aen gangdij neix daeuj guh caidij caeuq gij yw dingj bingh baenz
ngaiz roxnaeuz dungzveisu dox giethab, leihyungh gangyenz、gangdij
giethab gij singqcaet daegbied caeuq dazyiengq de dawz gij yw dingj bingh
baenz ngaiz cigciep yinx haeuj giz foegngaiz bae, caemhcaiq ciengzgeiz miz
cozyung, yienghneix couh gyagiengz le yw dingj bingh baenz ngaiz youq
mbangj giz miz cozyung, gemjnoix gij fanjwngq mbouj ndei yunghyw.
Seizneix hix miz vunz yenzgiu saekdi yw suphaeuj, youq rog ndang dawz de
caeuq yw dingj bingh baenz ngaiz doxgyaux, youq B Cauh dazyinx lajde aeu
cimsaeq mbongq haeuj ndaw baezfoeg, dawz cungj raemx doxgyaux neix
guenq haeuj cujciz baezfoeg bae, doengh gij ywsuphaeuj neix mbouj ndaej gig
vaiq supsou, youq mbangj giz miz gij cozyung menhmenh doiqsaw gij yw,
sawj gij yw ciengzgeiz youq mbangj giz miz cozyung, hoeng gij fucozyung
daengx ndang gig noix.

(9) Aen fap bangbouj ywbingh daengx ndang (gij fuengfap yw daengx
ndang): Fatseng caeuq fazcanj baezfoeg caeuq gij menjyiz canggvang ndang
vunz maedcaed doxgven, baezfoeg cij mboujgvaq dwg gij bingh daengx
ndang youq mbangj giz fanjwngq. Aenvih gij goengnaengz menjyiz daengx

ndang mbouj caezcienz, cij sawj gij sibauh bienq rwix fazcanj baezfoeg ngaizcwng, couhcinj dwg doenggvaq soujsuz caeuq gak cungj ywfap gwnzneix gangj haenx siumied bae, vanzlij ndaej youq giz wnq caiq fukfat、 sanqgvangq、senjnod. Aenvih gietdingh boux vunzbingh yawhlaeng dwg gij goengnaengz menjyiz de ndei roxnaeuz rwix, danghnaeuz ndaej yungh saekdi yw roxnaeuz fuengfap sawj gij goengnaengz menjyiz vunzbingh bienq ndei, gij naengzlig dingj binghngaiz bienq ndaej lai ak, vunzbingh couh ndaej ciengzgeiz senglix mizseiz caiqlij yw gij bingh ndei caez. Hoeng sawj gij goengnaengz menjyiz gaenq buqvaih haenx hoizfuk cingqciengz dwg maqhuz gunnanz. Seizneix raeuz yungh gij fuengfap cunghab maqmuengh dabdaengz aen muzdiz neix, lumjbaenz baujciz simcingz vaiqvued; yietnaiq caeuq habdangq lienh ndang dox giethab; haeujsim yingzyangj, daegbied dwg bouj danbwzciz caeuq veizswnghsu. Hix ndaej genj yungh ywdoj daeuj diuzcez gij goengnaengz menjyiz boux baezfoeg, ndaej aeu daengz yaugoj ywbingh gig ndei, yenzcwz dwg fuz cingq cawz yak, baujciz cingqheiq. Ciengz yungh gij fuengfap seuq ndat gej doeg、bouj heiq ciengx lwed、cangq aenmamx leix heiq、bouj nyinh daep mak, miz gij cozyung daezsang gij goengnaengz menjyiz sibauh、gemjnoix fukfat caeuq banhsanq. Boux ndaej daepsibauh baenz ngaiz *AFP* mingzyienj swng sang haenx, gwn yw fuzfangh muzgih cungci ndaej sawj gij soq *AFP* daih dingzlai vunzbingh doekdaemq daengz cingqciengz. Gij soq *AFP* mbouj cingzciengz mbouj miz binghbienq ciemqvih haenx hix miz yaugoj, caemhcaiq dou doiq bouhfaenh vunzbingh neix cazyawj sam bi mbouj miz aen laeh ndeu bienq rwix.

Dangqnaj miz cungj yawjfap ndeu couhdwg mbouj itdingh cengqgengz guh soujsuz cawz seuq aen cauq baenz ngaiz, hix couhdwg naeuz mbouj itdingh aeu soemhyiemj guh soujsuz, dawz baezfoeg gvej bae (aenvih cengqgengz guh soujsuz hix ndaej gyavaiq boux vunzbingh dai bae), ndaej yungh aen banhfap youq mbangj giz yungh yw ancienz haemq hung haenx gya hawj daengx ndang guh menjyiz ywbingh, hawj bouxbingh ciengzgeiz daiq baezfoeg senglix, miz mbangj boux lij ndaej guh di hong dem. Miz mbouj noix binghlaeh baenz nanz le hix ndaej sawj baezfoeg sukiq daengz siusaet. Gyonj daeuj gangj, couhcinj doiq bingh baenz ngaiz seizneix lij caengz miz gij ywfap gig ndei, hoeng de lij miz aen gocwngz ndeu bingh caeuq ndangvunz guh doucwngh, raeuz aeu daemxcengj ndangvunz caeuq bingh baenz ngaiz aen canloz duenhmbaek doxdingj, ceng'aeu canloz fanjhoenx duenhmbaek cix mienx ndaej hawj vunzbingh saekdi yinhsu mbouj leih, gemjnyieg gij rengzhoenxciengq de.

Cungjgez gaenh geij bi neix daeuj gij dijvei yw baezfoeg, roxnyinh miz mbouj noix vunzbingh ndaej ciengzgeiz lixyouq, baenz ngaiz hix mbouj dwg gij bingh yw mbouj ndei, cij dwg raeuz seizneix doiq de liujgaij lij noix, saenq ginggvaq lai bi yenzgiu, vunzloih doeklaeng ndaej hoenxhingz bingh baenz ngaiz.

Cieng Daih 11
Yawhfuengz Binghdoegsingq Ganhyenz

Gij Banhfap Yawhfuengz Bingzciengz

1. Gyagiengz Guenjleix Goekbingh Cienzlah

Gij goekbingh cienzlah binghdoegsingq ganhyenz dwg ceij ndaw ndang miz gij binghdoeg ganhyenz sengsanj caemhcaiq ndaej baizok rog ndang, uqlah gij vanzging baihrog, gak cungj loihhingz boux baenz binghdoegsingq ganhyenz caeuq boux raekdawz binghdoeg ganhyenz ndaej cigciep roxnaeuz ganciep cienzlah bouxwnq. Doiq goekbingh cienzlah aeu guh daengz caeux fatyienh、caeux duenqbingh、caeux baugau、caeux gekliz caeuq caeux yw bingh. Neix dwg hangh cosih youqgaenj bae gemjnoix caeuq gaemhanh gij binghdoegsingq ganhyenz cienzlah.

Ndaej mbouj ndaej geizcaeux fatyienh goekbingh banhlah, youq gig daih cingzdoh gwnzde youz guengjdaih yihyoz yinzyenz caeuq ginzcung doiq binghdoegsingq ganhyenz nyinhrox cingzdoh nem gij suijbingz gihcwngz yihliuz veiswngh gihgou daeuj gietdingh. Ndigah, itdingh aeu doenggvaq lai cungj hingzsik bae guh gij gengangh gyauyuz hozdung gvangqlangh haenx, doiq guengjdaih yihyoz yinzyenz caeuq ginzcung guh binghdoegsingq ganhyenz cihsiz gyauyuz, daezsang gij naengzlig gyoengqde faenbied caeuq yawhfuengz binghdoegsingq ganhyenz. Doengzseiz, lij aeu laeb caezcienz gihcwngz yihliuz veiswngh gihgou, daezsang suijbingz, sawj gyoengqde bienqbaenz giz sausoj ndaej youq mwh geizcaeux fatyienh goekbingh banhlah haenx.

Binghlah baugau dwg gij hong veiswngh fangzyiz aen bouhfaenh youqgaenj ndeu. 1989 nienz 2 nyied 21 hauh Daihcaet Gaiq Daengx Guek Yinzminz Daibyauj Daihhoih doenggvaq le 《Aenfap Fuengzceih Binghlah Cunghvaz Yinzminz Gunghozgoz》, caemhcaiq youq 1989 nienz 9 nyied 1 hauh hwnj saedhengz. Gaengawq gij gvidingh aen fap neix, binghdoegsingq ganhyenz gvihaeuj cungj binghlah yizloih, boux guenj saeh ywbingh cangqndang、 boux guenj saeh veiswngh fuengz binghlah caephengz cizvu dwg boux fapdingh baugau. Gyoengqde youq fatyienh boux baenz binghdoegsingq ganhyenz caeuq boux ngeizlumj baenzbingh le, bietdingh aeu dienzsij "mbaw gaj baugau gij binghlah gipsingq" roxnaeuz "aen biuj baugau gij binghlah gipsingq", youz aen veiswngh yihliuz danhvei boux vunz baugau soj youq haenx fucwz saemjhaed bauq hwnjbae.

Danghnaeuz boux vunzbingh baenz binghdoegsing ganhyenz mbouj bae yihyen ywbingh, gij vunz ndaw ranz vunzbingh wngdang gibseiz yiengq aen yihyen dangdieg caeuq aen bouhmonz veiswngh fuengz binghraq de baugau, yawhbienh gibseiz doiq vunzbingh guh cazbingh caeuq ywbingh, caemhcaiq aeu ndaej gyoengqde bae cijdauj gij hong yawhfuengz.

Fatyienh binghdoegsingq ganhyenz fwtfat binghlah wnggai gibseiz baugau, caemhcaiq wnggai yiengq doengh aen bouhmonz guenj veiswngh fuengz binghraq ranghdieg henzgyawj doengbauq binghraq, yawhbienh gibseiz yungh cosih, fuengzre bingh banhraih.

Gij vunz ndaw hangznieb gwnndoet haenx, youq cienzlah binghdoegsingq ganhyenz miz cozyung youqgaenj. Ndigah, doiq gij vunz ndaw hangznieb gwnndoet cigsoh ciepcuk gijgwn haeuj ndaw bak haenx (baudaengz boux dajcawj ndaw sizdangz cizgungh daengj) caeuq bouxbaujyuzyenz, moix bi wnggai guh baez ndangcangq genjcaz ndeu. Fanzdwg boux vunzbingh baenz binghdoegsingq ganhyenz caeuq boux raekdawz binghdoeg ganhyenz, cungj mbouj ndaej caeuqfaenh guh gij hong cauhguh caeuq siugai gijgwn cigciep ciepcuk haeuj bak. Boux baenz binghdoegsingq ganhyenz gipsingq wnggai sikhaek gekliz ywbingh, caj binghyiengh siusaet caeuq gij goengnaengz aendaep cienzbouh fukdauq cingqciengz le, caiq cazyawj buenq bi. Danghnaeuz ndaw buenq bi mbouj miz gij binghyiengh yawj ndaej raen caeuq daejcwng mingzyienj, moix gek 3 ndwen genjcaz gij goengnaengz aendaep baez ndeu, lienzdaemh 3 baez cungj cingqciengz, ndaej fukdauq gij hong yienzlaiz. Boux baenz binghdoegsingq ganhyenz itlwd diuhliz gij hong gijgwn、 vanjdawh cigciep ciepcuk haeuj bak roxnaeuz lwgnyez haenx. Boux vunzbingh ngeizlumj binghganhyenz wnggai camhseiz satdingz gij hong yienzlaiz. Doengh boux gunghcoz yinzyenz ngamq demgya caeuq boux laemzseiz guh gij hong ndaw fanveiz gwnzneix gangj haenx, youq camgya gunghcoz gaxgonq itdingh aeu guh ndangcangq genjcaz, habgek le cij ndaej hwnj gangjvih.

Doiq boux baenz binghdoegsingq ganhyenz gibseiz gekliz caeuq yw bingh, dwg hangh cosih youqgaenj ndeu. Gij fuengsik gekliz ndaej youq yihyen gekliz, hix ndaej youq ndaw ranz gekliz. Youq mwh moux dieg binghganhyenz riuzhengz, aenvih vunzbingh sawqmwh gyalai, gij yihyen binghlah roxnaeuz gij yihyen cunghab aen goh banhlah de couh nanz yungznab sojmiz vunzbingh, cix ndaej lai laeb gij ranzbingh laemzseiz gekliz, yawhbienh caebcomz guenjleix caeuq ywbingh, gemjnoix binghganhyenz banhlah.

Gvendaengz gekliz geizhanh, boux baenz gyazhingz caeuq vuhingz ganhyenz gipsingq ndaej gekliz daengz ngoenz fatbingh hainduj le 3 aen singhgiz. Boux yizhingz、bingjhingz caeuq dinghingz ganhyenz, aenvih baenzbingh haemq raez, yungzheih cienj baenz menhsingq, ndaej mbouj doekdingh ngoenz gekliz.

2. Gatduenh Diuz Roenloh Cienzlah

Gyazhingz caeuq vuhingz ganhyenz cujyau ginggvaq haex bak cienzlah; yizhingz、bingjhingz caeuq dinghingz ganhyenz cujyau ginggvaq lwed cienzlah. Ndigah, yawhfuengz binghdoegsingq ganhyenz aeu dawz ndei song gvan, couhdwg dawz ndei aen gvan "haex-bak" caeuq aen gvan "lwed". Yaek dawz ndei song aen gvan neix, bietdingh aeu yungh gij banhfap yawhfuengz lajneix.

（1）Daihlig haiguh gengangh gyauyuz, bujgiz gij cihsiz fuengzceih binghganhyenz, daezsang gij naengzlig gag guh baujgen daengxcungq yinzminz：Cienzlah ganhyenz binghdoeg caeuq gij swnghhoz fuengsik dem gunghcoz fuengsik mbouj ndei gyoengqvunz miz gvanhaeh. Lumjbaenz, 1988 nienz Sanghaij Si fatseng riuzhengz gyazhingz ganhyenz, cujyau caeuq gij fuengsik Sanghaij Si gihminz gwn mauzganh mizgven, gyoengqde sibgvenq dawz mauzganh swiq seuq le, yungh raemxgoenj log le couh gwn. Aenvih mauzganh ndaej sukrom gij binghdoeg gyazhingz ganhyenz, gwn ndip roxnaeuz buenq ndip couh aiq deng lahdawz. Youh miz vunz youq mwh geq ngaenz, maij yungh fwngz caemj myaiz daeuj geq; lij miz vunz sibgvenq dawz cehgve daengj saejdaeuz coux haeuj ndaw daeh buhvaq cuengq ngaenz haenx, doq byaij doq gwn. Yienghneix, gij nengzbingh ndaw cienzngaenz couh yaek haeuj ndaw bak bae. Danghnaeuz gwnz cienzngaenz miz gij binghdoeg ganhyenz, couh aiq fatseng ganhyenz. Ndigah, gengangh gyauyuz ndawde miz aen neiyungz ndeu dwg gaijbienq gij swnghhoz fuengsik caeuq gunghcoz fuengsik mbouj ndei gyoengqvunz, neix dwg gij yawhfuengz cosih youqgaenj gemjnoix binghdoegsingq ganhyenz cienzboq haenx.

Gengangh gyauyuz lingh aen neiyungz youqgaenj ndeu, dwg yiengq lingjdauj caeuq ginzcung bujgiz binghdoegsingq ganhyenz fuengzceih cihsiz, dazyinx gyoengqde gaenxmaenx gyahaeuj ndaw hong fuengzceih binghdoegsingq ganhyenz bae. Gak hangh cosih yawhfuengz binghdoegsingq ganhyenz, danghnaeuz mbouj miz gak gaep lingjdauj caeuq ginzcung daihlig daemxcengj caeuq gaenxmaenx caeuqfaenh guh, couh mbouj ndaej daengz gvancez doeksaed.

（2）Gyagiengz guenjleix gwnndoet、raemxgwn caeuq vanzging vei-swngh：Aen hangznieb gwnndoet caeuq sizdangz vunzlai wnggai nyinhcaen caephengz 《Aenfap Gijgwn Veiswngh Cunghvaz Yinzminz Gunghozgoz (Sawqhengz)》, daegbied aeu guh ndei siudoeg gijgwn. Youq guek raeuz aenvih gijgwn loih gyapbangx cix baenz gyazhingz ganhyenz seiz mbouj seiz fatseng, ndigah, cawz daihlig senhconz gij suijcanjbinj mbouj gwn ndip caixvaih, aeu gyagiengz doiq gij suijcanjbinj gwn ndip guh veiswngh gamduk, gyagiengz doiq diegraemx canjdieg guh veiswngh fuengzhoh, fuengzre haex nyouh caeuq raemxgyuek gwndaenj uqlah.

Aeu gyagiengz baujhoh goekraemx, yiemzfuengz raemxgwn deng haex nyouh uqlah. Youq hawsingz aeu gyagiengz doiq swlaizsuij guh veiswngh guenjleix caeuq gamduk.

Aeu guh ndei vanzging veiswngh caeuq doiq haex nyouh guh mbouj miz haih cawqleix. Gij haex nyouh caeuq raemxgyuek yihliuz danhvei itdingh aeu ginggvaq siudoeg cawqleix cij ndaej baiz haeuj ndaw raemx bae, huqfeiq wnggai gibseiz coemhfeiz.

（3）Yiemzgek caephengz aen cidu siudoeg gekliz, fuengzre bingh-doegsingq ganhyenz youq yihyen cienzlah：Binghdoegsingq ganhyenz youq ndaw yihyen cienzlah roxnaeuz youq ndaw yihyen gyauca cienzlah yied daeuj yied baenz aen vwndiz vunzlai ndwbiengz gvansim haenx. Miz mbangj vunzbingh aenvih gij bingh gizyawz haeuj yihyen bae, ok lwed le deng lahdawz bingjhingz ganhyenz; miz mbangj vunzbingh aenvih gyazhingz ganhyenz youq yihyen ywbingh le, lahdawz le yizhingz ganhyenz; lij miz mbangj boux vunzbingh bae mwnzcinj lahdawz gij binghdoeg ganhyenz, doeklaeng cij fatbingh, gyoengqde lij siengj mbouj daengz youq gizlawz lahdawz binghdoeg. Gij engqgya hawj vunz sim'in de dwg, mbangj boux mbouj aeu cienz caensim daeuj camhlwed gienlwed roxnaeuz daeuj yihyen soengq lwed hawj boux baenz binghnaek, doeklaeng bouxbingh gouqlix lo, hoeng gyoengqde aenvih boux yivu yinzyenz mbouj yiemzgek bae guh gij cauhcoz mbouj miz sigin haenx, deng lahdawz bingjhingz ganhyenz lo. Neix dwg geijlai boihseiz ha! Danghnaeuz daengx guek gak gaep yihliuz danhvei cungj ndaej guh daengz siudoeg yihliuz gigai gij beijlwd dabdaengz 100%, sojmiz yihyoz yinzyenz cungj ndaej souj aen cidu siudoeg gekliz, yienghhaenx, guek raeuz binghdoegsingq ganhyenz youq ndaw yihyen cienzlah couh ndaej gemjnoix haujlai. Ndigah, gak gaep yihyen lingjdauj bietdingh aeu cietsaed yawjnaek gij vwndiz youq ndaw yihyen cienzlah gij binghdoegsingq ganhyenz, aeu gyagiengz lingjdauj, haenqca gij cidu siudoeg gekliz, aeu caengzcaengz doeksaed, cwzyin daengz vunz, caemhcaiq gyagiengz dukcoi genjcaz. Veiswngh gamduk bouhmonz hix aeu dawz aen vwndiz ndaw yihyen siudoeg yihliuz gigai de, dangguh hangh hong youqgaenj ndeu daeuj ca, baujcwng gij yihliuz gigai ndaw yihyen ndaej siudoeg habgek gij beijlwd de dabdaengz 100%. Sojmiz yihliuz gigai (baudaengz cusegi caeuq suhyizgi) itdingh aeu boux vunz ndeu yungh baez ndeu siudoeg baez ndeu. Gij miz diuzgen de aeu dizcang sawjyungh gij cusegi caeuq suhyizgi yungh baez dog.

(4) Gyagiengz doiq aen gihgou dak lwgnyez guh veiswngh guenjleix: Aenvih dingzlai lwgnyez doiq gak cungj binghdoegsingq ganhyenz mbouj miz rengzlig menjyiz, gyoengqde nienzgeij oiq mbouj roxsoq, mbouj gangj veiswngh, ciengzseiz gip gij doxgaiq youq gwnznamh roxnaeuz gij doxgaiq guhcaemz haenx cuengq haeuj ndaw bak bae, mbouj miz naengzlig gag guh baujgen, caemhcaiq youq ndaw gihgou dak lwgnyez dox ciepcuk maedcaed, mboujlwnh fatseng cungj loihhingz binghganhyenz lawz, yinxhwnj cienzlah

yungyiemj cungj gig daih. Ndigah, itdingh aeu gyagiengz doiq gij gihgou dak lwgnyez haenx guh veiswngh guenjleix. Doiq sojmiz gij lwgnyez haeuj gihgou dak lwgnyez haenx, danghnaeuz doenghbaez caengz ciepndaem gvaq gij yizmyauz gyazhingz caeuq yizhingz ganhyenz, cix wnggai bouj ciepndaem. Gak aen gihgou dak lwgnyez aeu laebhwnj aen veiswngh cidu cietsaed hengz ndaej haenx, saedhengz gij cidu boux vunz ndeu mbaw sujbaq ndeu aen boi ndeu, nyinhcaen caephengz gyanghaet caeuq banringz genjcaz. Yiemzgek caephengz aen cidu siudoeg gij hongdawh gwn caeuq aenbatnyouh. Gij doxgaiq guhcaemz gak ban soj yungh de wngdang yiemzgek faenhai. Saeklaeuq fatyienh boux baenz ganhyenz, wngdang sikhaek gekliz caemhcaiq gibseiz baugau, doiq aen ban de guh siudoeg caeuq yihyoz cazyawj.

3. Baujhoh Gyoengqvunz Yungzheih Lahdawz

Gyazhingz、yizhingz caeuq dinghingz ganhyenz faenbied ndaej yungh lwedvunz bingjcungj menjyiz giuzdanbwz caeuq yizhingz ganhyenz yizmyauz daeuj fuengzre. Lwedvunz bingjcungj menjyiz giuzdanbwz, doiq yawhfuengz bingjhingz caeuq vuhingz ganhyenz fouzyauq. Bingjhingz caeuq vuhingz ganhyenz yizmyauz cingqcaih guh yenzgiu.

Yawhfuengz Gyazhingz Ganhyenz

Gij goekbingh cujyau cienzlah gyazhingz ganhyenz dwg vunzbingh linzcangz caeuq yalinzcangz. Boux vunzbingh linzcangz miz binghyiengh caeuq daejcwng, yungzheih deng fatyienh caeuq gekliz ywbingh, hoeng mwh de fatbingh, haex nyouh baizok gij binghdoeg gyazhingz ganhyenz soqliengh gaenq mingzyienj gemjnoix, cienzlah hix gaenriengz doekdaemq; doengh boux vunzbingh yalinzcangz haenx ciengzseiz dwg mbouj miz binghyiengh caeuq daejcwng, gij goengnaengz aendaep cingqciengz roxnaeuz gaenjcij baez ndeu *ALT* swng sang cix mbouj deng louzsim, gyoengqde biujmienh caeuq boux ndangcangq ityiengh, hoeng ndaej gaen haex nyouh baizok gij binghdoeg gyazhingz ganhyenz, banhlah bouxwnq, loih vunzbingh neix ciuqyiengh bae hagsib caeuq guhhong, mbouj yungzheih deng vunz fatyienh caeuq gekliz. Mboujlwnh dwg boux vunzbingh linzcangz roxnaeuz boux vunzbingh yalinzcangz, gij daegdiemj cienzlah de ceiq giengz dwg youq mwh ndumjyouq satbyai caeuq mwh geizcaeux gipsingq, mwhneix

haex nyouh baizok gij binghdoeg gyazhingz ganhyenz ceiq lai, hoeng mwh
ndumjyouq geizbyai ciengzseiz mbouj miz binghyiengh cix mbouj bae yihyen
yawj bingh; youq mwh geizcaeux gipsingq, vunzbingh yienznaeuz miz
binghyiengh, hoeng haemq mbaeu, caemhcaiq mbouj mingzyienj,
ciengzseiz deng lijgaij loek baenz binghdwgliengz daengj bingh cix mbouj
ndaej gibseiz gekliz caeuq ywbingh. Linghvaih, seizneix yienznaeuz gaenq
miz gyazhingz ganhyenz gemj doeg hozyizmyauz caeuq gyazhingz ganhyenz
mied hozyizmyauz caeuq lwedvunz bingjcungj menjyiz giuzdanbwz ndaej hawj
yawhfuengz, hoeng gyazhingz ganhyenz yizmyauz yenzgiu okdaeuj mbouj
geij nanz, gyaqcienz haemq bengz, seizneix lij caengz bujbien wngqyungh;
lwedvunz menjyiz giuzdanbwz cici yienznaeuz miz itdingh yaugoj ndaej
yawhfuengz, hoeng soqliengh mizhanh, geiz baujhoh haemq dinj,
caemhcaiq cujyau yungh daeuj yawhfuengz boux maedcaed ciepcuk bouxbingh
gyazhingz ganhyenz. Ndigah, seizneix gij cungdenj yawhfuengz gyazhingz
ganhyenz vanzlij dwg yungh cunghab yawhfuengz cosih daeuj gatduenh gij
roenloh cienzlah guhcawj, doengzseiz aeu guenjleix ndei gij goekbingh
cienzlah caeuq gij rengzlig menjyiz gyoengqvunz yungzheih lahdawz daengj.
Cujyau banhfap fuengzre youq lajneix.

1. Gyagiengz Guenjleix Raemxgwn Caeuq Haex Nyouh

Ndaw guek rog guek gaenq baudauj aenvih raemxswlaizsuij、
raemxcingj、raemxdah、raemxhuz、raemxdaemz caeuq raemxmieng daengj
deng haex nyouh uqlah cix yinxhwnj gyazhingz ganhyenz bauqfat, daegbied
dwg youq lajmbanj engqgya lai raen. Ndigah, gyagiengz guenjleix raemxgwn
caeuq haex nyouh dwg gij cosih youqgaenj bae yawhfuengz gyazhingz
ganhyenz.

(1) Guenjleix raemxgwn: Youq hawsingz wnggai gyagiengz guenjleix
caeuq siudoeg raemxswlaisuij. Hawsingz itbuen miz song cungj swlaizsuij
hidungj: Cungj ndeu dwg raemxgwn hidungj, dwg ginggvaq siudoeg
cawqleix, fuzhab gij "raemxgwn veiswngh biucinj" guekgya gvidingh de;
lingh cungj dwg gunghyez yungh raemx hidungj, mbouj ginggvaq siudoeg
cawqleix, cigsoh gunghawj gunghyez yungh raemx. Linghvaih, lij miz aen
hidungj raemxgyuek ndaw swnghhoz. Aenvih gij gvanjdau swnghhoz
raemxgwn bienq gaeuq buqdek, roxnaeuz aenvih hawsingz gyahung

hwnqguh roxnaeuz hwnqguh gunghcwngz loeklak deng sonjvaih, cauxbaenz raemxgwn ngoenznaengz deng gunghyez yungh raemx roxnaeuz raemxgyuek gwndaenj uqlah, seiz mbouj seiz yinxhwnj gyazhingz ganhyenz sawqmwh fatseng roxnaeuz riuzhengz. Ndigah, bietdingh aeu cietsaed gyagiengz cosih fuengzre gij veiswngh goekraemx, laeb caezcienz gij cidu guenjleix veiswngh aen gunghcangj raemxswlaizsuij, caemhcaiq dinghseiz dinghdiemj bae gamcaek gij caetliengh raemx, danghnaeuz fatyienh vwndiz, wngdang sikhaek yungh cosih, baujcwng gihminz ndaej ancienz yungh raemx.

Dieg lajmbanj ndaej doigvangq sawjyungh aen soujyazgihcingj fungsaek; cingj goeng'yungh wnggai bwh miz aen doengj goeng'yungh dajraemx, yawhbienh fuengzre doengjraemx gak ranz uqlah raemxcingj. Mwh aeu raemxdah guh goekraemx, wnggai faen duenh yungh raemx, lumjbaenz duenh dah baihgwnz aen giz aeu raemx, duenh dah baihlaj ndaej ciuq gonqlaeng laeb giz cat haeux、giz saeg buh、giz doihduz gwn raemx caeuq giz swiq doengjhaex. Giz dieg daemz lai haenx ndaej faen daemz yungh raemx; aen huz haemq hung haenx ndaej faen dieg yungh raemx. Youq dieg lajmbanj wnggai roengzrengz dizcang gwn raemxgoenj, mbouj gwn raemxheu.

Gyagiengz baujhoh goekraemx. Diengzhaex、riengh doihduz aeu hwnq youq doengh giz dieg liz goekraemx 50 mij doxhwnj haenx. Ndaej laebhwnj gij diengzhaex fouz haih roxnaeuz gij yienghsik daemzbwnh sam gek. Fuengzre haex nyouh uqlah goekraemx.

Youq giz dieg riuzhengz gyazhingz ganhyenz, doiq raemxgwn wnggai yungh byaujbwzfwnj raemxswiqseuq guh siudoeg. Raemxcingj siudoeg itbuen moix ngoenz song baez, baez ndeu youq banhaet yungh raemx gaxgonq, lingh baez youq banringz gvaqlaeng. Danghnaeuz yungh raemx liengh hung, wnggai demgya baezsoq siudoeg, yizluz wnggai baujciz youq $0.3 \sim 1.0$ hauzgwz/swng. Ndawranz yungh gang raemx hix yungh byauj-bwzfwnj raemxswiqseuq guh siudoeg, yungh liengh aeu gya ywraemx siudoeg le buenq aen cungdaeuz lij ndaej loq nyouq daengz heiq luzgi ceiq ngamj.

（2）Guenjleix haex nyouh: Gij haex、nyouh boux vunzbingh baenz gyazhingz ganhyenz, yungh 20% byaujbwzfwnj raemxswiqseuq roxnaeuz

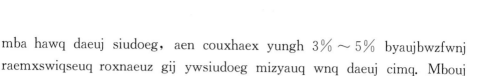

mba hawq daeuj siudoeg, aen couxhaex yungh 3% ~ 5% byaujbwzfwnj raemxswiqseuq roxnaeuz gij ywsiudoeg mizyauq wnq daeuj cimq. Mbouj ndaej dawz gij haex nyouh boux baenz gyazhingz ganhyenz cigsoh dauj roengz dah bae roxnaeuz cigsoh dawz bae dwkbwnh.

Gij raemx daemzyouzraemx deng haex nyouh uqlah yinxhwnj gyazhingz ganhyenz fwtfat riuhengz haenz hix miz baudauj. Ndigah, wnggai gyagiengz doiq daemzdajcaemx caeuq raemx daemzyouzraemx guh veiswngh guenjleix、 siudoeg caeuq gamcaek, yiemzgimq boux vunzbingh ngeizlumj bingh-ganhyenz caeuq boux ndangcangq caemh daemz. Dizcang vwnzmingz youzraemx, yiemzgimq youq ndaw daemzyouzraemx ok nyouh ok haex. Daihlig dizcang rwed raemx swiq ndang.

2. Gyagiengz Gijgwn Veiswngh

（1）Guenjleix aen hangznieb gwnndoet: Cawz baihnaj gaenq dwen daengz gyagiengz gijgwn veiswngh cosih caixvaih, dangqnaj, wnggai daegbied gyagiengz gamduk caeuq guenjleix doengh boux youq henzgai baij dan gai gijgwn, giengiet gimqhaed mbouj miz cizcau ginghyingz.

（2）Guenjleix suijcanjbinj: Gyagiengz gij suijcanjbinj gwn ndip guh veiswngh gamduk caeuq gij diegraemx canj ok guh veiswng fuengzhoh, fuengzre deng haex nyouh caeuq raemxgyuek gwndaenj uqlah. Saedniemh cwngmingz, gyapbangx miz gij naengzlig daj ndaw raemx sukrom gij binghdoeg ndaw saej. Mujli moix aen cungdaeuz ndaej lawhvuenh 40 swng raemx, nizganh moix aen cungdaeuz ndaej lawhvuenh 5 swng raemx, mauzganh moix aen cungdaeuz ndaej lawhvuenh 4 swng raemx. Danghnaeuz gij goekraemx giz dieg canj ok deng haex nyouh hamz miz binghdoeg gyazhingz ganhyenz uqlah, gyapbangx ndaej dawz doengh gij binghdoeg gyazhingz ganhyenz ndaw raemx lawhvuenh sukrom 15~29 boix, caemhcaiq youq ndaw ndang de mizyouq 3 ndwen seizgan. Danghnaeuz gwn ndip doengh cungj gyapbangx neix, roxnaeuz ngamq youq ndaw raemxgoenj cimq yaep ndeu couh gwn, aenvih gij binghdoeg gyazhingz ganhyenz mbouj ndaej deng raemxgoenj log dai, boux gwn couh deng lahdawz binghdoeg gyazhingz ganhyenz roxnaeuz baenzbingh. Guek raeuz gaenq fatseng lai baez bingh riuzhengz aenvih gwn mauzganh daengj suijcanjbinj ndip baenz gyazhingz ganhyenz. Lumjbaenz 1988 nienz, Sanghaij guek raeuz gaenq fatseng baez bingh riuzhengz aenvih gwn mauzganh ndip deng uqlah baenz gyazhingz ganhyenz, caemhcaiq nangqdaengz Cezgyangh、 Gyanghsuh caeuq Sanh-dungh daengj doengh aen sengj neix, gungh baenz gyazhingz ganhyenz 43 fanh lai laeh, dai bae 22 laeh. Ndigah, hangh cosih neix doiq yawhfuengz gyazhingz ganhyenz gig youqgaenj. Linghvaih, wnggai daihlig senhconz ceiq ndei mbouj gwn gij suijcanjbinj loih gyapbyak ndip, roxnaeuz youq ndaw raemxgoenj cawj 4 faen cung doxhwnj caiq gwn.

（3） Guenjleix byaekheu: Yiemzgimq yungh haex nyouh singjsien dwkbwnh. Gij bwnh rwed byaek haenx aeu ginggvaq fouz haih cawqleix. Gij byaekheu gwn ndip de wnggai yungh gij swlaizsuij swiq seuq hab "raemxgwn veiswngh biucinj" haenx, roxnaeuz youq ndaw raemxgoenj log yaep ndeu caiq guh baenz byaekliengzgyaux gwn.

（4） Guenjleix gijgw gyagoeng: Fuengzre gijgwn youq mwh cauhguh、 cwkrom caeuq siugai deng uqlah. Ndaw guek rog guek gaenq baudauj aenvih gwn byaekliengzgyaux、 nit yo makdumh, sanhmingzci、 gijgwn noh、 hanbaujbauh、 bingjhamh、 ciengqbya、 raemxmak caeuq cijvaiz ndip daengj yinxhwnj gyazhingz ganhyenz fwtfat riuzhengz. Doengh gijgwn neix cawz youq mwh swhyienzgyaiq deng haex nyouh uqlah roxnaeuz yungh raemx mbouj seuq daeuj swiq seiz uqlah caixvaih, lij aiq deng gij fwngz doengh bouxvunz dajcawj caeuq bouxgaihuq ndumjyouq bingh gyazhingz ganhyenz haenx (lumjbaenz gyoengqde mbouj louzsim veiswngh bonjfaenh, okhaex oknyouh le mbouj swiq fwngz daengj) uqlah, roxnaeuz aenvih youq mwh cauhguh gijgwn ndip cug mbouj faen, gungh yungh gaiq heng roxnaeuz yungzgi ndeu deng uqlah, roxnaeuz deng nengznyaen raekdawz gij binghdoeg gyazhingz ganhyenz daengj uqlah.

Youq giz dieg cauhguh、 yocwk caeuq siugai gijgwn, wnggai daengzdaej mied nengznyaen caeuq mied duzsap. Nengznyaen youq giz dieguq youq, ngah gwn haex nyouh, dauqcawq luenh mbin, duz nengznyaen ndeu gij biujmienh de ndaej miz 500 fanh daengz 600 fanh duz sigin、 binghdoeg caeuq gizyawz veizswnghvuz; aenvih nengznyaen maij gwn gij doxgaiq uq, ndaw ndang duz nengznyaen ndeu miz 1700 fanh daengz 5 ik duz sigin、 binghdoeg caeuq gizyawz veizswnghvuz. Nengznyaen mwh gwn miz song aen sibgvenq rwix, aen he dwg youh gwn youh okhaex, dawz gij sigin caeuq binghdoeg daengj veizswnghvuz ndaw ndang de baiz haeuj ndaw gijgwn bae; aen he dwg gwn seiz mboujduenh saenq diuzga caemhcaiq doengh fwed, dawz gij sigin caeuq binghdoeg daengj veizswnghvuz naengnoh de vanq roengz gijgwn bae, vunz gwn gijgwn mbouj seuq neix, couh ndaej fatbingh, baudaengz gyazhingz ganhyenz.

Duzsap maij maj youq gizdieg cauhguh gijgwn, cwkrom caeuq siugai, hix dwg gij cujyau huxhaih uqlah gijgwn, bietdingh aeu cienzbouh siumied.

(5) Guenjleix boux guh aen hangznieb gwnndoet: Gyagiengz doiq gij vunz guh aen hangznieb gwnndoet haenx guh gengangh gyauyuz, daezsang gij veiswngh cihsiz suijbingz de, louzsim veiswngh bonjfaenh, fuengzre gij myaiz, lwed caeuq gizyawz dijyiz uqlah gijgwn caeuq hongdawz, miz gij sibgvenq ndei youq hwnj gangjvei gaxgonq caeuq gwn haeux gaxgonq okhaex oknyouh gvaqlaeng couh swiq fwngz.

Gij cozyung fwngz youq ndaw cienzlah gyazhingz ganhyenz de mbouj ndaej yawjlawq. Aenvih fwngz ciepcuk gak cungj gak yiengh doxgaiq, ndigah, gij gihvei banhlah gak cungj nengzbingh caeuq binghdoeg daengj veizswnghvuz haenx ceiq lai, daegbied dwg boux cauhguh caemhcaiq gai gijgwn, danghnaeuz cawqyouq mwh ndumjyouq gyazhingz ganhyenz, youh mbouj louzsim veiswngh bonjfaenh, okhaex oknyouh le mbouj swiq fwngz, couh aiq uqlah gijgwn, cienzlah gyazhingz ganhyenz. Miz saedniemh baugau, gij veizswnghvuz baenz bingh ndaw fwngz miz 30 lai cungj, baudaengz sigin, binghdoeg caeuq gij gyaeq nongeiqseng daengj; gij naengnoh biujmienh gwnz fwngz lumj gep ribfwngz hung miz 3200 duz veizswnghvuz; gij heiz ndaw ribfwngz hamz miz geij fanh duz sigin caeuq binghdoeg daengj veizswnghvuz. Ndigah, aeu fwngz uqlah cauhguh gijgwn couh aiq cienzlah bingh.

3. Gyagiengz Aen Gihgou Dak Lwgnyez Caeuq Aen Hagdangz Cunghyoz Siujyoz Guh Veiswngh Guenjleix

Fatbingh gyazhingz ganhyenz, aeu lwgnyez haeujhag gaxgonq caeuq lwgnyez hab haeujhag guh cawj, lwgnyez 5 ~ 14 bi fatbingh beijlwd ceiq sang, daihngeih dwg lwgnyez 2 ~ 4 bi, 14 bi doxhwnj gaenriengz nienzgeij demmaj fatbingh beijlwd mingzyienj doekdaemq. Ndigah, gyagiengz doiq aen gihgou dak lwgnyez caeuq aen hagdangz cunghyoz siujyoz guh veiswngh guenjleix, doiq yawhfuengz gyazhingz ganhyenz gig youqgaenj.

Aen gihgou dak lwgnyez caeuq gij hagdangz cunghyoz siujyoz saeklaeuq fatseng boux vunzbingh baenz gyazhingz ganhyenz, wngdang sikhaek yungh doengh gij cosih lajneix.

(1) Gekliz bouxbingh: Ceiq ndei sikhaek soengq bae yihyen gekliz ywbingh, boux mbouj miz diuzgen youq yihyen haenx ndaej youq ndawranz gekliz ywbingh. Boux vunzbingh baenz gyazhingz ganhyenz gipsingq, geiz gekliz de dwg daj ngoenz fatbingh de hwnj 3 aen singhgiz.

(2) Yihyoz cazyawj: Doiq doengh aen ban fatbingh cigdaengz daengx aen soj (yozyau) guh yihyoz cazyawj, cazyawj doisiengq cawz lwgnyez caixvaih, lij baudaengz baujyuzyenz caeuq lauxsae daengj gunghcoz yinzyenz. Aen geizhanh yihyoz cazyawj bingh gyazhingz ganhyenz dwg 45 ngoenz, youq 45 ngoenz cazyawj ndawde danghnaeuz mbouj miz binghlaeh moq, ndaej gejcawz yihyoz cazyawj. Yihyoz cazyawj neiyungz baudaengz gyagiengz banhaet genjcaz、banringz genjcaz, maedcaed louzsim gij binglaeh ngamqfat mbouj siengj gwn doxgaiq、fatndat mbouj miz rengz、nyouh henj daengj dengngeiz haenx; youq cazyawj geizgan dingzcij banhleix gij soujsuz haeuj dak caeuq cienj dak.

(3) Menjyiz ciepndaem: Cawjdoengh caeuq yihliuz veiswngh bouhmonz lienzhaeh, doiq gij lwgnyez yungzheih lahdawz haenx gibseiz ciepndaem lwedvunz bingjcungj menjyiz giuzdanbwz.

(4) Siudoeg: Doiq gij hongdawz、buhvaq、doxgaiq guhcaemz daengj boux lwgnyez baenzbingh yungh gvaq haenx, aeu yiemzgek guh ndei siudoeg; doiq gij doxgaiq gwn haeux、gij doxgaiq guhcaemz daengx aen ban haenx guh daengzdaej siudoeg; doiq diengzhaex、diegdajcaemx caeuq seiqhenz vanzging guh seizseiz siudoeg.

(5) Laeb cidu caezcienz: Cungjgez gingniemh gyauyin, laeb caezcienz gak loih baujgen cidu caeuq veiswngh cidu, doiq lwgnyez、bouxganqciengx caeuq lauxsae guh gengangh gyauyuz, louzsim veiswngh bonjfaenh, daez-sang gij naengzlig cangqndang swhgeij.

4. Gyagiengz Guenjleix Yihyen Veiswngh，Fuengzre Gyazhingz Ganhyenz Youq Ndaw Yihyen Cienzlah

Yawhfuengz gyazhingz ganhyenz youq ndaw yihyen cienzlah ndaej yungh gij cosih lajneix.

（1）Gyagiengz guenjleix: Yihyen gak gaep lingjdauj aeu yawjnaek gij vwndiz ndaw yihyen cienzlah binghdoegsingq ganhyenz, gyagiengz yihyen veiswngh guenjleix, ciengzseiz dukcoi genjcaz siudoeg cidu caephengz cingzgvang, guh daengz caengzcaengz lozsiz, cwzyin daengz vunz, ciengzseiz ca mbouj cuengqsoeng.

（2）Gekliz: Giz binghganhyenz aeu guh ndei gekliz, itdingh aeu caeuq gij gohsiz wnq faenhai, ceiq ndei ndaej ciuq ganhyenz loihhingz faen ranzbingh guh gekliz; boux baenz binghdoegsingq ganhyenz gipsingq ngamq haeuj yihyen haenx, wngdang caeuq boux baenz binghdoegsingq ganhyenz menhsingq roxnaeuz bouxbingh hoizfuk faenhai ranzbingh; yiemzgimq bouxbingh ndaw ranzbingh mbouj doengz haenx swyouz baedauq.

（3）Siudoeg: Gij doxgaiq baizok、gij raemxgyuek caeuq huqfeiq sizyensiz boux vunzbingh, wngdang yiemzgek siudoeg, yienzhaeuh cijndaej baiz ok rog bae; gij yungzgi cang haex nyouh vunzbingh baizok、gij ndangdaenj、gij hongdawz ywbingh caeuq gij vanj dawh bouxbingh yungh gvaq haenx, aeu siudoeg le caiq baez sawjyungh; gij nyapnyaj ranzbingh ndaej coemhfeiz cawqleix.

（4）Gimqraeg gyauca banhlah: Yihyoz yinzyenz haeuj aen ranz baenz binghdoegsingq ganhyenz roxnaeuz aen ranzyawjbingh bae, wnggai daenj buhguhhong、daenj mauh caeuq daenj haizcienyungh, gij yihyen miz diuzgen haenx ceiq ndei aeu daenj buh gekliz; moix baez genjcaz sat boux vunzbingh ndeu wngdang swiq fwngz siudoeg, baexmienx banhlah bouxwnq.

Caenhliengh mbouj hawj vunz ndaw ranz bouxbingh buenx congz, yiemzgek gaemhanh gij vunzsoq vunz ndaw ranz yawj bouxbingh. Gij caencik bouxbuenxcongz caeuq bouxdamqyawj wngdang daenj buh gekliz, mwh lizhai ranzbingh wngdang swiq fwngz siudoeg.

（5）Guenjleix giz dieg bingh: Haeujsim dieg bingh veiswngh, guh ndei gij hong mied nengznyaen caeuq mied duzsap daengj cawz 4 cungj duz miz haih, aenvih gyazhingz ganhyenz ndaej doenggvaq duznengznyaen caeuq duzsap bae cienzlah.

（6）Siudoeg satlaeng: Mwh vunzbingh ok yihyen, aeu siudoeg gij doxgaiq caeuq ranzbingh de sawjyungh gvaq haenx.

5. Louzsim Veiswngh Bonjfaenh, Fuengzre Gyazhingz Ganhyenz Youq Ndawranz Cienzlah

Gyazhingz ganhyenz ginggvaq gij roenloh haex-bak cienzlah, danghnaeuz ndawranz miz vunz baenz gyazhingz ganhyenz, de youh mbouj louzsim veiswngh bonjfaenh, couh aiq deng uqlah seiqhenz vanzging ndawranz, gizyawz vunz ndaw ranz doenggvaq hohleix vunzbingh caeuq gij doxgaiq gwndaenj boux vunzbingh ciepcuk gvaq haenx, lumjbaenz gij doxgaiq ninz, gwn, sujbaq, boicaz, gaiqcatheuj daengj aiq lahdawz gyazhingz ganhyenz. Gyazhingz ganhyenz ndawranz ciengz youz gij lwgnyez youwzyenz (soj) roxnaeuz gij lwgnyez cunghyoz siujyoz, roxnaeuz boux vunzhung bae diegrog okcai haenx daiq haeujdaeuj, yienzhaeuh youq ndawranz cienzlah. Vihliux fuengzre bingh gyazhingz ganhyenz youq ndawranz cienzlah, wngdang yungh gij banhfap yawhfuengz lajneix.

(1) Gibseiz duenqbingh, gekliz ywbingh: Doiq bouxbingh aeu gibseiz duenqbingh ywbingh, ceiq ndei ndaej youq yihyen gekliz ywbingh; danghnaeuz mbouj miz diuzgen youq yihyen, hix ndaej youq ndawranz gekliz, boux vunzbingh ceiq ndei miz aen rug dandog roxnaeuz aen congz boux vunz dog, miz gij doxgaiq gwndaenj cienyungh, caeuq gij doxgaiq vunz gizyawz ndawranz ngoenznaengz yungh haenx yiemzgek faenhai.

(2) Siudoeg: Danghnaeuz bouxbingh youq yihyen ywbingh, ndaej cingj dangdieg veiswngh fangzyizcan, duenh dieg baujgengoh, yanghcin vei-swnghyen roxnaeuz fangzyiz baujgencan guh satlaeng siudoeg; danghnaeuz vunzbingh youq ranz gekliz, ndaej youq duenh dieg boux canghyw fuengz binghraq roxnaeuz boux canghyw linzcangz cijdauj baihlaj, seizseiz siudoeg.

(3) Veiswngh bonjfaenh: Bouxbingh caeuq vunz ndaw ranz cungj aeu louzsim veiswngh bonjfaenh, daegbied aeu louzsim gwn haeux gaxgonq okhaex oknyouh gvaqlaeng couh aeu genj caeuq raemx riuzdoengh swiq fwngz. Gaengawq genjcwz, yungh raemxseuq swiq fwngz ndaej gemjnoix gij nengzbingh ndaw fwngz 85%, yungh raemx genj swiq fwngz ndaej gemjnoix gij sigin ndaw fwngz 95%. Ndigah, dang fwngz loeklak ciepcuk gij doxgaiq boux vunzbingh baenz gyazhingz ganhyenz le, gij fuengfap siudoeg ceiq mizyauq de, dwg yungh genj caeuq raemx riuzdoengh daeuj cungfaen swiqfwngz. Dangyienz, youq mwh ciepcuk gij doxgaiq boux baenz bingh

gyazhingz ganhyenz, ceiq ndei ndaej daenj madfwngz, gvaqlaeng caiq yungh genj caeuq raemx riuzdoengh daeuj cungfaen swiq fwngz, caemhcaiq caenhliengh baujhoh gij naengnoh fwngz mbouj deng sieng.

（4）Gij veiswngh ndaw ranz rog ranz：Aeu guh ndei gij veiswngh ndaw ranz rog ranz, daengzdaej siumied duznengznyaen caeuq duzsap. Doiq gij gwnznamh、diengzhaex、diegdajcaemx caeuq ranzrug ndaw ranz ceiq ndei moix ngoenz siudoeg baez ndeu.

（5）Yawhfuengz ciepndaem：Doiq vunz gizyawz ndaw ranz, daegbied dwg lwgnyez nienzoiq wngdang gibseiz dajcim lwedvunz bingjcungj menjyiz giuzdanbwz cici, yawhfuengz gyazhingz ganhyenz. Gyoengq vunzhung guek raeuz dingzlai gaenq miz gij rengzlig menjyiz gyazhingz ganhyenz, itbuen mbouj yungh dajcim lwedvunz bingjcungj menjyiz giuzdanbwz cici.

（6）Gij saehhangh okcai aeu haeujsim：Aenvih ndawranz gyazhingz ganhyenz, ciengzseiz youz boux okcai daj dieg wnq daiq daeuj, ndigah, bae diegwnq okcai gaxgonq, ndaej dajcim gyazhingz ganhyenz yizmyauz （lumjbaenz gyazhingz ganhyenz gemjdoeg hozyizmyauz roxnaeuz mied hozyizmyauz）roxnaeuz lwedvunz bingjcungj menjyiz giuzdanbwz cici. Bae diegrog okcai seiz, ceiq ndei gag daiq gij doxgaiq gwndaenj yungh, lumjbaenz gij doxgaiq gwn、gij boi raemx caeuq gij doxgaiq dajswiq daengj, mbouj yungh gij doxgaiq gwndaenj goeng'yungh ndaw lijgvanj; caenhliengh mbouj youq ndaw veiswngh canggvang yaez haenx gwn haeux; ndaej riengzndang daiq saekdi ywsiudoeg, lumjbaenz byaujbwzfwnj cinghben, bietdingh aeu guh seiz siudoeg fwngz caeuq gij doxgaiq gwn. Okcai dauqranz le, wngdang swiq seuq sojmiz gij doxgaiq okcai haenx, bietdingh aeu guh seiz ndaej cawj goenj roxnaeuz yungh raemxyw vayoz daeuj siudoeg, mienxndaej cienzlah vunz ndaw ranz. Doengzseiz, wnggai louzsim cazyawj ndangdaej swhgeij bienqvaq cingzgvang, baez raen miz gij yienghsiengq ngeiz lumj binghyiengh ganhyenz binghdoegsingq, wnggai gibseiz bae yihyen duenqbingh ywbingh.

6. Gyagiengz Menjyiz Yawhfuengz

Gij menjyiz yawhfuengz bingh gyazhingz ganhyenz, ndaej faen guh beidung menjyiz caeuq swdung menjyiz song cungj. Beidung menjyiz dwg yungh lwedvunz bingjcungj menjyiz giuzdanbwz yawhfuengz; swdung

menjyiz dwg yungh gyazhingz ganhyenz yizmyauz （lumjbaenz gyazhingz
ganhyenz gemjdoeg hozyizmyauz roxnaeuz mied hozyizmyauz） fuengzre.

（1）Lwedvunz bingjcungj menjyiz giuzdanbwz fuengzre：Lwedvunz
bingjcungj menjyiz giuzdanbwz, dwg daj ndaw lwedgiengh boux ndangcangq
daezaeu, hamz miz lai cungj dingj binghdoeg caeuq dingj sigin gangdij,
baudaengz dingj binghdoeg gyazhingz ganhyenz gangdij. Ndigah, boux
maedcaed ciepcuk vunzbingh baenz gyazhingz ganhyenz de dajcim gij yw
lwedvunz bingjcungj menjyiz giuzdanbwz le, doiq gyazhingz ganhyenz miz
itdingh baujhoh cozyung. Yungh lwedvunz bingjcungj menjyiz giuzdanbwz
cici daeuj fuengzre gyazhingz ganhyenz wnggai haeujsim doenghgij vwndiz
lajneix.

①Gij seizgan dajcim：Itbuen gij seizgan dajcim yied caeux, yawhfuengz
yaugoj couh yied ndei, ndigah, youq ciepcuk boux vunzbingh gyazhingz
ganhyenz le, wnggai caeuxdi dajcim, ceiq ndei youq 2 aen singhgiz ndawde
dajcim. Dajcim, mboujdan ndaej yawhfuengz fatbingh, lij ndaej yawhfuengz
lahdawz；cunggeiz dajcim ndaej yawhfuengz fatbingh roxnaeuz gemjmbaeu
binghyiengh, hoeng mbouj ndaej yawhfuengz lahdawz；daengz geizlaeng
dajcim cix mbouj miz yaugoj yawhfuengz.

②Gij yunghliengh dajcim：Gij yw lwedvunz bingjcungj menjyiz
giuzdanbwz cici mbouj doengz hamz miz gij yw bingjcungj menjyiz
giuzdanbwz mbouj doengz. 1975 nienz Meijgoz doiq 24 buek gwnz hawciengz
gai lwedvunz bingjcungj menjyiz giuzdanbwz cici suijbingz guh caekdingh
gvaq, gij dingj gyazhingz ganhyenz gangdij suijbingz de dwg 1：2000～1：
8000 mbouj daengj. Ndigah, dajcim gij cici mbouj doengz soqliengh
doxdoengz haenx, gij yawhfuengz yaugoj de aiq mbouj doxdoengz. Guek
raeuz gvidingh, gij yunghliengh lwedvunz bingjcungj menjyiz giuzdanbwz de
dwg moix ciengwz ndangnaek dajcim 0. 05～0. 1 hauzswngh, itbuen moix
baez dajcim 3 hauzswngh；lwgnyez moix baez dajcim 1. 5～3 hauzswngh.
Moix baez dajcim yawhfuengz yaugoj ciengzseiz dwg ndwen ndeu baedauq.
Hoeng Meijgoz baugau, lwedvunz bingjcungj menjyiz giuzdanbwz
yawhfuengz gyazhingz ganhyenz aen geizhanh mizyauq de caeuq gij soqliengh
ywcim mizgven, lumjbaenz ywcim soqliengh dwg moix ciengwz ndangnaek
0. 02 hauzswngh, yienghneix gij yawhfuengz mizyauq geizhanh daih'iek dwg

3 ndwen; danghnaeuz ywcim soqliengh dwg moix ciengwz ndangnaek 0.05 hauzswngh, yienghneix yawhfuengz mizyauq geizhanh dwg 4~6 ndwen.

③Ciepndaem doiqsiengq: Aenvih guek raeuz dingzlai vunzhung gaenq lahdawz gvaq gij binghdoeg gyazhingz ganhyenz, doiq gyazhingz ganhyenz miz gij rengzmenjyiz, ndigah, gij doiqsiengq ciepndaem lwedvunz bingjcungj menjyiz giuzdanbwz de cujyau dwg boux lwgnyez yungzheih lahdawz maedcaed ciepcuk boux vunzbingh gyazhingz ganhyenz haenx. Hoeng, gij beijlwd baujhoh bingjcungj giuzdanbwz yawhfuengz bingh gyazhingz ganhyenz de itbuen dwg 80%~90%, ndigah, ciengeiz gaej nyinhnaeuz dajcim lwedvunz bingjcungj menjyiz giuzdanbwz couh fanh saeh daih git lo, bietdingh aeu doengzseiz yungh gizyawz banhfap bae yawhfuengz gyazhingz ganhyenz.

（2）Gyazhingz ganhyenz yizmyauz yawhfuengz: Dangqnaj, gij yizmyauz yungh daeuj yawhfuengz gyazhingz ganhyenz de miz gyazhingz ganhyenz gemjdoeg hozyizmyauz caeuq gyazhingz ganhyenz mied hozyizmyauz.

① Gyazhingz ganhyenz gemjdoeg hozyizmyauz: Cezgyangh Yihyoz Gohyozyen caeuq Cunghgoz Yihyoz Gohyozyen Yihyoz Swnghvuzyoz Yenzgiusoj caeuq Sanghaij Si Veiswngh Fangzyizcan dem Veiswnghbu Cangzcunh Swnghvuz Cibinj Yenzgiusoj faenbied yenzgiu baenz gyazhingz ganhyenz binghdoeg gemjdoeg hozyizmyauz. Song cungj gyazhingz ganhyenz gemjdoeg hozyizmyauz neix, cungj youq 1991 nienz ndaej veiswnghbu cingqsik baecinj sawq swnghcanj. 1995 nienz 8 nyied, Cezgyangh Swngj Yihyoz Gohyozyen swnghcanj H_2 go gyazhingz ganhyenz gemjdoeg hozyizmyauz ndaej baecinj swnghcanj vwnzhauh. Daengz seizneix, song cungj yizmyauz neix gaenq ciepndaem 1 ik lai vunz, caengz fatyienh aen laeh ndeu fufanjying yiemzhaeng; gij beijlwd dingj gyazhingz ganhyenz gangdij cienj yangzsing de dwg 60%~90%, aen gangdij neix ceiq noix ndaej lienzdaemh 3 bi doxhwnj.

Gyazhingz ganhyenz gemjdoeg hozyizmyauz, cujyau yungh youq lwgnyez haeujhag gaxgonq caeuq lwgnyez hab haeujhag nem gizyawz gij vunz youq ndaw hangznieb、baujyuzyenz caeuq yihyoz yinzyenz daengj yungzheih lahdawz haenx guh fuengzre. Aenvih guek raeuz dingzlai dieg baenz bingh gyazhing ganhyenz dwg youq seizdoeng seizcin fatbingh ceiq lai, ndigah, ceiq ndei youq seizcou ciepndaem. Doiq gyoengqvunz youq henzgyawj gyazhingz ganhyenz riuzhengz haenx, ndaej wngqgip ciepndaem gyazhingz gemjdoeg hozyizmyauz. Ciepndaem yunghliengh caeuq fuengfap, dwg youq laj naeng gwnz gen sam gak ciep ndaem 1 hauzswngh yizmyauz, daj baez cim ndeu.

②Gyazhingz ganhyenz mied hozyizmyauz: Gyazhingz ganhyenz mied hozyizmyauz gij yunghliengh ciepndaem caeuq fuengfap de dwg: Lwgnyez moix cim 0.5 hauzswngh, vunzhung moix cim 1.0 hauzswngh, youq gwnz gen sam gak laj naeng ciepndaem, youq 0 ndwen、6 ndwen gak daj baez cim ndeu. Ciepndaem cim yizmyauz ndeu gvaqlaeng, dingj gyazhingz ganhyenz gangdij cienj yangzsing beijlwd dwg 95%, ciepndaem daihngeih cim yizmyauz gvaqlaeng ndwen ndeu, gij beijlwd dingj gyazhingz ganhyenz gangdij cienj yangzsing de dabdaengz 100%, caemhcaiq gangdij suijbingz haemq sang. Gaengawq doisuenq, aen gangdij neix ndaej lienzdaemh 20 bi doxhwnj.

Yawhfuengz Yizhingz Ganhyenz

Gij goekbingh cienzlah yizhingz ganhyenz, cujyau dwg bouxbingh yizhingz ganhyenz gipsingq caeuq menhsingq、 boux raekdawz yizhingz ganhyenz biujmienh gangyenz (HBsAg) caeuq gizyawz bouxbingh HBsAg yangzsing (baudaengz boux baenz daep bienq ndongj、 boux daep baenz ngaiz caeuq gizyawz bouxbingh mbouj dwg ganhyenz). Boux baenz bingh yizhingz ganhyenz gipsingq youq mwh ndumjyouq, hix couhdwg youq mwh lwedsaw ALT swng sang gaxgonq 2~4 aen singhgiz, ndaw lwed couh ndaej genj ok HBsAg, caemhcaiq miz gij daegdiemj cienzlah; boux vunzbingh baenz yizhingz ganhyenz gipsingq itbuen fatbingh haemq menh, binghyiengh haemq mbaeu, mbouj yungzheih deng fatyienh; bouxbingh yizhingz ganhyenz menhsingq baenzbingh haemq raez, doilaeng mbouj ndei, nanz ndaej ciengzgeiz gekliz; boux raekdawz HBsAg dwg ceij youq ndaw lwed HBsAg lienzdaemh yangzsing buenq bi doxhwnj, hoeng mbouj miz gij binghyiengh ganhyenz caeuq daejcwng, goengnaengz aendaep hix cingqciengz, gyoengqde ciuq bingzciengz guhhong caeuq hagsib, youq ndaw vunzlai swyouz hozdung, danghnaeuz mbouj genjcwz gij *HBsAg* ndaw lwed de, ndaej itcig deng yawjbaenz boux cingqciengz. Youq guek raeuz, cungj vunz *HBsAg* mbouj miz binghyiengh neix daih'iek miz 1. 2 ik, vunzsoq gig lai, gij *HBsAg* de lienzdaemh yangzsing, mbouj yungzheih cienj yaem, caemhcaiq seizneix hix mbouj miz gij yw'daegbied ndaej sawj *HBsAg* cienj yaem. Ndigah, aeu daengzdaej gekliz gij goekbingh yizhingz ganhyenz haemq gunnanz.

Gij binghdoeg yizhingz ganhyenz cujyau ginggvaq gij roenloh lwed、meh lwg caeuq doxgyau daengj cienzlah, itbuen mbouj ndaej ginggvaq gij roenloh haex-bak daeuj cienzlah. Ndigah, gij banhfap gatduenh roenloh cienzlah haemq yungzheih saedyienh. Caiq gya seizneix yizhingz ganhyenz gaenq miz gij swdung menjyiz (yizmyauz) mizyauq haenx caeuq gij yw beidung menjyiz (yizhingz ganhyenz menjyiz giuzdanbwz) ndaej hawj yawhfuengz. Ndigah, gij cujdauj cosih yawhfuengz yizhingz ganhyenz de, daih'it dwg doiq boux yungzheih lahdawz haenx guh menjyiz daegbied, daihngeih dwg gatduenh gij roenloh ginggvaq lwedsaw、mehlwg caeuq doxgyau cienzlah nem guenjleix gij goekbingh banhlah de daengj.

1. Gyagiengz Doiq Gyoengqvunz Yungzheih Lahdawz Haenx Guh Menjyiz Yawhfuengz Daegbied

Seizneix gij yw yungh youq yizhingz ganhyenz menjyiz daegbied haenx cujyau miz song cungj, cungj he dwg yizhingz ganhyenz yizmyauz, ndaej daezhawj swdung menjyiz, yungh daeuj ciepcuk binghdoeg yizhingz ganhyenz gaxgonq caeuq ciepcuk gvaqlaeng guh yawhfuengz; cungj he dwg yizhingz ganhyenz menjyiz giuzdanbwz (*HBIG*), ndaej daezhawj beidung menjyiz camhseiz, cujyau yungh youq ciepcuk binghdoeg yizhingz ganhyenz gvaqlaeng guh wngqgip yawhfuengz.

(1) Yawhfuengz yizhingz ganhyenz yizmyauz: Yizhingz ganhyenz yizmyauz ciepndaem doiqsiengq daj lijlun fuengmienh daeuj gangj, fanzdwg boux vunz caengz lahdawz gvaq binghdoeg yizhingz ganhyenz, doiq yizhingz ganhyenz mbouj miz rengzlig menjyiz haenx cungj wngdang ciepndaem yizhingz ganhyenz yizmyauz. Hoeng youq mwh saedsaeh ceiqdingh gij cwzloz yawhfuengz yizhingz ganhyenz, wnggai gaengawq mbouj doengz guekgya roxnaeuz mbouj doengz digih gij yizhingz ganhyenz riuzhengz cingzgvang、

ginghci fazcanj suijbingz、yizhingz ganhyenz yizmyauz gunghawj soqliengh caeuq cingzbonj yauqik faensik daeuj gietdingh. Lumjbaenz, guek raeuz dwg giz dieg riuzhengz yizhingz ganhyenz gig sang, mehlwg cienzlah gij binghdoeg yizhingz ganhyenz miz cozyung youqgaenj, lwgnomj doiq yizhingz ganhyenz mbouj miz rengzlig menjyiz, caemhcaiq gij menjyiz goengnaengz de caengz laeb caezcienz, saeklaeuq deng lahdawz, gig nanz ndaej siucawz gij binghdoeg yizhingz ganhyenz, ciengzseiz baenz boux raekdawz gij binghdoeg yizhingz ganhyenz. Gaengawq diucaz, youq mwh lwgnding deng lahdawz gij binghdoeg yizhingz ganhyenz, 90%～95% yaek fazcanj baenz boux raekdawz *HBsAg* menhsingq, doeklaeng ndawde miz 1/4 yaek fazcanj baenz daep bienq ndongj caeuq daep baenz ngaiz yienzfat. Itbuen youq ndaw gyoengq boux raekdawz *HBsAg* guek raeuz, 40%～50% dwg youz mehlwg cienzlah cauxbaenz, hix couhdwg naeuz, youq ndaw guek raeuz 1.2 ik boux raekdawz *HBsAg*, daih'iek 4000 fanh boux raekdawz *HBsAg* dwg youz mehlwg cienzlah yinxhwnj. Gij lwgnding youz daxmeh *HBsAg* yangzsing soj seng haenx, daih'iek 40% ～ 50% yaek bienqbaenz *HBsAg* yangzsing; danghnaeuz daxmeh *HBsAg* caeuq *HBeAg* cungj dwg yangzsing (couhdwg soj gangj song yangzsing), boux lwgnding de daihgaiq miz 90%～100% yaek bienqbaenz boux raekdawz *HBsAg*. Ndigah, guek raeuz yizhingz ganhyenz yizmyauz gij cwzloz fuengzre de, wnggai aeu lwgnding dangguh cujyau doiqsiengq ciepndaem. Vihneix, veiswnghbu guek raeuz gietdingh, daj 1992 nienz 1 nyied 1 hauh hwnj doiq sojmiz lwgnding guh yizhingz ganhyenz yizmyauz yawhfuengz ciepndaem, caemhcaiq dawz de nabhaeuj giva menjyiz guenjleix, yawhbienh baujcwng daengx guek lwgnding cungj ndaej ciepndaem yizhingz ganhyenz yizmyauz. Hoeng aenvih guek raeuz gak dieg ginghci suijbingz fazcanj mbouj bingzyaenx, gij gyaqcienz yizhingz ganhyenz yizmyauz haemq bengz, caemhcaiq aeu gag ok cienz bae ciepndaem, ndigah, cijndaej dwg hawsingz soujsien doigvangq lajmbanj cugbouh doigvangq.

Daihngeih dwg doiq sojmiz gij lwgnyez caengz haeujhag、caengz ciepndaem gvaq yizhingz ganhyenz yizmyauz haenx guh menjyiz, aenvih guek raeuz *HBsAg* cienjbaenz yangzsing cujyau fatseng youq mwh caengz haeujhag, gyoengqde lahdawz gij binghdoeg yizhingz ganhyenz le hix yungzheih fazcanj baenz boux raekdawz *HBsAg*.

Cawz neix caixvaih, lij wngdang doiq boux ndaw ranz ciepcuk maedcaed （daegbied dwg gvanbaz） yizhingz ganhyenz caeuq boux raekdawz *HBsAg* de caeuq gizyawz doengh boux guh gij ciknieb miz gij yungyiemj yungzheih lahdawz binghdoeg yizhingz ganhyenz de （beijlumj boux gunghcoz yinzyenz、 yihvu yinzyenz maedcaed ciepcuk lwed caeuq boux vunzbingh daeuqsik lwed daengj） guh yizhingz ganhyenz yizmyauz ciepndaem.

①Aen menjyiz fueng'anq yizhingz ganhyenz yizmyauz:

ⓐDoiq lwgnding daxmeh dwg *HBsAg* caeuq *HBeAg* song yangzsing, ceiq ndei dwg 2 cim yizhingz ganhyenz menjyiz giuzdanbwz （≥100 gozci danhvei/hauzswng） caeuq 3 cim yizhingz ganhyenz yizmyauz lienzhab menjyiz, couhdwg youq doekseng le sikhaek caeuq doekseng gvaqlaeng ndwen ndeu gak dajcim yizhingz ganhyenz menjyiz giuzdanbwz cim ndeu （≥ 100 gozci danhvei/hauzswng）, caemhcaiq youq 2 ndwen、 3 ndwen caeuq 6 ndwen seiz, gak dajcim yizhingz ganhyenz lwedgoek yizmyauz cim ndeu.

ⓑDoiq gij lwgnding daxmeh dan *HBsAg* yangzsing （ *HBeAg* yaemsingq） haenx, ndaej yungh cim yizhingz ganhyenz menjyiz giuzdanbwz ndeu （≥ 100 gozci danhvei/hauzswng） caeuq 3 cim yizhingz ganhyenz yizmyauz lienzhab menjyiz, couhdwg okseng le sikhaek dajcim yizhingz ganhyenz menjyiz giuzdanbwz （≥100 gozci danhvei/hauzswngh）, yienzhaeuh youq mwh ndwen ndeu、 song ndwen caeuq 6 ndwen nienzgeij, gak dajcim yizhingz ganhyenz yizmyauz cim ndeu. Hix ndaej dandog yungh yizhingz ganhyenz yizmyauz menjyiz, couhdwg okseng le sikhaek daj cim ndeu, youq mwh ndaej ndwen ndeu caeuq 6 ndwen nienzgeij caiq gya daj cim ndeu, hix ndaej miz yaugoj haemq habhoz.

ⓒDoiq lwgnding daxmeh dwg *HBsAg* yaemsingq, dan yungh yizhingz ganhyenz yizmyauz couh aeundaej yawhfuengz yaugoj ndei. Ceiq ndei youq mwh doekseng couh sikhaek dajcim yizhingz ganhyenz yizmyauz, yienzhaeuh youq mwh ndwen ndeu caeuq 6 ndwen, gak dajcim yizhingz ganhyenz yizmyauz cim ndeu.

ⓓDoiq doengh giz dieg mehdaiqndang mbouj guh *HBsAg* caeuq *HBeAg* baizcaz, sojmiz lwgnding wngdang youq okseng le sikhaek dajcim yizhingz ganhyenz yizmyauz, yienzhaeuh youq ndwen ndeu caeuq 6 ndwen seiz gak dajcim yizhingz ganhyenz yizmyauz cim ndeu.

ⓔDoiq boux ndaw ranz maedcaed ciepcuk bouxbingh yizhingz ganhyenz caeuq boux raekdawz *HBsAg* caeuq gizyawz doengh boux vunz gig yungyiemj de（lumjbaenz boux gunghcoz yinzyenz、boux yihyoz yinzyenz maedciet ciepcuk lwed caeuq bouxbingh guh lwed daeuqsik daengj）wngdang youq 0 ndwen、ndwen ndeu caeuq 6 ndwen gak dajcim goeklwed yizhingz ganhyenz yizmyauz cim ndeu.

ⓕDoiq itbuen boux yungzheih lahdawz de lumjbaenz lwgnyez caeuq boux vunzhung，ndaej youq 0 ndwen、ndwen ndeu caeuq 6 ndwen faenbied dajcim yizhingz ganhyenz yizmyauz 3 cim.

ⓖDoiq boux loeklak lahdawz gij binghdoeg yizhingz ganhyenz haenx, lumjbaenz gij bakcim deng *HBsAg* yangzsing uqlah haenx coegsieng, roxnaeuz deng gij lwed *HBsAg* yangzsing haenx sinz haeuj da gezmoz roxnaeuz conghbak nemmuek bae, danghnaeuz boux deng lahdawz haenx yienzlaiz couhdwg *HBsAg* yangzsing roxnaeuz gang-*HBs* yangzsing （gangjmingz miz rengzlig menjyiz）, couh ndaej mbouj cawqleix. Danghnaeuz mbouj rox yienzlaiz dwg mbouj dwg *HBsAg* caeuq gang-*HBs* yangzsing，couh wnggai sikhaek cou lwed genjcwz *HBsAg* caeuq gang-*HBs*，caemhcaiq sikhaek（24 aen cungdaeuz ndawde，yied caeux yied ndei, gaej caj *HBsAg* caeuq gang-*HBs* genjcwz gezgoj okdaeuj le cij cawqleix）dajcim yizhingz ganhyenz menjyiz giuzdanbwz，gij yunghliengh de ndaej sawj ndaw lwed gij noengzdoh gang-*HBs* mauhgvaq roxnaeuz dangqndaej 10 hauz danhvei/hauzswngh couh miz cozyung baujhoh. Ndigah，danghnaeuz yizhingz ganhyenz menjyiz giuzdanbwz hamz gang-*HBs* soqliengh dwg 200 gozci danhvei/hauzswngh doxhwnj，ndaej dajcim 0.05～0.07 hauzswngh/ goenggaen ndangnaek. Seizneix ndaw guek swnghcanj yizhingz ganhyenz menjyiz giuzdanbwz gij suijbingz hamz gang-*HBs* de haemq daemq，daihgaiq dwg 60 daengz 160 hauzswngh gozci danhvei，dingzlai dwg 100 hauzswngh gozci danhvei，ndigah，yunghliengh wngdang dwg 0.075～0.2 hauzswngh/ ciengwz naek. Yienzhaeuh，yawj *HBsAg* caeuq gang-*HBs* genjcwz gezgoj caiq gietdingh dwg mbouj dwg wngdang dajcim yizhingz ganhyenz yizmyauz. Danghnaeuz song cungj neix cungj dwg yaemsingq，couh wngdang sikhaek dajcim gij yizmyauz yizhingz ganhyenz，youq ndwen ndeu caeuq 6 ndwen gvaqlaeng，caiq gak dajcim yizhingz ganhyenz yizmyauz. Danghnaeuz

HBsAg roxnaeuz gang-*HBs* yangzsing, couh mbouj yungh caiq dajcim yizhingz ganhyenz yizmyauz.

Doengh boux vunz loeklak soengq haeuj gij lwed *HBsAg* yangzsing haenx wngdang lingh guh cawqleix, aenvih soengq haeuj gij lwed *HBsAg* haeuj ndaw ndang le, gij binghdoeg yizhingz ganhyenz soqliengh hung, couhsuenq boux aeu lwed yienzlaiz *HBsAg* yangzsing roxnaeuz gang-*HBs* yangzsing (≤20 hauz danhvei/hauzswngh), hix ndaej fatseng caiq lahdawz, ndigah, mboujlwnh boux aeu lwed yienzlaiz dwg mbouj dwg *HBsAg* roxnaeuz gang-*HBs* yangzsing, cungj wngdang sikhaek dajcim yizhingz ganhyenz menjyiz giuzdanbwz (ceiqndei dwg daj megcingmwz dajcim yungh yw, bujdungh yizhingz ganhyenz menjyiz giuzdanbwz cij ndaej aeu daeuj youq laj naengnoh dajcim, mbouj ndaej aeu bae dajcim haeuj megcingmwz bae), gij yunghliengh de wnggai gya lai daengz sawj ndaw lwed gang-*HBs* noengzdoh dabdaengz 20 hauz danhvei/hauzswngh doxhwnj. Yienzhaeuh, youq dajcim yizhingz ganhyenz menjyiz giuzdanbwz gvaqlaeng bueng ndwen、1.5 ndwen caeuq 6.5 ndwen gak dajcim yizhingz ganhyenz yizmyauz cim ndeu (danghnaeuz boux yienzlaiz gaenq *HBsAg* yangzsing haenx, couh mbouj yungh dajcim yizhingz ganhyenz yizmyauz).

②Aen vwndiz gvendaengz youq mwh caengz dajcim yizhingz ganhyenz yizmyauz dwg mbouj dwg aeu cou lwed genjcwz yizhingz ganhyenz binghdoeg geiqhauh: Neix cujyau dwg daj ginghci fuengmienh mbouj dwg daj ancienz fuengmienh bae naemj, aenvih binghdoeg yizhingz ganhyenz geiqhauh yangzsing ciepndaem yizhingz ganhyenz yizmyauz le, mbouj miz fanjwngq mbouj ndei, cij dwg saisaengq yizmyauz ndwi. Ndigah, danghnaeuz doengh boux vunz deng ciepndaem haenx lahdawz binghdoeg yizhingz ganhyenz beijlwd daemq, couh ndaej mbouj genjcwz cigsoh dajcim yizmyauz; danghnaeuz gyoengq vunz deng ciepndaem haenx lahdawz binghdoeg yizhingz ganhyenz beijlwd sang, couh ceiq ndei sien genjcwz, boux yizhingz ganhyenz binghdoeg geiqhauh yaemsingq haenx couh dajcim yizmyauz, boux yangzsing de mbouj dajcim, yienghneix engq mbaet cienz di.

③Gvendaengz diuz roen ciepndaem yizhingz ganhyenz yizmyauz: Ceiq ndei youq gwnz gen sam gak noh dajcim. Itbuen mbouj cawjcieng youq gwnz caekhaex dajcim, aenvih gwnz caekhaex youzlauz daiq lai, gazngaih ndangvunz supsou yizhingz ganhyenz yizmyauz, mbouj ndaej yaeuhfat gij gang-*HBs* fanjwngq. Doiq boux lwgnding ngamq doekseng, aenvih boux gwnz gen sam gak naeng mbang, ndaej youq ndaw noh rog ga ciepndaem. Boux baenz binghhezyouj ndaej youq laj naengnoh ciepndaem, aenvih dajcim naengnoh aiq yinxhwnj binghhezyouj naengnoh foeg. Gij gang-*HBs* youq ndaw naeng ciepndaem yizhingz ganhyenz yizmyauz soj canjseng haenx, aen suijbingz de mingzyienj daemq gvaq dajcim haeuj naengnoh bae, caemhcaiq cungj fuengfap ciepndaem neix doiq lwgnomj caeuq lwgnding haemq nanz saedhengz, ndigah, dan ndaej dangguh gij saedniemh yenzgiu vunzhung ciepcuk gij binghdoeg yizhingz ganhyenz gaxgonq guh yawhfuengz, cix mbouj hab hawj gyoengqvunz bingzciengz bujben wngqyungh.

④Gvendaengz gij ancienz、fucozyung caeuq cingqgimqgeih: Dangqnaj gij yizhingz ganhyenz yizmyauz guek raeuz swnghcanj haenx, dwg youz gihyinh gunghcwngz daeuj guh, mbouj hamz miz lwed vunz, mbouj rox aenvih dajcim cix lahdawz yizhingz ganhyenz roxnaeuz bingh'aiswh.

Gij fucozyung yizhingz ganhyenz yizmyauz gig mbaeu. Lai dwg mbangj di fanjwngq, ciengz raen dwg itdot（10%～20%）, saekseiz miz foeghoengz roxnaeuz giet ndongj daengj. Caeuq gizyawz yizmyauz doengzseiz ciepndaem caengz raen miz gij cozyung dox gauxca.

⑤Gvendaengz yizhingz ganhyenz yizmyauz gij wngqdap daemq caeuq mbouj miz wngqdap de: Ciepndaem gij yizhingz ganhyenz yizmyauz le, yienznaeuz ndaej sawj boux ciepndaem 90% baedauq miz gij fanjwngq gang-*HBs* gangdij, hoeng vanzlij miz 5%～15% bouxciepndaem mbouj mizok gang-*HBs* gangdij（mbouj miz wngqdap）roxnaeuz dan miz gang-*HBs* gangdij（wngqdap daemq）suijbingz daemq. Itbuen gij mbouj miz wngqdap, dwg ceij boux ciepndaem 3 cim yizhingz ganhyenz yizmyauz le, lwedsaw gang-*HBs* dangqndaej roxnaeuz daemq gvaq 2.1 hauz danhvei/hauzswngh; wngqdap daemq dwg ceij boux gang-*HBs* ndikdoh dwg 2.2～9.9 hauz danhvei/hauzswngh. Doiq boux wngqdap daemq roxnaeuz boux mbouj miz wngqdap ndaej yungh gij cosih lajneix: ⓐDemgya yizmyauz ciepndaem baezsoq. Gaengawq baudauj, doiq boux vunzhung mbouj miz wngqdap caiq ciepndaem gij yizhingz ganhyenz yizmyauz cim ndeu le, ndawde 38% gang-*HBs* > 10 hauz danhvei/hauzswngh, ciepndaem 3 cim yizmyauz gvaqlaeng

75% gang-*HBs* sang gvaq 10 hauz danhvei/ hauzswng; ⓑDemgya gij ywliengh ciepndaem yizmyauz; ⓒLienzhab yungh gij yw menjyiz diuzcez.

Hoeng yungh gij cosih gwnzneix le, aiq miz siujsoq vunz lij mbouj caengz mizok gij gang-*HBs* gangdij. Doenghgij vunz neix aiq gaenq lahdawz gij binghdoeg yizhingz ganhyenz, roxnaeuz aenvih *HBsAg* ndikdoh daemq, yungh gij fuengfap cangzgveih genjcwz mbouj daengz; roxnaeuz aenvih lahdawz le gij binghdoeg yizhingz ganhyenz, caeuq bujdungh ywsawq mbouj fatseng fanjwngq; hix aiq dwg gij yienzaen wnq. Youq baihlaj cungj cingzgvang neix, caiq dajcim yizhingz ganhyenz yizmyauz, hix mbouj ndaej miz gang-*HBs* gangdij. Vihliux cingqsaed gyoengqde dwg mbouj dwg gaenq lahdawz le gij binghdoeg yizhingz ganhyenz, ndaej yungh aen fap *HBV DNA* damqcim roxnaeuz cizhozmeizlienhfanjwngq（*PCR*）genjcwz gij *HBV DNA* ndaw lwed, roxnaeuz ndaej genjcwz gizyawz doxgaiq geiqhauh gij binghdoeg yizhingz ganhyenz, lumjbaenz gang-*HBs*、 *HBeAg*、 gang-*HBe* daengj, danghnaeuz cingqcaen dwg yangzsing, cix gangjmingz gyoengqde gaenq lahdawz le gij binghdoeg yizhingz ganhyenz, mbouj yungh caiq ciepndaem yizhingz ganhyenz yizmyauz, aenvih mbouj rox miz gij fanjwngq gang-*HBs*.

Gvendaengz aen vwndiz yizhingz ganhyenz yizmyauz ndaej dingj geijlai nanz, couhdwg ciepndaem yizhingz ganhyenz yizmyauz gvaqlaeng menjyizliz ndaej veizciz geijlai nanz seizgan, neix dwg aen vwndiz daihgya gvansim haenx. Hoeng wnggai louzsim, mbouj doengz cungjloih yizhingz ganhyenz yizmyauz, mbouj doengz cangjgyah swnghcanj yizmyauz, mbouj doengz ywliengh caeuq mbouj doengz menjyiz cwngzsi, gij yawhfuengz yaugoj caeuq menjyiz dingjnanz de ndaej miz cabied haemq daih. Daj cungjdaej daeuj gangj, ciepndaem yizhingz ganhyenz yizmyauz gvaqlaeng bi daih'it baujhoh yaugoj ceiq ndei, gvaqlaeng cug bi doekdaemq. Itbuen ciepndaem yizhingz ganhyenz yizmyauz gvaqlaeng boux gang-*HBs* suijbingz sang, menjyiz lienzdaemh seizgan haemq raez; boux gang-*HBs* ndikdoh daemq haenx, gij seizgan menjyiz dingjnanz haemq dinj. Ceiq ndei youq ciepndaem yizhingz ganhyenz yizmyauz le, moix 3~5 bi daengz yihyen cou lwed genjcwz gang-*HBs* mbat ndeu, danghnaeuz gaenq cienj baenz yaemsingq, ndaej caiq dajcim yizhingz ganhyenz yizmyauz.

（2）Yawhfuengz yizhingz ganhyenz menjyiz giuzdanbwz：Yungh

yizhingz ganhyenz yizmyauz menjyiz bouxgienlwed le, aeu gij gang-*HBs* yangzsing lwegiengh roxnaeuz lwedsaw de, guh baenz gij cici menjyiz giuzdanbwz daegbied, couhdwg yizhingz ganhyenz menjyiz giuzdanbwz, ndawde bingjcungj menjyiz giuzdanbwz youq 90% doxhwnj. Seizneix, ndaw guek swnghcanj gij yizhingz ganhyenz menjyiz giuzdanbwz moix ci gang-*HBs* yauqgyaq dwg 100 gozci danhvei doxhwnj, dan hanh youq naengnoh dajcim, mbouj ndaej yungh youq megcingmwz dajcim. Gij yw neix cujyau yungh daeuj saekgoenq yizhingz ganhyenz mehlwg cienzlah caeuq gij wngqgip yawhfuengz loeklak lahdawz gij binghdoeg yizhingz ganhyenz gvaqlaeng.

2. Gyagiengz Guenjleix Bouxgienlwed

Gyagiengz guenjleix gak gaep camhlwed daegbied dwg aen camhlwed dan cou lwedgiengh haenx, cungdenj dwg doeksaed camhlwed gak hangh gveihcangh cidu. Guek raeuz gaenq geij baez ceiqdingh camhlwed guenjleix diuzlaeh gvaq, hoeng miz di gihcwngz camhlwed miz fap mbouj ei, miz gveihcangh mbouj ciuq guh cungj cingzgvang neix gig youqgaenj, mizseiz lij miz di vunz caeuq yanghcin cizdij gag hwnqguh aen camhlwed dan cou aeu lwedgiengh "sam mbouj miz" mbouj miz yingzyez caepciuq, doiq bouxgienlwed mbouj guh baizcaz, mbouj yungh gij banhfap yawhfuengz gyauca doxlah. Neix beij gij sienghaih boux mbouj miz banhfap guh canghyw de engq youqgaenj. Ndigah, gak gaep hingzcwng lingjdauj bouhmonz wnggai roengz gietsim yiemzgek guenjleix, gvendingz aen camhlwed dan cou aeu lwedgiengh mbouj habgek, gyaepcaz mizgven bouxcwzyin dingj rumz mbouj banh haenx.

Daihlig doihengz gyoengqvunz yivu gienlwed. Gij beijlwd *HBsAg* caeuq gang-*HCV* yangzsing doengh boux gag nyienh gienlwed de mingzyienj daemq gvaq boux cizyez gunglwed; soengq haeuj gij lwed boux guh yivu gienlwed le, gij beijlwd soengqhaeuj gij lwed boux gag nyienh gienlwed de yinxhwnj baenz binghdoegsingq ganhyenz mingzyienj daemq gvaq soengqhaeuj gij lwed boux cizyez gunglwed haenx. Ndigah, mizgven bouhmonz cawz gyagiengz gengangh gyauyuz, laeb hwnj bouxvunz nyinhrox yivu gienh lwed caixvaih, wnggai yungh gij cwngcwz nyengcoh, sawj goeklwed youz seizneix aeu boux cizyez gunglwed guhcawj, cienjbienq baenz aeu boux yivu gienlwed guhcawj.

Youq mbangj giz dieg aeu lwed ciengzgeiz maenhdingh haenx wngdang cienmonz laeb bouxgienlwed guenjleix bangunghsiz, gyagiengz guenjleix bouxgienlwed, guh daengz boux ndeu mbaw cingq ndeu, fuengzre mbouj miz cingq bae soengq lwed roxnaeuz mauhmingz dingjlawh bae gienlwed. Gimqhaed "bouxlwedbaq" mbouj souj fap gagciemq gienlwed.

Gyagiengz baizcaz bouxgienlwed. Bouxgienlwed youq moix baez gienlwed gaxgonq wnggai guh dijgwz genjcaz, caemhcaiq yungh fuengfap lingzminj genjcwz ALT、$HBsAg$、gang-HCV、gang-HIV caeuq meizdoeg daegbiedsingq gangdij daengj, danhfanz ALT mbouj cingqciengz roxnaeuz $HBsAg$、gang-HCV、gang-HIV caeuq meizdoeg daegbiedsingq gangdij ndawde hangh yangzsing ndeu couh mbouj ndaej gienlwed. Aenvih gij lwed gang-HBc ndikdoh sang (2^6) hix miz daegdiemj cienzlah, ndigah, youq gij swngj、si (cizyazsi)、swcigih miz diuzgen haenx, ndaej doiq bouxgienlwed haiguh gang-HBc genjcwz (wngqyungh $ELISA$), fanzdwg boux gang-HBc ndikdoh dangq roxnaeuz sang gvaq 1∶64 haenx mbouj ndaej gienlwed.

Wnggai yungh gij doxgaiq baez dog bae aeu lwed, saedhengz boux ndeu dauq ndeu, fuengzre doxlah.

3. Gyagiengz Guenjleix Gij Doxgaiq Aeu Lwed Bae Cauhguh

Camhlwed caeuq aen danhvei swnghcanj gij doxgaiq aeu swnghvuz bae cauhguh haenx, wngdang ciuq gij iugouz 《Aen Diuzlaeh Guenjleix Gij Doxgaiq Aeu Lwed Cauhguh》 Veiswnghbu fatbouh haenx, swnghcanj caeuq gunghawj gij yw aeu lwed bae cauhguh dem gij doxgaiq aeu swnghvuz cauxbaenz hamz miz ndangvunz cingzfaenh. Sojmiz gij doxgaiq aeu lwed bae cauhguh haenx, bietdingh aeu yungh gij fuengfap lingzsingj bae genjcwz gij geiqhauh lumjbaenz $HBsAg$、gang-HCV、gang-HIV daengj, fanzdwg ndawde hangh yangzsing ndeu cungj mbouj ndaej gai ok caeuq sawjyungh. Yiemzgek hanhhaed gij lwed caengz ginggvaq baizcaz haenx roxnaeuz gij doxgaiq aeu lwed cauhguh miz yungyiemj ndumjyouq haenx yungh daeuj ywbingh. Gyagiengz gamcaek sojmiz boux baenz binghdoegsingq ganhyenz soengq lwed le, baudaengz geiqloeg sojmiz gij bouxgunglwed moix aen binghlaeh, caemhcaiq dawz gij mingzdan aiq dwg boux raekdawz binghdoeg yizhingz roxnaeuz binghdoeg bingjhingz ganhyenz haenx dunghcih aen canglwed roxnaeuz camhlwed, yawhbienh daezsingj louzsim. Mboujcinj yinh gij doxgaiq aeu lwed vunz rog guek guh haenx haeuj ndaw guek daeuj.

4. Fuengzre Ndaw Yihyenz Cienzlah

Gij binghdoeg yizhingz ganhyenz ndaw yihyen cienzlah dwg ceij vunzbingh roxnaeuz boux ndangcangq bae yihyen genjcaz roxnaeuz yw bingh seiz lahdawz gij binghdoeg yizhingz ganhyenz.

Gak gaep yihliuz veiswngh danhvei wnggai gyagiengz cosih siudoeg gekliz. Gak cungj yihliuz caeuq dajcim yawhfuengz wngdang saedhengz boux vunz ndeu fag cim ndeu diuz guenj ndeu. Daihlig doihengz aen hongdawz ndeu dajcim baez dog ndeu. Gak cungj yihliuz gigai caeuq hongdawz wnggai saedhengz boux vunz ndeu yungh baez ndeu siudoeg baez ndeu （lumjbaenz fag cim aeu lwed、fag cim cat、soujsuz gigai、fag cimvehriz、fag cimdamqra、gak cungj neigveihging caeuq goujgyanghgoh ndonj heuj daengj）, daegbied wnggai yiemzgek siudoeg cawqleix gij doxgaiq uqlah daiq lwed. Doiq aen ranzbingh aeu lwed bae daeuqsik wnggai gyagiengz guh veiswngh cawqleix.

Mehdaiqndang caeuq boux guh soujsuz youq mwh caengz senglwg roxnaeuz caengz guh soujsuz cungj wngdang genjcaz ALT、AST、$HBsAg$、gang-HCV, danhfanz boux raekdawz binghdoeg yizhingz roxnaeuz bingjhingz ganhyenz de wngdang sawjyungh aen canjcongz cienyungh roxnaeuz daizsoujsuz. Doengh gij hongdawz ndaw ranzcanj caeuq ranzsoujsuz cungj aeu yiemzgek siudoeg.

Yiemzgek gaemdawz mbawcingq habngamj soengq lwed caeuq sawjyungh gij doxgaiq aeu lwed guhbaenz, gij lwed ndaej soengq hix ndaej mbouj soengq de caenhliengh mbouj soengq; gij doxgaiq aeu lwed guhbaenz ndaej yungh hix ndaej mbouj yungh haenx caenhliengh mbouj yungh, yawhbienh gemjnoix gij gihvei lahdawz binghdoeg. Itbuen daeuj gangj, gij yungyiemj soengq haeuj dan faenh lwed、siujliengh soengq lwed caeuq mbat dog soengq lwed yinxhwnj soengq lwed le lahdawz binghganhyenz mingzyienj daemq gvaq soengq gij lwed vunzlai、daihliengh soengq lwed caeuq lai baez soengq lwed. Gaengawq moux aen yihyen doengjgeiq, aen laeh mbouj hableix soengq lwed mbouj miz mbawcingq hab'wngq haenx, ciemq sojmiz gij vunz ciepsouh soengq lwed 19.2%, dajneix couh demlai gij yungyiemj fatseng soengq lwed gvaqlaeng baenz binghdoegsingq ganhyenz. Danghnaeuz ndaej yiemzgek gaemdawz soengq lwed mbawcingq hab'wngq, bouhfaenh vunzbingh couh mbouj gojnaengz lahdawz gij binghdoeg yizhingz ganhyenz roxnaeuz gizyawz binghdoeg ganhyenz.

Wngdang haenqrengz dizcang gag gienlwed. Youq rog guek gaenq doiq doengh boux genj seiz guh soujsuz haenx, youq mwh gij ndangdaej diuzgen de cinjhawj, sien bae cou lwed, mwh guh soujsuz gag soengq lwed, neix mboujdan ndaej yawhfuengz doenggvaq soengq lwed cienzboq gij bingh ganhyenz caeuq gizyawz gij bingh ginggvaq lwed cienzboq haenx, mienx ndaej aenvih mbouj doengz vunz soengq lwed cix yinxfat gak cungj binghgyoeb, caemhcaiq hix dwg cungj banhfap mizyauq gaijgez goeklwed mbouj gaeuq caeuq gemjmbaeu cienz yw.

Doiq doengh boux aeu lai baez soengq lwed ywbingh、mak daeuqsik caeuq binghhezyouj daengj, danghnaeuz gij lwedsaw de gang-*HBs* yaemsingq, wnggai ciepndaem yizhingz ganhyenz yizmyauz, hawj de mizok gang-*HBs*. Lumjbaenz aeu gaenjgip soengq lwed, hoeng lwedsaw gang-*HBs* youh dwg yaemsingq, ndaej youq mwh soengq lwed, doengzseiz roxnaeuz 7 ngoenz ndawde dajcim yizhingz ganhyenz menjyiz giuzdanbwz, doeklaeng caiq ciepndaem yizhingz ganhyenz yizmyauz. Doiq doengh boux guh mak daeuqsik、binghhezyouj、bouxyinxdoeg caeuq binghsingbing daengj, wngdang dinghgeiz aeu lwed genjcwz gij binghdoeg yizhingz ganhyenz caeuq bingjhingz ganhyenz dem gij geiqhauh lahdawz binghdoeg bingh'aiswh, yawhbienh gibseiz fatyienh goekbingh cienzlah, gibseiz yungh gij banhfap doxwngq gekliz caeuq siudoeg, fuengzre ndaw yihyen gyauca banhlah.

5. Gyagiengz Guenjleix Bouxbingh Yizhingz Ganhyenz

Ginggvaq hezcinghyoz、linzcangz caeuq liuzhingz bingyoz doekdingh dwg boux vunzbingh baenz yizhingz ganhyenz le, wngdang sikhaek bae guh binghraq baugau, caemhcaiq yungh gij banhfap gekliz doxwngq haenx. Doiq boux vunzbingh baenz yizhingz ganhyenz ndaej mbouj dingh gekliz geijlai ngoenz, danghnaeuz yaekaeu youq yihyen ywbingh, hix mbouj hab yungh *HBsAg* cienj yaem roxnaeuz gij goengnaengz aendaep vanzcienz cingqciengz guh biucinj ok yihyen, cijaeu binghcingz onjdingh, couh ndaej ok yihyen. Boux vunzbingh yizhingz ganhyenz mbouj dingh gekliz geijlai ngoenz dwg aenvih: ①Gij bingh yizhingz ganhyenz haemq raez, yungzheih cienj baenz menhsingq, mbangj boux vunzbingh ndaej ciengzgeiz raekdawz *HBsAg*, mizseiz lij dwg ciuhvunz dem, ciengzgeiz youq yihyen gekliz, mboujlwnh daj ginghci fuengmienh, roxnaeuz dwg daj vunzbingh fukcangq caeuq yihyen congzvih ndaej yungznab cingzdoh bae ngeixnaemj, cungj mbouj yienhsaed. ②Yizhingz ganhyenz cujyau ginggvaq lwed、meh lwg caeuq doxgyau ciepcuk cienzlah, cijaeu mbouj ciepcuk gij lwed boux vunzbingh, mbouj caeuq bouxbingh fatseng doxgyau ciepcuk, itbuen couh mbouj deng vunzbingh banhlah. ③Bouxvunz ndawranz、boux buenxsingq aeu gij cosih doxwngq, doxgyau cienzlah、meh lwg cienzlah caeuq ndaw yihyen cienzlah cungj ndaej yawhfuengz, mbouj ndaej dangguh gij leixyouz boux vunzbingh ciengzgeiz youq yihyen gekliz.

Gij binghlaeh yizhingz ganhyenz ndaw hangznieb gijgwn caeuq baujyuzyenz, itlwd diuhliz gunghcoz. Gij binghlaeh ngeizlumj yizhingz ganhyenz youq caengz doekdingh caeuq baizcawz gaxgonq, wnggai camhseiz dingz guh gij hong yienzlaiz.

6. Cingqdeng Doiqdaih Boux raekdawz *HBsAg*

Boux raekdawz *HBsAg* miz gij daegdiemj cienzlah, gyoengqde dwg giz goekbingh cienzlah gij binghdoeg yizhingz ganhyenz youqgaenj de, doiq de gyagiengz guenjleix bietdingh aeu guh. Lumjbaenz, yihliuz veiswngh gihgou wnggai vih boux raekdawz *HBsAg* laeb ndangcangq dangjanq, vih gyoengqde daezhawj cangqndang cazcam, dinghgeiz bae riengz cunz, caemhcaiq gaengawq gij bingh fazcanj cingzgvang de guh'ok gij cawqleix yigen cingqdeng; youh lumjbaenz gvidingh boux *HBsAg* mbouj ndaej gienlwed, mbouj ndaej dang boux dajcawj、boux baujyuzyenz daengj gunghcoz; boux raekdawz *HBsAg* wngdang louzsim veiswngh bonjfaenh, bietdingh aeu bwh miz gaiqcatheuj、fagdaeq、sujbaq dajcaemx、sujbaq caeuq mbawgaen cienyungh daengj; baexmienx caeuq doengh boux lwgnding mbouj miz rengzlig menjyiz hoeng youh mbouj ciepndaem yizhingz ganhyenz yizmyauz haenx dox ciepcuk (beijlumj aeu bak gueng gijgwn、cup daengj); youq mwh bae yihyen ywbingh, daegbied dwg youq mwh ciepsouh soujsuz、senglwg、coih heuj、cimcit, wngdang cawjdoengh naeuz boux guenj saeh ywbingh nyi, bonjfaenh dwg boux raekdawz *HBsAg*, yawhbienh faenbied cazbingh, guh ndei gij hong yawhfuengz, fuengzre ndaw yihyen doxlah; boux raekdawz *HBsAg* wngdang haeujsim seiz dawzsaeg veiswngh caeuq hangznieb veiswngh, fuengzre raemx myaiz、lwed bonjfaenh caeuq gizyawz doxgaiq baizok uqlah vanzging seiqhenz, cienzlah bouxwnq.

Aenvih boux raekdawz *HBsAg* miz gij daegdiemj cienzlah, caemhcaiq gyoengqvunz doiq *HBsAg* giepnoix nyinhrox cingqdeng, ndigah, gwnz biengz okyienh le di yienhsiengq yawjcuij boux raekdawz *HBsAg*, lumjbaenz, mbangj di dozwzsoj、youwzyenz caeuq siujyoz mbouj ciepsouh gij lwgnyez miz *HBsAg* yangzsing haenx haeuj dozwzyenz caeuq haeuj hagdangz, roxnaeuz dawz gij lwgnyez *HBsAg* yangzsing de linghvaih youq aen ban ndeu, muzdiz dwg baexmienx gij suijbingz cienzlah yizhingz ganyenz youq ndaw lwgnyez caeuq siujhagseng. Lij miz mbangj aen yihyen mbouj hawj boux vunzbingh *HBsAg* yangzsing youq yihyen ywbingh, mbouj hawj boux vunzbingh *HBsAg* yangzsing guh genjcaz roxnaeuz soujsuz daengj. Mbangj di vunz caiqlij mbouj gamj bae caeuq boux *HBsAg* yangzsing ciepgaenh, liz gyoengqde gig gyae, mbouj nyienh caeuq gyoengqde caemh aen cehgenh ndeu guhhong roxnaeuz caemh aen bangunghsiz ndeu guhhong, baenzneix couh hawj boux raekdawz *HBsAg* cauxbaenz le gig daih cingsaenz atlig caeuq simleix sienghai. Neix mbouj bietdingh guh. Boux raekdawz *HBsAg*, doengzyiengh dwg boux cwngzyenz ndaw ranz hung ndawbiengz ndeu, lahdawz gij binghdoeg yizhingz ganhyenz hix dwg mbouj youz swhgeij, wnggai ndaej daengz daengx biengz doengzcingz caeuq gvansim, cix mbouj wnggai yawjsiuj gyoengqde. Fanj gvaqdaeuj, boux raekdawz *HBsAg* haenx hix gaej guh yak gag vut, aeu gag roengzrengz guh coh naj, gamj bae najdoiq yienhsaed, guh ndei yawhfuengz caeuq ywbingh, hawj swhgeij caeuxdi fukcangq.

Daj 1992 nienz 1 nyied 1 hauh hwnj, guek raeuz hainduj saedhengz cwzloz yawhfuengz doiq sojmiz lwgnding ciepndaem yizhingz ganhyenz yizmyauz. Ndigah, seizneix guek raeuz haujlai lwgnding caeuq siujhagseng gaenq ciepndaem yizhingz ganhyenz yizmyauz, gyoengqde doiq yizhingz ganhyenz miz itdingh rengzlig menjyiz. Danghnaeuz mwh haeuj youwzyenz roxnaeuz haeujhag, raen gyoengqde caengz ciepndaem yizhingz ganhyenz yizmyauz, ndaej bouj ciepndaem hawj gyoengqde. Linghvaih, baihnaj gaenq gangj daengz, yizhingz ganhyenz cujyau dwg ginggvaq lwed、meh lwg caeuq doxgyau ciepcuk cienzlah, youq dozwzsoj、youwzyenz caeuq siujyozyau ndawde lwgnyez caemh ban itbuen ciepcuk cix deng lahdawz cungj gihvei neix gig noix. Ndigah, youq laj diuzgen seizneix, lwgnyez *HBsAg* yangzsing, cienzbouh ndaej haeuj dozwzsoj、 haeuj youwzyenz roxnaeuz haeuj hagdangz, mbouj wnggai doi gyoengqde ok rog bakdou bae, hix mbouj yungh faen ban gekliz. Gangj daengz yihyen engq mbouj wnggai mbouj hawj gij vunz raekdawz *HBsAg* yawj bingh. Gouqdai fuzsieng dwg gij cizcwz saenzsingq boux yihyoz yinzyenz, cijaeu yiemzgek caephengz aen cidu siudoeg gekliz, yizhingz ganhyenz youq ndaw yihyen cienzlah couh ndaej yawhfuengz.

Boux raekdawz *HBsAg* ndaej mbouj ndaej gietvaen? Neix dwg aen vwndiz hawj vunz gvansim ndeu. Daj diuzgen ndangcangq daeuj naemj, boux raekdawz *HBsAg* mbouj dwg boux habngamj guh gvanbaz, hoeng danghnaeuz sai mbwk song boux cingzngeih doxhab, nanz sij nanz faen, ndaej gietvaen. Hoeng boux gvan（baz）raekdawz *HBsAg* youq mwh caengz gietvaen wngdang guh gienqcangq dijgenj, danghnaeuz gaxgonq caengz lahdawz gvaq gij binghdoeg yizhingz ganhyenz, wngdang dajcim yizhingz ganhyenz yizmyauz. Mboujlwnh sai mbwk bouxlawz dwg boux raekdawz *HBsAg*, lwgnding okseng seiz cungj wngdang dajcim yizhingz ganhyenz menjyiz giuzdanbwz caeuq（roxnaeuz）yizhingz ganhyenz yizmyauz（gidij ciepndaem cwngzsi caeuq yunghliengh raen youq baihnaj gangj）. Boux raekdawz *HBsAg* wnggai dinghgeiz bae yihyen fukcaz, baugvat genjcaz gij goengnaengz aendaep（*ALT* daengj）caeuq gij binghdoeg yizhingz ganhyenz, danghnaeuz miz gij biujyienh gij goengnaengz aendaep mbouj cingqciengz daengj binghdoegsingq ganhyenz fwtfat haenx, cix wnggai gibseiz yw.

Boux raekdawz *HBsAg* cawz aeu louzsim veiswngh bonjfaenh, fuengzre cienzlah bouxwnq caixvaih, wnggai yungh gij banhfap baujgen lajneix：

（1）Dinghgeiz bae yihyen fukcaz：Ceiq ndei moix buenq bi bae yihyen genjcaz baez ndeu, danghnaeuz fatyienh gij binghyiengh caeuq dijcwngh nem gij goengnaengz aendaep mbouj cingqciengz, couh wnggai ciuq boux vunzbingh baenz binghdoegsingq ganhyenz haenx bae cawqleix, gibseiz ywbingh；danghnaeuz lij mbouj miz gij binghyiengh caeuq dijcwngh binghganhyenz, gij goengnaengz aendaep hix cingqciengz, couh ndaej ciuq bingzciengz guhhong caeuq hagsib.

（2）Haeujsim guhhong caeuq yietnaiq giethab：Boux raekdawz *HBsAg* yienznaeuz mbouj miz binghyiengh fatndat caeuq dijcwngh, caemhcaiq gij goengnaengz aendaep cingqciengz, hoeng doengh boux vunz neix danghnaeuz guh daep hozgenj, mbangj boux sibauh ndaw daep miz yenzcwng biujyienh. Danghnaeuz dwgrengz gvaqbouh, aiq okyienh binghyiengh caeuq dijcwngh binghganhyenz caeuq gij goengnaengz aendaep mbouj cingqciengz. Ndigah, boux raekdawz *HBsAg* wnggai haeujsim guhhong yietnaiq giethab, gaej dwgrengz gvaqbouh, gaej guh gij hong yungh rengz lai gvaqbouh caeuq gij hozdung haenqrem seizgan nanz haenx. Hoeng hix gaej dawz bonjfaenh yawjbaenz boux baenz binghdoegsingq ganhyenz, caenhrox gyagiengz yingzyangj cix mbouj louzsim habdangq hozdung. Mboujnex couh aenvih yietnaiq lai, ndang rengz siuhauq noix, caiq gya gwnndoet mbouj hableix caeuq yingzyangj gvaqbouh, lumjbaenz gwn gijgwn dangz lai caeuq gijgwn lauz lai, aiq fat biz, caemhcaiq ndangnaek yaek demgya yienhda, doeklaeng cauxbaenz daepyouzlauz.

（3）Hableix yingzyangj: Hableix yingzyangj doiq daezsang rengzdingj ndangdaej, coicaenh aen daepsibauh deng sieng haenx coihndei caeuq caiqseng, demgiengz gij goengnaengz aendaep miz cozyung youqgaenj. Boux raekdawz *HBsAg* wnggai gwn gijgwn hamz danbwzciz lai haenx, lumj gyaeq、cij、bya、nohcing caeuq gij doxgaiq aeu duh daeuj cauhguh daengj. Moix ngoenz danbwzciz suphaeuj soqliengh ceiq ndei 100～120 gwz, daiq lai dauqfanj demgya aen rap aendaep; gwn youzlauz soqliengh mbouj aeu daiq lai; wnggai lai gwn byaekheu singjsien caeuq lwgmak daengj; bouj gij veizswnghsu aeu yungh haenx, lumjbaenz veizswnghsu *B* cuz、veizswnghsu *C*、veizswnghsu *K* daengj.

（4）Gohyoz yungh yw: Mbangj boux raekdawz *HBsAg* vihliux sawj gij *HBsAg* swhgeij cienj yaem, dauqcawq gouz yw, baez dingqnyi naeuz moux cungj yw roxnaeuz moux cungj ywfap ndaej sawj *HBsAg* cienj yaem, mbouj cam dauqdaej dwg mbouj dwg mizyauq, aeu daeuj couh yungh. Doeklaeng saehcingz caeuq sim'eiq doxfanj, gwn le mbouj noix yw, sawq le mbouj noix "ywfap moq", mboujdan *HBsAg* mbouj cienj yaem, miz mbangj vunz caiqlij ok gij binghyiengh caeuq dijcwngh binghganhyenz nem gij goengnaengz aendaep mbouj doengz bingzciengz, fatseng binghganhyenz gipsingq, doeklaeng mbouj ndaej mbouj youq yihyen ywbingh. Neix dwg aenvih giepnoix gij gvanhnen gohyoz yungh yw cij cauxbaenz.

Aenvih seizneix lij caengz miz cungj yw daegbied mizyauq ndeu ndaej sawj *HBsAg* cienj yaem, gwn haujlai yw siengj hawj *HBsAg* cienj yaem, aiq demgya aen rap aendaep, mbangj lij sonjhaih aendaep dem. Ndigah, youq itbuen cingzgvang lajde, boux raekdawz *HBsAg* haenx mbouj yungh gwn yw, aenvih sojmiz yw haeuj ndaw ndang bae le, ca mbouj lai cungj aeu ginggvaq aendaep baizok, gij yw binghganhyenz hix mbouj laehvaih. Daihliengh gwn yw doiq aendaep yienzlaiz gaenq deng gij binghdoeg yizhingz ganhyenz ciemqhaih haenx, couh lumj gwnz nae gya mwi, engqgya deng sonjhaih. Ndigah, boux raekdawz *HBsAg* ciengeiz gaej seizbienh saenq gij gvangjgau senhconz mbouj miz saekdi gohyoz baengzgawq haenx, cix laepda luenh yungh yw, itdingh aeu youq canghyw cijdauj lajde gohyoz yungh yw.

(5) Yiemzhaed gwn laeuj caeuq gimqyungh gij yw sienghaih aendaep: Boux raekdawz *HBsAg* wngdang yiemzgimq gwn laeuj, aenvih ciujcingh ndaej sonjhaih sibauh aendaep yiemzhaenq, ciengzgeiz gwn laeuj gvaqbouh ndaej yinxhwnj ciujcinghsing ganhyenz、daepyouzlauz、daep bienq ndongj engqlij daepsibauh baenzbingh. Ciujcingh caeuq binghdoeg yizhingz ganhhyenz doengzcaez cozyung yaek engq hawj aendaep deng sonjhaih. Linghvaih, ceiq ndei mbouj yungh gij yw sonjhaih aendaep, lumjbaenz luzbingjcinz、lifuzbingz、yizyenhcingj（leizmijfungh）、gij yw loih vangzanh、gyazgihgauhvanzdungz daengj.

7. Gyagiengz Gizyawz Veiswngh Cosih

Doiq gij doxgaiq goengyungh、gaiqgaennaj、gaencaemxndang caeuq faggeuz daeqgyaeuj、faggeuz coih din daengj doxgaiq doengh aen hangznieb fugsaeh haenx, aeu genhciz boux hek ndeu yungh baez ndeu siudoeg baez ndeu.

Yawhfuengz Bingjhingz Ganhyenz

Gij liuzhingz bingyoz daegdiemj bingjhingz ganhyenz yienznaeuz caeuq yizhingz ganhyenz miz haujlai giz doxdoengz, lumjbaenz cungj cujyau ginggvaq lwed cienzlah; cungj ndaej fazcanj miz binghdoegsingq ganhyenz menhsingq、daep bienq ndongj caeuq daepsibauh yienzfat baenz binghngaiz; gij goekbingh cujyau cienzlah, cawz boux baenz binghdoegsingq ganhyenz caixvaih, lij miz bouxbingh ganhyenz menhsingq caeuq boux raekdawz binghdoeg mbouj miz binghyiengh; bouxbingh baenz yizhingz ganhyenz caeuq bingjhingz ganhyenz gipsingq youq mwh ndumjyouq geizbyai couh miz gij daegdiemj cienzlah daengj. Hoeng, song yiengh binghganhyenz neix hix miz faenbied youqgaenj.

（1）Boux vunzbingh bingjhingz ganhyenz gipsingq, gij biujyienh linzcangz de haemq mbaeu; boux vunzbingh yalinzcangz beijlaeh haemq sang; engq yungzheih fazcanj baenz binghdoegsingq ganhyenz menhsingq. Ndigah, doiq bingjhingz ganhyenz cienzlah guh guenjleix beij yizhingz ganhyenz engqgya hojnanz. Hoeng, ganhyaujsu doiq bingjhingz ganhyenz ywbingh yaugoj doxdoiq haemq ndei, ndigah, danghnaeuz doiq boux vunzbingh bingjhingz ganhyenz gipsingq ndaej gibseiz aeu ganhyaujsu daeuj yw, gawq ndaej gemjnoix goekbingh banhlah, hix ndaej gyangqdaemq gij beijlwd fatseng bingjhingz ganhyenz menhsingq.

（2）Youq ndaw gyoengq vunz bingzciengz guek raeuz, gij beijlwd lahdawz binghdoeg bingjhingz ganhyenz ngamq dwg 0. 9％～5. 1％, bingz-yaenz dwg 3. 2％, mingzyienj daemq gvaq gij beijlwd lahdawz bingh yizhingz ganhyenz（34. 6％～83. 6％, bingzyaenz dwg 57. 6％）, gangjmingz gij vunzsoq ndaw gyoengqvunz doiq bingjhingz ganhyenz mbouj miz rengzlig menjyiz de daihdaih lai gvaq yizhingz ganhyenz, danghnaeuz mbouj caijyungh gij cosih yawhfuengz doxwngq, couh yaek fatseng cienzlah bingjhingz ganhyenz.

（3）Ndaw lwed bouxbingh bingjhingz ganhyenz caeuq bouxbingh mbouj miz binghyiengh haenx, gij ndikdoh binghdoeg bingjhingz ganhyenz ngamq dwg $10^2 \sim 10^3$/hauzswng, gaenq daengz gij yunghliengh lahdawz duzya-hvaiz, mingzyienj daemq gvaq bouxbingh yizhingz ganhyenz caeuq boux raekdawz *HBsAg* ndaw lwed binghdoeg yizhingz ganhyenz ndikdoh（$10^7 \sim 10^{13}$/hauzswng）, ndigah, gij binghdoeg bingjhingz ganhyenz ginggvaq lwed cienzlah haemq youqgaenj; meh lwg cienzlah caeuq ngoenznaengz gwndaenj cienzlah yienznaeuz ndaej fatseng, hoeng gij beijlwd fatseng de haemq daemq. Youq guek raeuz, dingzlai boux vunzbingh baenz bingjhingz ganhyenz cungj gienlwed gvaq（daegbied dwg dan gienlwedgiengh）、roxnaeuz soengq gij lwed caeuq gij yw aeu lwed guhbaenz、roxnaeuz soujsuz、 roxnaeuz ciemz heuj daengj gij lizsij deng lwed lahdawz haenx, gangjmingz ndaw yihyenz cienzlah miz cozyung cibfaen youqgaenj.

(4) Seizneix, bingjhingz ganhyenz lij mbouj miz menjyiz giuzdanbwz caeuq yizmyauz ndaej gunghawj yawhfuengz. Gij binghdoeg bingjhingz ganhyenz yungzheih bienqsingq, lahdawz gij go binghdoeg yienzlaiz le menjyiz mbouj ndaej baujhoh gij go bienq cungj, ndigah, caiq deng lahdawz beij gij binghdoeg yizhingz ganhyenz ciengz raen, neix couh demgya gij nanzdoh yenzgiu cauhguh gij bingjhingz ganhyenz yizmyauz.

Ndigah, seizneix gij cungdenj yawhfuengz bingjhingz ganhyenz guek raeuz, dwg yungh gij cosih cunghab yawhfuengz aeu gatgoenq gij roenlah doenggvaq gij lwed caeuq gij yw lwed guhbaenz caeuq doxgyau ciepcuk guhcawj haenx. Gij cujyau cosih de youq lajneix:

①Gyagiengz guenjleix bouxgienlwed, yiemzgek caephengz aen cidu siudoeg gekliz, fuengzre bingjhingz ganhyenz cienzlah. 1985 nienz, Hozbwz Swngj Guanh Yen fatseng bingjhingz ganhyenz riuzhengz gvaqlaeng, doiq gij camhlwed aen yienh neix guh le cwngjdun, caemhcaiq yungh le gij cosih lajneix: ⓐGyagiengz guenjleix caeuq baizcaz bouxgienlwed; ⓑGaijndei gij swnghcanj gunghyi ndaw camhlwed, yungh gij hongdawz baez dog dan aeu lwedgiengh daengz aen cang sibauh soengqlwed; ⓒYiemzgek caephengz aen cidu siudoeg gekliz; ⓓDoiq doengh boux vunz hong ndaw camhlwed caeuq bouxgienlwed guh ndangcangq gyauyuz, bujgiz fuengzceih cihsiz gvendaengz ganhyenz binghdoeg; ⓔGyagiengz doiq camhlwed guh veiswngh gamduk. Aen can neix yungh gij cosih gwnzneix gonqlaeng 19 ndwen ndawde doiq boux gienlwedgiengh moq haenx caeuq gij cingzgvang dan hangh ALT mbouj doengz bingzciengz de guh doxbeij yenzgiu, fatyienh yungh gij cosih gvaqlaeng, boux gienlwedgiengh ndawde binghganhyenz caeuq dan hangh ALT mbouj cingqciengz de faenbied dwg 0 caeuq 2.5%, beij yungh gij cosih gaxgonq (faenbied dwg 10.3% caeuq 36.8%) mingzyienj gyangqdaemq, gij beijlwd lahdawz gij binghdoeg bingjhingz ganhyenz de doekdaemq 94.7%.

②Yungh fuengfap lingzminj doiq bouxgienlwed guh gang-HCV baizcaz: Doiq bouxgienlwed guh gang-HCV genjcaz dwg gij cosih youqgaenj seizneix gyangqdaemq gij beijlwd soengq lwed le baenz bingjhingz ganhyenz. Baizcaz gaxgonq, Meijgoz boux ciepsouh lwed ndawde soengq lwed bingjhingz ganhyenz fatbingh bijliz dwg 1%~4%. Doiq gij vunz gienlwed haenx yungh aenfap sawqniemh daih daih'it gang-*HCV* meizlenz menjyiz （*ELISA*） baizcaz le, soengq lwed le gij beijlwd baenz bingjhingz ganhyenz doekdaemq 84%; yungh aenfap sawqniemh daih daihngeih gang-*HCV* meizlenz menjyiz baizcaz le, soengq lwed gvaqlaeng gij beijlwd baenz bingjhingz ganhyenz doekdaemq 88%~ 93%.

Yizbwnj youq 1985 nienz gaxgonq doiq bouxgunglwed mbouj baizcaz, gvaqlaeng laebdaeb demgya doiq bouxgienlwed baizcaz *HBsAg*、*ALT*、gang-*HBc* caeuq gang-*HCV*. Baizcaz gaxgonq （1988 nienz 1 nyied daengz 1989 nienz 10 nyied） ciepsouh 1~10 danhvei caeuq 11~20 danhvei bouxgienlwed soengq lwed gvaqlaeng, gij beijlwd baenz bingjhingz ganhyenz faenbied dwg 4.9% caeuq 16.3%; baizcaz gvaqlaeng （1989 nienz 11 nyied daengz 1990 nienz 12 nyied） faenbied gyangq daengz 1.9% caeuq 3.3%. 1992 nienz hainduj, Yizbwnj hainduj yungh aenfap sawqniemh daih daihngeih gang-*HCV* meizlenz menjyiz bae baizcaz, soengq lwed le gij beijlwd baenz bingjhingz ganhyenz caenh'itbouh doekdaemq. Guek raeuz yungh aenfap sawqniemh daih daihngeih gang-*HCV* meizlenz menjyiz baizcaz bouxgienlwed gvaqlaeng, gij beijlwd baenz bingjhingz ganhyenz hix doekdaemq le 80% doxhwnj.

Aenvih gang-*HCV* baizcaz, dan ndaej baizcawz gang-*HCV* yangzsing gij lwed deng cienzlah haenx, siujsoq lwed gang-*HCV* yaemsingq hoeng *HCV RNA* yangzsing haenx lij mbouj ndaej deng baizcawz bae, soengq haeuj cungj lwed *HCV RNA* yangzsing neix, hix ndaej yinxhwnj soengq lwed le baenz bingjhingz ganhyenz, ndigah, youq gij yihyen miz diuzgienh haenx, youq mwh caengz soengq lwed hawj vunzbingh, ceiqndei doiq gij lwed yaek soengq hawj haenx, yungh gij cizhozmeizlienh fanjwngq cinglingz haenx （*PCR*） genjcwz *HCV RNA*, baenzneix bae baizcawz gij lwed *HCV RNA* yangzsing.

③Gaenxmaenx yw boux baenz bingjhingz ganhyenz gipsingq, gemjnoix goekbingh banhlah.

Yawhfuengz Dinghhingz Ganhyenz

Gij binghdoeg dinghhingz ganhyenz dwg cungj binghdoeg gezhan ndeu, bonjndang de mbouj ndaej dandog sawj vunz lahdawz, cijmiz youq gij binghdoeg yizhingz ganhyenz bangbouj lajde cijndaej fatseng lahdawz. Ndigah, lahdawz gij binghdoeg dinghhingz ganhyenz miz song cungj loihhingz: Cungj ndeu dwg caeuq gij binghdoeg yizhingz ganhyenz doengzseiz lahdawz, gij linzcangz biujyienh de dwg yizhingz ganhyenz gipsingq caeuq dinghhingz ganhyenz gipsingq, heuhguh lienzhab roxnaeuz doengzseiz lahdawz; lingh cungj dwg vunzbingh yienzlaiz dwg boux raekdawz gij binghdoeg yizhingz ganhyenz mbouj miz binghyiengh, roxnaeuz dwg boux baenz yizhingz ganhyenz menhsingq, doeklaeng youh lahdawz le gij binghdoeg dinghhingz ganhyenz, linzcangz biujyienh baenz yizhingz ganhyenz menhsingq doxgyoeb dinghhingz ganhyenz gipsingq, heuhguh doxdab lahdawz. Ndigah, gij cosih yawhfuengz yizhingz ganhyenz (baudaengz yizhingz ganhyenz yizmyauz ciepndaem) hix ndaej yawhfuengz dinghhingz ganhyenz.

Guek raeuz dwg giz dieg yizhingz ganhyenz fatbingh lai, daih'iek 1.2 ik vunz raekdawz gij binghdoeg yizhingz ganhyenz, hoeng youq ndaw cungj vunz neix, ngamq 1.2% lienzhab roxnaeuz doxdab lahdawz le gij binghdoeg dinghhingz ganhyenz, daih dingzlai vunz doiq gij binghdoeg dinghhingz ganhyenz mbouj miz menjyizliz. Gyoengqde saeklaeuq ciepcuk gij binghdoeg dinghhingz ganhyenz, couh ndaej deng doxdab lahdawz. Ndigah, bouhfaenh vunz neix wnggai daegbied haeujsim yawhfuengz dinghhingz ganhyenz.

Aenvih gij binghdoeg dinghhingz ganhyenz, cijmiz deng gij binghdoeg yizhingz ganhyenz bangbouj le cij ndaej sawj vunz lahdawz, ndigah, yawhfuengz dinghhingz ganhyenz soujsien dwg yawhfuengz yizhingz ganhyenz. Cijaeu gij cosih yawhfuengz yizhingz ganhyenz ndaej gvancez doeksaed, yawhfuengz dinghhingz ganhyenz couh miz baujcang lo. Youq yawhfuengz gij dinghhingz ganhyenz ndawde, wngdang daegbied louzsim gij cosih lajneix.

(1) Doiq boux yungzheih lahdawz yizhingz ganhyenz wnggai bujbienq ciepndaem yizhingz ganhyenz yizmyauz, neix mboujdan dwg gij banhfap mizrengz yawhfuengz yizhingz ganhyenz, hix dwg gij banhfap cietsaed gaemhanh dinghhingz ganhyenz cienzlah.

(2) Doiq boux vunzbingh aeu soengq lwed roxnaeuz aeu gij doxgaiq aeu lwed guhbaenz de, ceiq ndei dan soengq gij lwed ginggvaq nyinhcaen baizcaz

dwg *HBsAg* yaemsingq, roxnaeuz soengq dan faenh lwed roxnaeuz soengq
gij lwed youz gij lwed siujsoq guhbaenz haenx, gij yungyiemj aenvih soengq
dan lwed roxnaeuz siujsoq lwed fatseng soengq lwed le baenz binghdoegsingq
ganhyenz haenx mingzyienj daemq gvaq soengq lai faenh lwed.

（3）Boux raekdawz gij binghdoeg yizhingz ganhyenz wngdang
caenhliengh gemjnoix caeuq boux raekdawz gij binghdoeg dinghhingz
ganhyenz maedcaed ciepcuk, daegbied dwg doxgyau, mienxndaej doxdab
lahdawz gij binghdoeg dinghhingz ganhyenz.

Yawhfuengz Vuhingz Ganhyenz

Vuhingz ganhyenz caeuq gyazhingz ganhyenz miz haujlai giz doxdoengz:
①Cujyau ginggvaq haex-bak cienzlah; ②Mbouj fazcanj baenz bingh-
doegsingq ganhyenz menhsingq; ③Cujyau goekbingh dwg boux vunzbingh
baenz vuhingz ganhyenz gipsingq, baugvat boux vunzbingh linzcangz caeuq
boux vunzbingh yalinzcangz; ④Boux vunzbingh yalinzcangz mingzyienj lai
gvaq boux vunzbingh linzcangz; ⑤Gij cienzlah ceiq giengz de dwg youq mwh
ndumjyouq satbyai caeuq mwh gipsingq geizcaeux. Aenvih bouxbingh
vuhingz ganhyenz geiz ndumjyouq caeuq gipsingq geizcaeux, caeuq boux
vunzbingh yalinzcangz de roxnaeuz mbouj miz binghyiengh, roxnaeuz
binghyiengh mbouj denjhingz, mbouj yungzheih ndaej gibseiz fatyienh,
ndigah, guenjleix giz goekbingh de nanzdoh haemq hung.

Vuhingz ganhyenz yiennaeuz caeuq gyazhingz ganhyenz ityiengh cujyau
ginggvaq haex-bak cienzlah, hoeng gij fuengsik cienzlah song yiengh neix
mbouj cienzbouh doxdoengz: Vuhingz ganhyenz ciengzseiz fatseng suijhingz
riuzhengz, daengz seizneix ndaw guek rog guek baugau gij vuhingz ganhyenz
haenx dauqcawq riuzhengz, daih dingzlai dwg suijhingz riuzhengz;
gyazhingz ganhyenz cix lai youq ngoenznaengz gwndaenj ciepcuk roxnaeuz
ginggvaq gijgwn cienzlah, suijhingz riuzhengz haemq noix raen. Vihneix,
youq mwh yungh gij fuengzre cosih gatduenh haex-bak cienzlah, song yiengh
neix cungdenj mbouj doengz, doiq yawhfuengz vuhingz ganhyenz cungdenj
dwg ca ndei raemxhaex guenjleix, guh ndei gwn raemx veiswngh caeuq haex
nyouh nem raemxuq fouzhaih cawqleix, dangyienz hix aeu giemgoq
veiswngh bonjfaenh caeuq gijgwn veiswngh, aenvih vuhingz ganhyenz hix

ndaej ginggvaq gijgwn cienzlah caeuq ngoenznaengz gwndaenj ciepcuk cienzlah.

Vuhingz ganhyenz cujyau ciemqfamh bouxcoz bouxcungnienz, 15～49 bi nienzgeij cuj fatbingh ceiq sang, lwgnyez caeuq bouxgeq fatbingh haemq noix. Linghvaih, mehdaiqndang mboujdan fatbingh beijlwd sang, bingh dai beijlwd hix sang, caemhcaiq ciengzseiz fatseng lonlwg caeuq lwg dai ndaw dungx. Vuhingz ganhyenz riuzhengz fatseng youq aen geiqciet doekfwn lai roxnaeuz raemxrongz gvaqlaeng. Ndigah, wnggai youq geiqciet doekfwn lai caeuq geiqciet raemxrongz daeuj daengz gaxgonq guh ndei gij hong yawhfuengz vuhingz ganhyenz, caemhcaiq wnggai yungh cungdenj cosih doiq mehdaiqndang caeuq bouxcoz bouxcungnienz guh yawhfuengz.

Seizneix, vuhingz ganhyenz lij caengz miz menjyiz giuzdanbwz caeuq yizmyauz ndaej hawj de yawhfuengz, goekbingh cienzlah nanz ndaej gibseiz fatyienh caeuq gekliz, ndigah, yawhfuengz vuhingz ganhyenz, itdingh aeu yungh gij cosih cunghab yawhfuengz aeu gatduenh gij roenloh haex-bak cienzlah guhcawj haenx, daegbied dwg gij cosih gwn raemx veiswngh, baujcwng gihminz ancienz yungh raemx. Doengzseiz, lij wngdang gyagiengz guenjleix goekbingh cienzlah, fuengzre haex nyouh uqlah goekraemx、 gijgwn caeuq vanzging seiqhenz, baezmienx yinxhwnj riuzhengz moq. 1986 nienz 9 nyied daengz 1988 nienz 4 nyied, Sinhgyangh mwh fatseng Vuhingz ganhyenz suijhingz riuzhengz, yungh le gij cosih cunghab yawhfuengz aeu gatduenh gij roenloh cienzlah guhcawj haenx, couhdwg "itsenh" (daihlig guh veiswngh senhconz gyauyuz)、 "seiq guenj" (guenjleix goekraemx、 haex nyouh、gijgwn caeuq vunzbingh)、 "guh hung ndeu" (daihlig guh gyaez guek veiswngh yindung), ndaej gij yaugoj yawhfuengz haemq ndei.

Gij cosih fuengzre gvendaengz gatgoenq gij roenloh haex-bak cienzlah caeuq fuengzre gyazhingz ganhyenz doxdoengz.